新形态一体化系列教材

社区护理学

主　编　巩　莎　刘佳美　胡佳静

副主编　孙丹丹　陈香娟　杨　峰　彭　建

　　　　李飞雨　刘　静　王　伟　杨蕴芝

　　　　胡　刚　张栩儒　孙　瑛

编　委　（按姓氏笔画排序）

王　伟（惠州市职业病防治院）

巩　莎（安阳职业技术学院）

刘　静（安阳职业技术学院）

刘佳美（四川卫生康复职业学院）

孙　瑛（青岛市中心医院）

孙丹丹（河北科技学院）

李飞雨（安阳职业技术学院）

李合平（长沙医学院）

杨　峰（南阳医学高等专科学校）

杨蕴芝（昆明医科大学）

张栩儒（德阳科贸职业学院）

陈香娟（南阳医学高等专科学校）

周　静（长沙医学院）

胡　刚（武汉城市职业学院）

胡佳静（许昌职业技术学院）

彭　建（重庆市中医院）

中国人口出版社
China Population Publishing House
全国百佳出版单位

图书在版编目（CIP）数据

社区护理学 / 巩莎，刘佳美，胡佳静主编 . — 北京：中国人口出版社，2023.2

ISBN 978-7-5101-8197-9

Ⅰ. ①社… Ⅱ. ①巩… ②刘… ③胡… Ⅲ. ①社区—护理学 Ⅳ. ① R473.2

中国版本图书馆 CIP 数据核字（2021）第 239055 号

社区护理学

SHEQU HULIXUE

巩　莎　刘佳美　胡佳静　主编

责任编辑　杨秋奎
责任印制　林　鑫　任伟英
出版发行　中国人口出版社
印　　刷　廊坊市广阳区九洲印刷厂
开　　本　787 毫米 ×1092 毫米　1/16
印　　张　19
字　　数　474 千字
版　　次　2023 年 2 月第 1 版
印　　次　2023 年 2 月第 1 次印刷
书　　号　ISBN 978-7-5101-8197-9
定　　价　59.80 元

电子信箱　rkcbs@126.com
总编室电话　（010）83519392
发行部电话　（010）83510481
传　　真　（010）83538190
地　　址　北京市西城区广安门南街 80 号中加大厦
邮政编码　100054

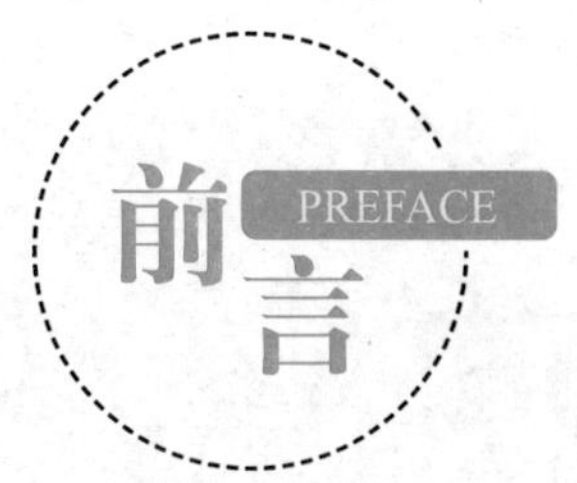

前言

随着我国卫生改革的不断深入、健康服务体系的不断拓展，人们对社区卫生服务的需求也在迅速增长。社区护理作为护理领域的一门新兴且重要的学科，既是护理学专业的必修课，也是社区卫生服务体系的重要组成部分。社区护理学是培养社区护理专业人才的重要课程，为社区护理人员开展工作提供必备知识。

本书内容体现了“三基五性”的基本原则，以专业教学标准为依据，以符合培养目标为标准，编写本书内容和结构。

本书特点：第一，采用校企合作、双师编写模式。编者中既有学校教师，又有教学医院和社区医院临床一线护理人员，力求使学生理论和实践能力更符合职业岗位要求。第二，体现以社区护理任务为引领的教学改革。本书在编排上增设了学习目标、案例导入、知识拓展和思考与练习，其目的是以问题和任务为引导，培养学生社区护理岗位的工作能力，有利于学生理解并掌握所学内容，达成教学目标。

本书结构与内容：本书注重社区护理理论与实践的联系，力求反映社区护理发展新知识、新技术和新方法，培养学生职业综合素质。全书共分 12 章，其中第 1~4 章重点介绍了社区卫生服务及社区护理的概念、基本理论和工作方法，第 5~12 章围绕促进和维护社区人群健康的主线，分别从社区、家庭和个人护理服务内容展开阐述。本书内容渗透护理人文关怀精神，注重与公共卫生、内科、外科、妇产科、儿科护理以及急救和精神科护理等的互相渗透。本书可作为高等护理、助产专业及成人护理教育的教科用书，社区护士岗位的培训教材，也可成为各级护理管理人员及社区护士的学习工具。

本书的编写得到了出版社、各参编专家、相关医疗机构护理同人的大力支持，在此表示衷心的感谢！

由于编者水平所限，本书内容难免有疏漏和不妥之处，恳请广大师生和同人给予批评指正。

编　者

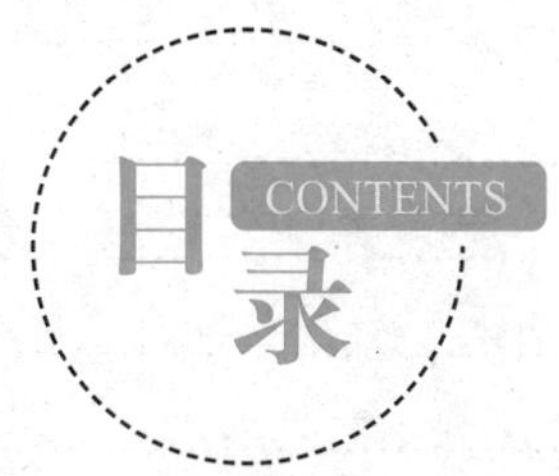
目
CONTENTS
录

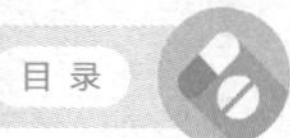

第一章 社区护理概述

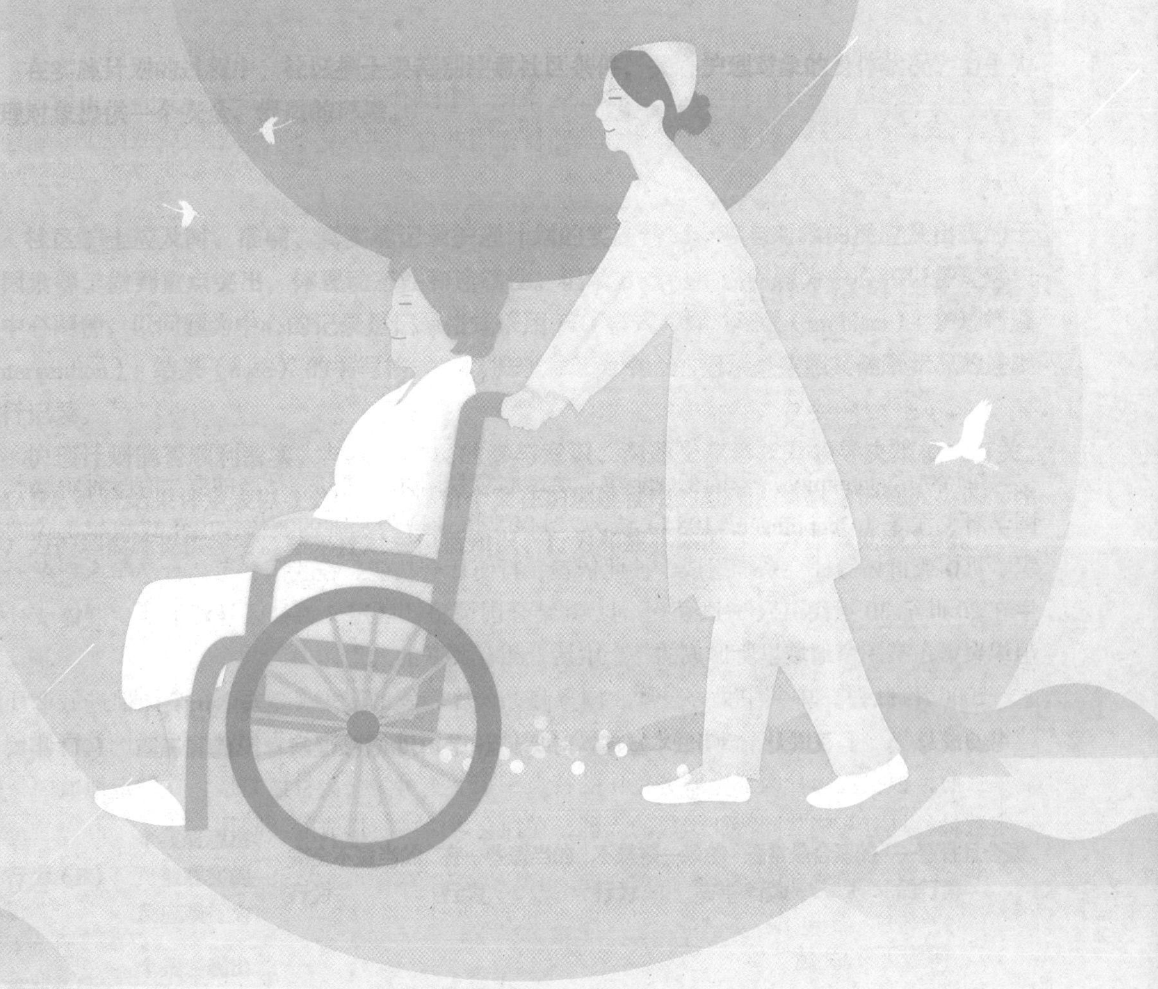

学习目标

知识目标：了解社区护理伦理规范；熟悉社区护理的角色、发展过程、工作范围；掌握社区的定义、社区的构成要素、分类和功能；掌握社区护理的概念、社区护理的特点、社区护士的基本任职条件。

技能目标：能正确运用社区护理的知识进行社区护理实践。

案例导入

某社区有慢性阻塞性肺疾病患者5人，糖尿病患者7人，今年社区周围大力进行城市改建，空气质量变差，运动场所和设施都已被损坏。社区的患者和老年人没有了活动锻炼的场所。

问题：社区护士有哪些职责？

第一节　社区

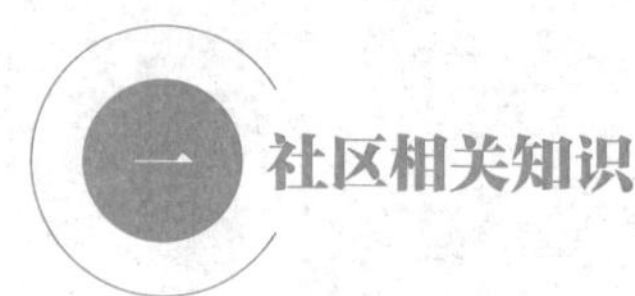

一　社区相关知识

（一）社区的定义

“社区（community）”一词来源于拉丁语，原意是团体、共同。社区的概念有多种解释。美国学者戈派革（Goeppinger，1984）认为：社区是以地域为基础的实体，由正式和非正式的组织、机构或群体等社会系统组成，彼此依赖，行使社会功能。在我国，著名社会学家费孝通先生在20世纪30年代引入“社区”一词，并结合国情将社区定义为社区是若干社会群体或社会组织聚集在某一个地域里所形成的一个生活上相互关联的大集体。

2000年11月，中共中央办公厅、国务院办公厅转发的《民政部关于在全国推进城市社区建设的意见》，将“社区”一词定义为社区是居住在一定地域范围内人们社会生活的共同体。

目前，根据我国社区卫生服务工作的特点，“社区”可定义为社区是居住在一定地域内，由一定数量、具有某些共同特征组成的人群，在社会生活中所形成的共同体。

（二）社区服务相关概念

1. 初级卫生保健

初级卫生保健（primary health care）又称基层卫生保健，是指由基层卫生人员为社区居民提供的最基本的、必需的卫生保健。初级卫生保健的基本任务是促进健康、预防保健、合理治疗和社区康复。初级卫生保健是“2000年人人享有卫生保健”这一全球社会卫生战略目标的基本策略和基本途径。

2. 社区卫生服务

社区卫生服务概述

社区卫生服务（community health services）是社区服务中的一种基本的、普遍的卫生服务。1999年7月16日签发的《关于发展城市社区卫生服务的若干意见》指出，社区卫生服务是社区建设的重要组成部分，是在政府领导、社区参与、上级卫生机构指导下，以基层卫生机构为主体、全科医师为骨干，合理使用社区资源和技术，以人的健康为中心、家庭为单位、社区为范围、需求为导向，以妇女、儿童、老年人、慢性病患者、残疾人等为重点，以解决社区主要卫生问题、满足基本卫生服务需求为目的，融预防、医疗、保健、康复、健康教育、计划生育技术服务等于一体的，有效、经济、方便、综合、连续的基层卫生服务。

（三）社区的分类及其特点

社区一般按人群的特点进行分类，主要有以下3种类型。

1. 地域性社区

地域性社区是以地域来划分的社区，如城市中的街道、农村中的乡镇。地域性社区能够以社区的需求为导向，组织和动员群体实施预防和干预措施，能够得到地域内权威人士的支持，并可以充分利用资源来开展社区健康评估、健康教育和健康促进活动。

2. 共同兴趣的社区

共同兴趣的社区是指由共同的兴趣或目标把分散在不同地域的人群联系在一起。这些人群可以分散居住，只是在特定的时间聚集在一起，共同分享其功能或利益，如学会、大型工厂等。

3. 共同问题的社区

共同问题的社区是指具有共同的、急需解决问题的人聚在一起形成的社区。这些人可能不居住在同一地区，也不在一起学习和工作，但他们有需要共同解决的问题，如患者自发组织的慢性阻塞性肺疾病患者协会或癌症患者协会等。这些患者聚在一起交流应对疾病的各种经验，并相互鼓励。

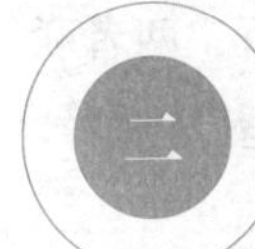

二 社区的构成要素

社区的构成要素主要有5个，包括人口、地域、文化背景和生活方式、生活服务设施、生活制度和管理机构。其中，人口和地域是构成社区的最基本要素，文化背景和生活方式、生活服务设施、生活制度和管理机构是社区人群相互联系的纽带。

（一）人口

人口是社区的主体，是构成社区的第一要素，是社区形成与发展的先决条件。人口反映一个社区内部人口关系和整体面貌，包括人口数量、质量、构成和分布。

1. 人口数量

人口数量是指社区内人口的多少，世界卫生组织（World Health Organization，WHO）指出，一个有代表性的社区人口数量应为10万~30万。

2. 人口质量

人口质量又称人口素质，包括社区成员的体质、智能和文化程度、劳动技能等因素。

3. 人口构成

人口构成是指社区内不同类型人口的特点，如性别、年龄、种族、职业、文化水平等，社区不同的人口构成会表现出不同的社区面貌。

4. 人口分布

人口分布是指社区人口在社区范围内的空间分布及人口密度等。

（二）地域

地域是构成社区的基本自然环境条件，是社区存在和发展的前提。一定范围的地域又称地方，包括社区的地形、地貌、生态环境、居住模式、气候，以及社区的交通、各类公共设施和各类企、事业单位等资源。WHO指出，一个有代表性的社区，面积应为5 000~50 000 km^2。

（三）文化背景和生活方式

同一社区的成员在特定社区环境里长期共同生活，会对社区产生认同心理，形成共同的社区意识，具有共同的文化习俗和生活方式。共同的价值观念、宗教信仰、伦理道德、行为方式、组织制度，会促使社区凝聚力和社区人群归属感的形成。

（四）生活服务设施

生活服务设施主要包括学校、医疗机构、健身娱乐场所、商业网点等。生活服务设施是联系社区人群的纽带，也是社区人群生活的基本条件。社区生活服务设施及其运行的完善程度是衡量社区发达程度的标准之一。

（五）生活制度和管理机构

社区有其独特的组织管理机构。我国的社区基层管理机构主要是居委会和派出所，两者联合管理户籍、治安、环境卫生和社会福利等。生活制度和管理机构是维持社会秩序的基本保障。

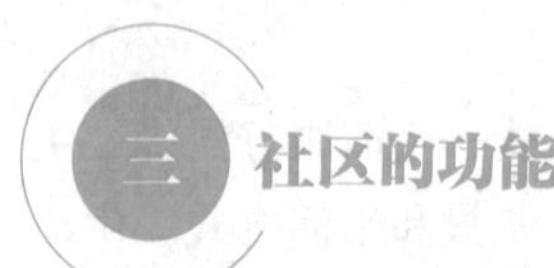

三 社区的功能

社区具有满足居民需要的义务和管理的功能，其功能的发挥有利于社区资源的充分挖掘和社区卫生服务的深入开展。社区的主要功能可具体概括为以下5个方面。

（一）生产、消费、分配、协调和利用资源的功能

社区具有从事生产、分配社区居民消费物资和协调、利用某些资源的功能，从而满足社区居民的需要。

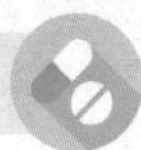

（二）社会化的功能

社区居民形成本社区的风土人情，而这些特有的文化又影响着社区的居民。社区还可以请一些社会组织人员到社区为居民提供有益的讲座。

（三）社会控制的功能

我国城市的街道和居委会、农村的镇和村，都是最基层的组织，也是人民群众直接管理自己事务的组织。社区为了保护社区居民还制定了各种行为规范和规章制度，如社区居委会的物业管理规定等。

（四）社会参与的功能

社区可以设立各种组织、团体，举办各种活动，如建立图书馆、棋牌室、老人活动站等，促进居民间的互动，凝聚社区力量。

（五）相互支援的功能

社区对老、幼、妇、病、残等弱势人群，可以提供帮助和支援。可根据实际情况与当地民政部门和医疗机构联系，设立老人护理院、社区卫生服务机构等，以满足本社区居民的需要。

第二节 社区护理

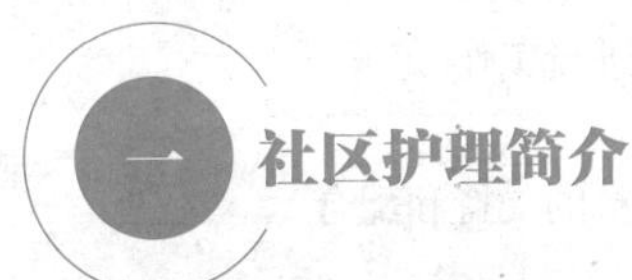

一 社区护理简介

社区护理（community health nursing）是在护理学、医学、社会学、公共卫生学、预防医学、康复医学等相关学科理论基础上发展起来的一门新兴学科。

（一）国外对社区护理的定义

美国护理协会把社区护理定义为：社区护理是护理学与公共卫生学的理论相结合，用以促进和维护社区人群健康的一门综合性学科。

（二）我国对社区护理的定义

我国根据社区卫生服务发展的特点，将社区护理定义为：社区护理是综合应用护理学和公共卫生学的理论与技术，以社区为基础、以人群为对象、以服务为中心，将医疗、预防、保健、康复、健康教育、计划生育技术服务等融于护理学中，并以促进和维护社区人群健康为最终目的，提供连续性、动态性和综合性的护理专业服务。

社区护理的定义体现了以下 3 层含义：社区护理将护理学与公共卫生学的理论相结合，社区护理以促进和维护社区人群健康为目的，社区护理是社区卫生服务的重要组成部分。

二 社区护理的特点

（一）社区护理是一个分支学科

社区护理是护理学与公共卫生学的结合，具有护理学和公共卫生学的共性特点，表现在既有护理学专业的知识和技能，也有公共卫生学方面的基础知识；同时还有其个性，主要体现在与临床护理的区别，见表 1-1。

表 1-1　社区护理与临床护理的区别

社区护理		临床护理
场所不同	社区	医院
对象不同	社区人群、家庭、社区	患者
性质特点不同	护士在家庭访视、家庭护理时处于陌生的环境	护士在医院工作，处于熟悉环境
	护士要了解并适应患者家庭环境	对患者家庭环境的了解不够深入
	需要判断护士工作环境的安全性 患者对环境熟悉，经常有家属和朋友陪伴 安排要考虑患者和家属的意见	工作环境相对安全 患者失去环境的控制权，突然生活在陌生环境 能按计划时间进行工作
	护士经常独立工作，要求护士自主性、独立性强	有其他医务人员的支持和配合
	患者可以按自己的生活习惯在家中生活	要求患者遵从医院的规定

（二）以社区人群为主要服务对象

社区的主体是人，社区护理的主要对象是社区全体人群，既要关注社区人群健康，也要关注与社区人群息息相关的环境健康。

（1）人群的健康：人群包括健康人群、亚健康人群和患病人群。社区护理不是局限于个人与家庭的服务，而是由单个的个人或家庭扩展到人群，以人群为整体。社区护理的目标是促进和维护社区人群的健康。

（2）环境的健康：社区护理以社区人群为主要服务对象，要考虑与社区人群息息相关的环境问题。要不断创造和维护健康环境，及时发现影响健康的环境危险因素，采取措施不断改进并提高环境质量。

（三）以健康为中心

社区护理的主要工作内容是将医疗、预防、保健、康复、健康教育、计划生育技术服务等融于护理学中。以健康为中心是社区护理的重要特点，其核心是促进服务对象的健康（促进服务对象的自我照顾）。

（四）社区护理的长期性、连续性和可及性

社区护理工作是一个连续的、整体的护理，不因服务对象的某一健康问题的解决而结束。社区护理服务的层面较广，具有长期性，贯穿人生命的始终。

（五）多部门合作提供综合服务

社区护士在工作中不仅要与其他社区卫生服务人员密切合作，还要与医疗保健部门、本社区政府部门、个人、家庭、团体密切合作，相互联系，充分利用人力、物力、财力等资源提供健康服务。

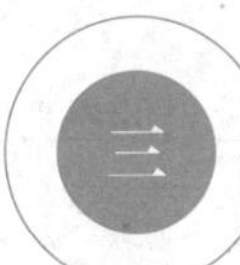

三 社区护理的工作内容

社区护理的工作范围包括纵横两个方面：纵向方面表示从预防到治疗的服务内容；横向方面从个人到集体的服务对象。社区护理的工作内容主要包括3个方面，即生活在社区中的处于不同发展阶段的个人的健康，由家庭成员组成的每个家庭整体的健康，以及由家庭、厂矿、企业、机关、教育和医疗机关构成的社区整体的健康。

（一）个人、家庭和社区的健康护理

社区护士需要根据不同的个人、家庭和社区机构的特点及健康问题，提供有针对性的护理服务、技术指导与帮助。引导、教育个人及家庭在生活方式、卫生习惯、饮食营养等方面保持有益于健康的行为。

（二）社区保健服务

社区护士应为社区各类人群提供不同年龄阶段的预防保健服务，以妇女、儿童、中老年人为重点人群。

（1）社区妇女保健：社区妇女保健主要是开展婚姻保健，优生遗传咨询，产前诊断，预防和减少先天性、遗传性疾病，做好妇女经期、孕期、哺乳期、更年期卫生保健；开展计划生育指导，开展妇女卫生知识宣传教育；防治妇女常见病、多发病，调查分析发病因素，制订社区防治措施，做好妇女劳动保护工作。

（2）社区儿童保健：社区儿童保健主要是做好新生儿、婴幼儿、学龄前儿童保健系统的管理。根据儿童不同时期的生理特点和保健特点，采取有效措施，促进儿童生长发育，提高健康水平，降低新生儿、婴幼儿死亡率；积极防治儿童常见病、多发病，调查发病因素，制订社区防治措施。

（3）社区中老年人保健：社区中老年人保健主要是做好中老年人的生理、心理卫生保健，使中老年人保持积极乐观的心态，适度的体力活动，合理健康的营养膳食，养成良好的生活、卫生习惯；对中老年人常见病、多发病进行积极预防。

（三）社区慢性疾病患者和其他疾病患者的管理

社区护士应为社区的慢性病患者、传染病患者和精神障碍患者提供他们所需要的护理及管理服务。

（1）社区慢性疾病患者、残疾人和精神障碍者的护理：护理内容包括个体心理保健和社区群体心理保健。做好社区人群的精神保健是社区护理的一个基本内容。社区护士一方面要做好精神保健的宣传教育；另一方面要做好社区精神障碍患者的康复护理，为一些精神障碍患者回归社会创造良好条件。

（2）社区传染病防治与感染性疾病的预防与控制：社区护士的工作任务是落实预防措施，监测传染病的发生并控制传染病的流行，教授社区人群预防传染病的方法和措施。

（四）社区急、重症患者的转诊服务

社区护士应帮助那些在社区无法进行妥善抢救和管理的急、重症患者安全转入适当的医疗机构，使他们得到及时、必要的救治。

（五）社区康复服务

社区护士应为社区残障人士提供康复护理服务，以帮助他们改善健康状况，恢复功能。

（六）社区临终服务

社区护士应为社区的临终患者及其家属提供他们所需要的综合护理服务，帮助患者走完人生的最后一步，同时尽量减少对家庭其他成员的影响。

（七）参与社区卫生监督管理，社区环境、职业健康与安全管理

社区护士应注意对环境的监测，以保护社区人群的安全。社区卫生服务管理工作应合理利用卫生资源，控制医疗卫生费用的迅速增长，满足人民群众对基本卫生服务的需求。

（八）社区计划免疫与预防接种服务

社区计划免疫与预防接种服务包含计划免疫、计划生育、合理营养、健康体检、体育锻炼、不良行为和不良生活方式的纠正、社区临终关怀等。

（九）社区健康教育

社区健康教育是社区护理工作的基本内容。根据不同的对象拟订健康教育计划，采取适合、有效的健康教育方式；对特殊职业的群体，应提供职业防护的信息与措施。

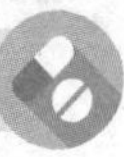

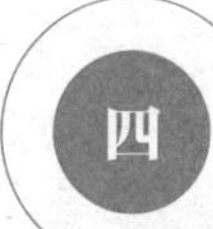

四　社区护理的工作方法

社区护理的工作方法主要是社区护士对社区里的个体、家庭和社区机构进行健康护理服务时使用的护理方法。社区护理常用的方法有家庭访视、居家护理、健康教育、社区流行病学调查，见表 1–2。

表 1–2　社区护理常用的方法

方法与技术	概　念	对　象	特　点
家庭访视	社区护士到存在健康问题或潜在健康问题的家庭进行访问，收集个人、家庭、环境等相关资料，进行家庭整体护理的综合计划	存在健康问题或潜在健康问题的个人或家庭。常见的有对孕、产妇家庭的访视和对存在健康问题、潜在健康问题家庭的访问	在家庭访视中社区护士的主要作用是协调、计划和指导
居家护理	社区护士深入家庭对患者进行具体护理和指导	需要生活照顾的老年患者，患有慢性疾病的患者，需要做基础护理和特殊护理的患者	以护理处置、生活照顾及护理技术指导为主
健康教育	社区护士对社区居民进行有目的、有计划、有组织的健康教育活动	社区内具有不同健康需求的个人、家庭和群体	以健康教育的理论模式为框架，进行有目的、有计划的教育。如开设糖尿病人饮食指导班等，对社区人群进行健康指导
社区流行病学调查	从群体角度研究人类健康状况的分布及其影响因素，并着重探讨预防及控制这些疾病的措施	社区的人群或社区的环境等	用流行病学的研究方法和统计方法进行社区健康诊断，了解疾病的危险因素和流行病原因，评价护理干预原因

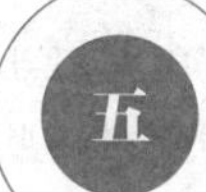

五　社区护理的管理

根据 2002 年颁发的《社区护理管理的指导意见（试行）》，社区护理管理有以下内容。

（一）社区护理的管理及人员配备

（1）社区卫生服务中心：根据规模、服务范围和工作量，社区卫生服务中心应设总护士长或护士长，超过 3 个护理单元设总护士长，负责中心内部和社区护理管理工作，护士数量根据开展业务的工作量合理配置。

（2）社区卫生服务站：社区卫生服务站应设护士长（或组长）负责护理管理工作，护士数

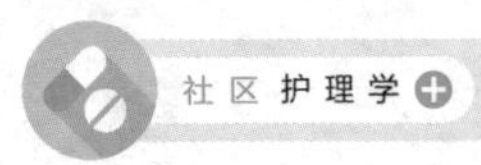

量根据开展业务的工作量合理配置。

（二）社区护理管理的要求

（1）工作时间和人力安排应充分考虑服务对象的需要。

（2）护理实践中运用护理程序，根据对服务对象的评估情况，制订并实施护理计划，提供整体护理。

（3）为保障社区医疗护理安全，有效防止差错、事故和医源性感染的发生，针对社区护士工作独立性强、工作环境复杂的特点，必须严格执行消毒隔离制度、值班和交接班制度、医嘱制度、查对制度、差错与事故防范和登记报告制度、药品管理制度、抢救制度、传染病管理和报告制度、治疗室管理制度等。

（4）应建立社区护士规范化服务的管理制度，如家庭访视护理、慢性病患者护理管理、康复护理等制度，实施社区护理技术服务项目并逐步规范（详见附录）。在社区卫生服务中心（站）的健康教育、患者双向转诊、入户服务意外防范、巡诊等制度中，应充分考虑护理工作，完善相关内容。

（5）实施社区护士继续教育制度，根据社区护理工作的需要和护理学科发展，加强在职培训工作，不断提高社区护士的护理水平。

（6）社区护士应佩戴胸卡，工作态度热情诚恳、耐心细致，仪表端庄。有条件的地区，家庭访视护理的护士可统一着装。

（7）社区卫生服务中心（站）的治疗室（输液室）独立设置，布局合理；工作环境整洁、安静、安全、有序。

（8）护理基本设备应配置齐全，保证入户服务护理用品、交通工具及通信联络条件。

六 社区护理的发展

（一）西方国家社区护理的发展阶段

社区护理起源于西方国家，是由家庭护理、地段访视护理和公共卫生护理逐步发展而成。

（1）家庭护理阶段：19世纪中期以前，由于卫生服务资源的缺乏，患者均在家中由家庭主妇看护。这些家庭主妇绝大多数文化水平较低，也未经过任何看护的训练，只能给予患者一些基本的生活照顾。这种简单、基础的家庭护理为早期护理和社区护理的诞生奠定了基础。

（2）地段访视护理阶段：19世纪中期至19世纪末期的50年间，英国的企业家威廉·勒斯朋（William Rathbone）因长期患病的妻子在家得到一位护士的精心护理，体会到地段访视护理的重要性而致力于地段访视护理的发展。随后，英国、美国陆续开设了地段访视护理服务。

（3）公共卫生护理阶段：19世纪末期至20世纪70年代，地段护理逐步拓展服务对象和服务内容，服务对象由贫困患者扩大至地段居民，服务内容由医疗护理扩展至预防保健服务。美国护士丽莲·伍德（Lillian Wald）首先在保健护士前加以“公共”一词，在从事公共卫生护理的人员中，绝大多数为公共卫生护士，少数为志愿者。

（4）社区护理阶段：20 世纪 70 年代后，世界各国越来越多的护士以社区为范围，以促进健康、防治疾病为目标，提供医疗护理和公共卫生护理服务。20 世纪 70 年代中期，美国护士露丝·依瑞曼（Ruth Ehrman）最先提出社区护理的理念。美国护理协会将这种融医疗护理和公共卫生护理为一体的服务称为"社区护理"，将从事社区护理的人员称为"社区护士"。1978 年，WHO 对社区护理给予肯定并加以补充，要求社区护理成为社区居民"可接近的、可接受的、可负担得起的"卫生服务。从此，社区护理以不同的方式在世界各国迅速发展起来，社区护士的队伍也在世界各国从质量和数量上逐步发展壮大起来。随着信息时代的到来，计算机与通信技术被广泛应用于各个领域和地区，社区护理由相对独立的系统向社区护理网络发展，见表 1-3。

表 1-3　社区护理的发展过程

阶 段	时期	护理对象	护理类型	护理内容
家庭护理	19 世纪中期以前	贫困患者	以个体为导向	疾病照顾
地段访视护理	19 世纪中期至 19 世纪末期	贫困患者	以个体为导向	疾病照顾
公共卫生护理	19 世纪末期至 20 世纪 70 年代	有需求的人群	以家庭为导向	医疗护理及疾病预防
社区护理	20 世纪 70 年代至今	社区人群	以个体、家庭和社区为导向	健康促进及疾病预防

（二）我国社区护理的发展方向

随着卫生改革的深入和健康服务产业的推出，为建立健全社区卫生服务体系，社区护理将承担更多的卫生保健、传染病的监控、健康教育与健康促进等工作。我国社区护理主要向居家护理服务、老年人的健康管理、社区临终护理和精神卫生护理方向发展。

（1）居家护理服务：居家护理服务是指当个人或家庭发生健康问题时，居家护理人员为家庭提供直接护理服务，促进个人和家庭的健康管理能力的护理活动。护理服务范围包括治疗性服务、支持性服务和预防性服务。治疗性服务必须有医生的处方，而支持性服务和预防性服务不一定需要处方。主要的服务对象有慢性病患者、康复期患者、精神障碍患者、临终患者、妊娠期妇女、婴幼儿和老年人。

（2）老年人的健康管理：随着全球人口的老龄化，老年人的身心健康成为社会日益关注的问题，健康老龄化目标的提出使老年人的医疗预防保健需求量增大。主要健康需求包括慢性病治疗和护理、康复保健护理需求、健康教育需求和心理卫生服务的需求等。

（3）社区临终护理：社区临终护理是一项重要的社区护理服务内容。美国临终关怀协会将临终关怀护理定义为为临终患者及家属提供连续性的入院护理和居家护理的工作。临终关怀是通过护理提供医疗服务的同时，从生理、精神、心理上帮助患者减轻临终阶段出现的各种症状和痛苦，维持其尊严，提高临终的生命质量，同时为减轻其家属的失落和哀痛而给予支持和鼓励，使临终的患者及其家属能够心平气和地迎接死亡的整体护理。

（4）精神卫生护理：因我国社会竞争压力的加大，老年人口的剧增和家庭结构的小型化等社会问题，导致精神疾病患病率呈上升趋势，全国各类精神疾病的患病率已达13.47%，精神疾病在我国疾病总负担中排名首位。因此，维护和促进社区护理对象的精神卫生是社区护理工作的重要内容之一。

知识拓展

国务院办公厅于2004年9月20日转发的《关于进一步加强精神卫生工作的指导意见》中提出，我国新时期精神卫生工作的原则是“预防为主，防治结合，重点干预，广泛覆盖，依法管理”。此指导意见还指出：以儿童和青少年、妇女、老年人、受灾人群作为精神卫生工作的重点人群，以精神分裂症、抑郁症、老年性痴呆作为重点防治的精神疾病目标。

第三节　社区护士

社区护士是指在社区卫生服务机构及其他有关医疗机构从事社区护理工作的护理专业人员。

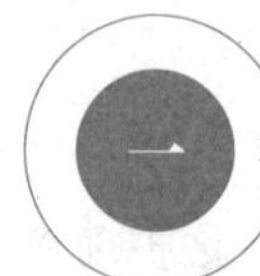

一　社区护士的职责

（1）参与社区健康诊断工作，负责辖区内人群健康信息的收集、整理及统计分析；了解社区人群健康状况及分布情况，注意发现社区人群的健康问题和影响因素；参与对影响人群健康不良因素的监测工作。

（2）参与对社区人群的健康教育与咨询、行为干预和筛查，建立健康档案；参与高危人群监测和规范管理工作。

（3）参与社区传染病预防与控制工作；参与预防传染病的知识培训，提供一般消毒、隔离技术等护理技术指导与咨询。

（4）参与完成社区儿童计划免疫任务。

（5）参与社区康复、精神卫生、慢性病防治与管理、营养指导工作。重点对老年人、慢性病患者、残疾人、婴幼儿和围生期妇女提供康复及护理工作。

（6）承担诊断明确的居家患者的访视、护理工作，提供基础或专科护理服务，配合医生进行病情观察与治疗，为患者和家属提供健康教育、护理指导与咨询服务。

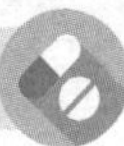

（7）承担就诊患者的护理工作。

（8）为临终患者提供临终关怀的护理服务。

（9）参与计划生育技术服务的宣传教育与咨询。

（10）积极参与和进行社区护理科研。

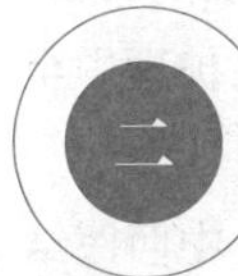

二　社区护士的角色

社区护士在工作时，需要担当不同的角色，主要角色有以下几种。

（1）护理服务者。社区护士对护理对象提供直接护理，包括生活照顾及医疗照顾。

（2）健康教育者。向社区居民提供各种健康教育和健康指导服务，包括患者教育、健康人群教育、患者家属指导。

（3）提供健康咨询者。向社区居民提供有关卫生保健及疾病防治咨询服务，解答社区居民有关健康的疑难问题。

（4）初级卫生保健者。提供最基本的、必需的卫生保健服务，解决看病难、看病贵的问题。

（5）社区卫生代言人。以社区的主要健康问题为中心，根据社区的具体情况进行促进健康、预防和治疗疾病、促进康复的卫生服务。

（6）组织者与管理者。根据社区的具体情况及居民的需求，设计、组织各种促进和维护社区居民健康的活动。

（7）协调者与合作者。协调社区内各类人群的关系，包括社区卫生服务机构内各类卫生服务人员的关系、卫生服务人员与居民或社区管理者的关系等，从而加强社区人员之间、家庭之间和机构之间的协调与配合。社区护士必须有较好的人际交流和协调的技巧，以调动全体人员积极性，共同促进和维护社区人群健康。

（8）研究者与观察者。社区护士不仅需要向社区居民提供各种卫生保健服务，同时还需要注意观察、探讨、研究与社区护理相关的问题，为护理学科的发展收集资料。

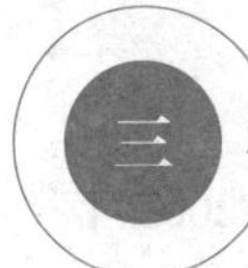

三　社区护士的素质与任职条件

社区护士的素质要求

（一）社区护士的能力要求

借鉴 2003 年国际护士协会对护士的核心能力要求，我国根据社区护理的工作范围、社区护士的角色，对社区护士也提出了素质要求。

（1）人际沟通和协作能力：社区护士必须掌握社会学、心理学及人际沟通技巧的知识；具有良好的书面和语言表达能力；能有效地宣传卫生政策，倡导有利于居民健康的公共卫生计划和项目；能帮助居民解决实际的健康问题。社区护士能够在不同的场合，面对不同的服务对象时进行有效的沟通，从而更好地开展社区护理工作。

（2）决策和规划能力：决策和规划能力指护士参加社区卫生服务计划的制订、实施和评价的能力。社区护士多处于独立工作状态，需要独立地进行各种护理操作。因此，决策和规划能力至关重要。

（3）分析评估能力：通过收集、评价和分析资料、案例和数据，提取有用的信息加以利用。系统地收集和分析社区健康状况信息，发现社区中现存的和潜在的健康问题，在社区护理中至关重要。

（4）社区实践能力：社区护士需要具有综合护理能力，包括各种专科护理技能及中西医结合的护理技能。社区护士即全科护士，她们将面临各种患者和残疾者。因此，社区护士必须具备各种专科护理技能及中西医结合的护理技能，才能满足整个社区人群的健康需求。

（5）组织管理能力：组织管理能力指护士管理人、财、物及信息的能力。组织者和协调者是社区护士扮演的重要角色。社区护士向社区提供直接护理的同时，还要调动社区的一切积极因素，开展各种形式的健康促进活动。

（6）科研与运用科技的能力：社区护士应不断地充实自己的理论知识，提高自身的业务水平；具有科研能力，在社区护理实践过程中，善于总结经验，提出新的观点；能利用现代化手段开展远程健康咨询活动，探索适合我国国情的社区护理模式。

（7）自我防护能力：自我防护包括法律的自我防护和人身的自我防护。首先，社区护士常常在非医疗机构场所提供有风险的医疗护理服务，如在患者的家中进行静脉输液等。因此，社区护士应加强法律意识，不仅要完整地记录患者的病情，还要在提供医疗护理服务前与患者或家属签订有关协议，以作为法律依据。其次，社区护士在非医疗机构场所提供护理服务时，应避免携带贵重物品，并注意自身的防护。

社区护士除具备上述能力外，在面对不同文化背景的人群时，应考虑到文化差异对其健康观和生活方式的影响，能灵活、恰当地与其进行交流和沟通。社区护士的能力将直接影响社区护理的质量。目前，我国的社区护理仍处于萌芽阶段，只有加强社区护士能力的培养，提高社区护理队伍的整体素质，才能保证社区护理的质量，保证我国的社区护理事业健康蓬勃地发展下去，并圆满地达到我国发展社区护理的目的。

（二）社区护士的基本任职条件

社区护士需与其他专业团队合作，在其服务对象的环境中提供最佳护理。根据2002年我国原卫生部关于《社区护理管理的指导意见（试行）》精神，社区护士任职的基本条件如下。

（1）具有国家护士执业资格并经过注册。

（2）通过地（市）以上卫生行政部门规定的社区护士的岗位培训。

（3）独立从事家庭访视护理工作的护士，应具有在医疗机构从事临床护理工作5年以上的工作经历。

第四节　社区护理伦理

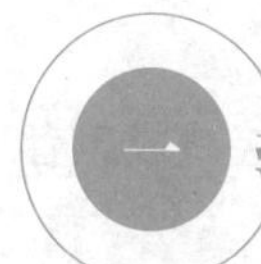

一　护理伦理的概念及基本原则

护理伦理（nursing ethics）是一门以马克思主义伦理学的基本原理为指导，紧密结合护理科学发展的实际，研究与探讨当代护理道德的科学。

护理伦理的基本原则有尊重原则、不伤害原则、有利原则和公正原则。这 4 项基本原则也广泛用于社区护理领域，社区护理人员应根据伦理要求，充分尊重患者的伦理权利，维护护患双方的利益。

（一）尊重原则

尊重原则指对患者自主性的尊重，也就是对人的尊重。医护人员应当尊重有自主能力的患者的自我选择、自由行动或按照个人意愿自我管理和自我决策的权利和行为。其主要包括：尊重患者知情同意的权利、尊重患者的自主性和尊重患者的隐私权。

（二）不伤害原则

不伤害原则指在诊治护理过程中不使患者受到伤害，包括身体伤害（如疼痛、并发症、损伤、疾病和死亡等）和精神伤害（如精神痛苦、经济损失和受侮辱歧视等）。不伤害原则要求医务人员不做有害于患者身心的事，是医疗护理工作的基本原则。

（三）有利原则

有利原则指以患者为中心，尽量做对患者有益的事情，尽量避免对患者的伤害。医护人员在诊疗护理过程中，应当力促诊疗利益最大化和风险最小化。

（四）公正原则

公正原则指不偏私、不偏袒和正直的原则，实质是平等原则。公正原则要求社区护士对患者一视同仁，平等对待。面对各种不同种族、年龄、职业、社会地位、经济状况、文化水平的人，社区护士都应给予公正的护理。

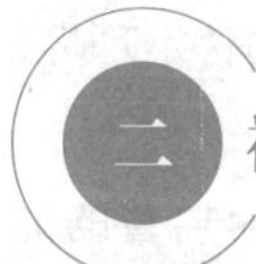

二　社区护理实践中的常见问题及其防范策略

社区护理与医院护理有明显的差异，社区护理实践中的护患关系也有别于医院护理实践。社区护士与社区居民的接触更加密切、直接和频繁，其服务范围的扩大、职业地点的多样，可能产生一些法律和伦理方面的难题。如果对这些问题认识不足、处理不当，就会直接影响社区卫生服务的质量，易导致医患和护患纠纷。

（一）常见的问题

（1）医疗纠纷：医疗纠纷指在诊疗护理过程中，医患双方对医疗后果和其原因产生分歧而向卫生健康行政部门或司法机关提请处理所引起的医患纠纷。

（2）医疗事故：医疗事故指在诊疗护理过程中，因医护人员诊疗护理过失，直接造成患者死亡、残废、组织器官损伤导致功能障碍。

（3）医疗差错：医疗差错指医务人员在诊疗护理过程中虽然有差错，但对患者的损害尚未达到《医疗事故处理条例》规定的程度。

（4）医疗意外：在诊疗护理过程中，虽然发生了患者死亡等严重后果，但不是因为医务人员的过失，而是由于难以预料和无法避免的情况，与行为主观上有无过失并无因果关系。它不属于医疗事故，不承担民事责任。

（5）患者及家属不配合：患者及家属不配合诊疗护理，造成患者病情加重或其他严重后果的，责任应由患者及家属自负。

（6）其他医疗护理纠纷：其他医疗护理纠纷包括侵犯名誉权、侵犯肖像权、侵犯处分权及未尽监护责任等。

（7）违约：在社区卫生服务中，社区卫生中心或医务人员与社区居民签订卫生服务合同，一旦违约，构成合同纠纷。

（8）泄密：泄露患者隐私和秘密等。

（9）违法：违反药品管理法、医疗保健法和计划生育法等。

（二）法律方面的防范策略

（1）不断完善社区卫生服务相关法律法规。

（2）增强科普法律意识，积极进行普法宣传和健康教育。

（3）积极完善社区卫生服务、管理制度和人才培养建设。

（4）进一步对医务人员加强人文素质和沟通技巧的培训。

（三）伦理方面的防范策略

（1）尊重服务对象的人格和尊严。社区护士在工作中应以人道的需要行事，有耐心、爱心和同情心，尊重服务对象的人格和尊严，尤其是一些特殊的服务对象，如精神障碍患者、残疾人及性病患者等。不能因为他们疾病的特殊性而伤害其人格和尊严，决不能侮辱患者和损害其名誉。

（2）尊重服务对象的权利。患者享有合法、合理的权利，由于社区不同于医院的特定环境，护士更要注意尊重服务对象的权利，保护他们的合法权益不受到侵害。

（3）公正地对待每一位服务对象。社区护士经常单独进入社区患者家中，在没有监督的情况下独立为患者提供社区护理服务。因此，社区护士应对每一位服务对象慎独尽责，做到一视同仁，严防任何差错事故的发生，严格按照操作规程和职业伦理道德规范做好各项工作。

（4）有高度的责任感和严格的自律性。社区护士常独立为社区居民提供社区护理服务，其

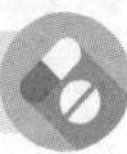

高度的责任感体现在对健康人的人文关怀，对患有老年病、慢性病等患者的心灵安抚，对逝者的临终关怀和善后处理上。社区护士应严格要求自己，规范自己的行为。

（5）以社会效益为重。开展社区卫生服务客观上存在着服务中心与各服务站点之间、全科医生与社区护士等人员之间、社区卫生工作者与社区家庭与人群之间等众多的经济利益关系。这些经济利益关系是制约或促进社区卫生服务发展的重要影响因素，只有以社会效益为重，正确把握和合理处理各方面所形成的经济利益关系，才能得到政府有关部门、社区管理部门、社区居民和社区卫生工作者的理解和支持，发展社区卫生服务。

（6）坚持团结协作，互尊互助。社区护士与各部门一起为服务对象服务时，应互相尊重、互相理解、互相支持、互相信任，协调一致。社区护理工作更需要社区护士和医技人员的同心协力，树立整体观念，技术上相互搭配，工作上密切合作。在社区护理工作中，与相关人员建立团结协作关系，是社区护理伦理道德中的一条重要的行为规范，也是社区护士必须遵守的一条伦理道德准则。

实践——参观社区卫生服务中心

【目的】

1. 描述社区卫生服务中心基本布局设置、工作流程和工作内容。
2. 说出社区护士的角色和职责。
3. 了解社区护理概况。

【内容】

1. 参观社区卫生服务中心的布局设置。
2. 理解社区护理的内涵。
3. 学习社区护士的工作职责。

【过程与方法】

1. 准备。着装规范，确定路线和交通工具，文明进入社区卫生服务中心。
2. 学生分组。将全班学生分组，以7~8人为一组，由组长负责分工。
3. 参观学习。在社区护士的带领下参观社区卫生服务中心。社区护士介绍社区卫生服务中心的布局设置、工作内容和社区卫生服务中心工作人员的职责。
4. 分组讨论。各小组将获得的资料进行整理、讨论分析、归纳总结。
5. 布置作业。各小组将归纳总结的内容写成实践报告，每小组交一份。

【注意事项】

1. 强调纪律，遵守社区卫生服务中心的规章制度。
2. 查阅学习社区资料时要认真、小心，避免损坏和遗失；查阅后将其完好归位。

思考与练习

一、名词解释

1. 社区
2. 社区护理
3. 社区护士

二、填空题

1. 社区的构成要素主要有5个，包括____________、地域、文化背景和生活方式、生活制度和管理机构。其中，____________和____________是构成社区的最基本要素。

2. 社区护理的发展阶段包括家庭护理阶段、____________、____________和社区护理阶段。

3. 护理伦理的基本原则包括尊重原则、____________、有利原则和____________。

三、单项选择题

1. 下列社区护士任职的基本条件中不正确的是（　　）。

A. 具有国家护士执业资格且经过注册

B. 通过地级以上卫生行政部门规定的社区护士岗位的培训

C. 独立从事家庭访视护理工作的护士，应具有在医疗机构从事临床护理工作3年以上的工作经历

D. 独立从事家庭访视护理工作的护士，应具有在医疗机构从事临床护理工作5年以上的工作经历

E. 通过市级以上卫生行政部门规定的社区护士岗位培训

2. 在社区护理的形成和发展过程中，地段护理阶段的主要护理内容是（　　）。

A. 看护照顾　　B. 健康促进　　C. 保健护理　　D. 治疗护理

E. 疾病防治

3.我国社区护理的发展方向不包括（　　）。

A. 社区临终护理　　B. 居家护理服务

C. 老年人的健康管理　　D. 重度精神疾病的治疗护理

E. 康复护理

四、简答题

1. 社区的功能有哪些?

2. 简述社区护理的特点。

3. 试述社区护士的能力要求。

第二章 社区护理程序

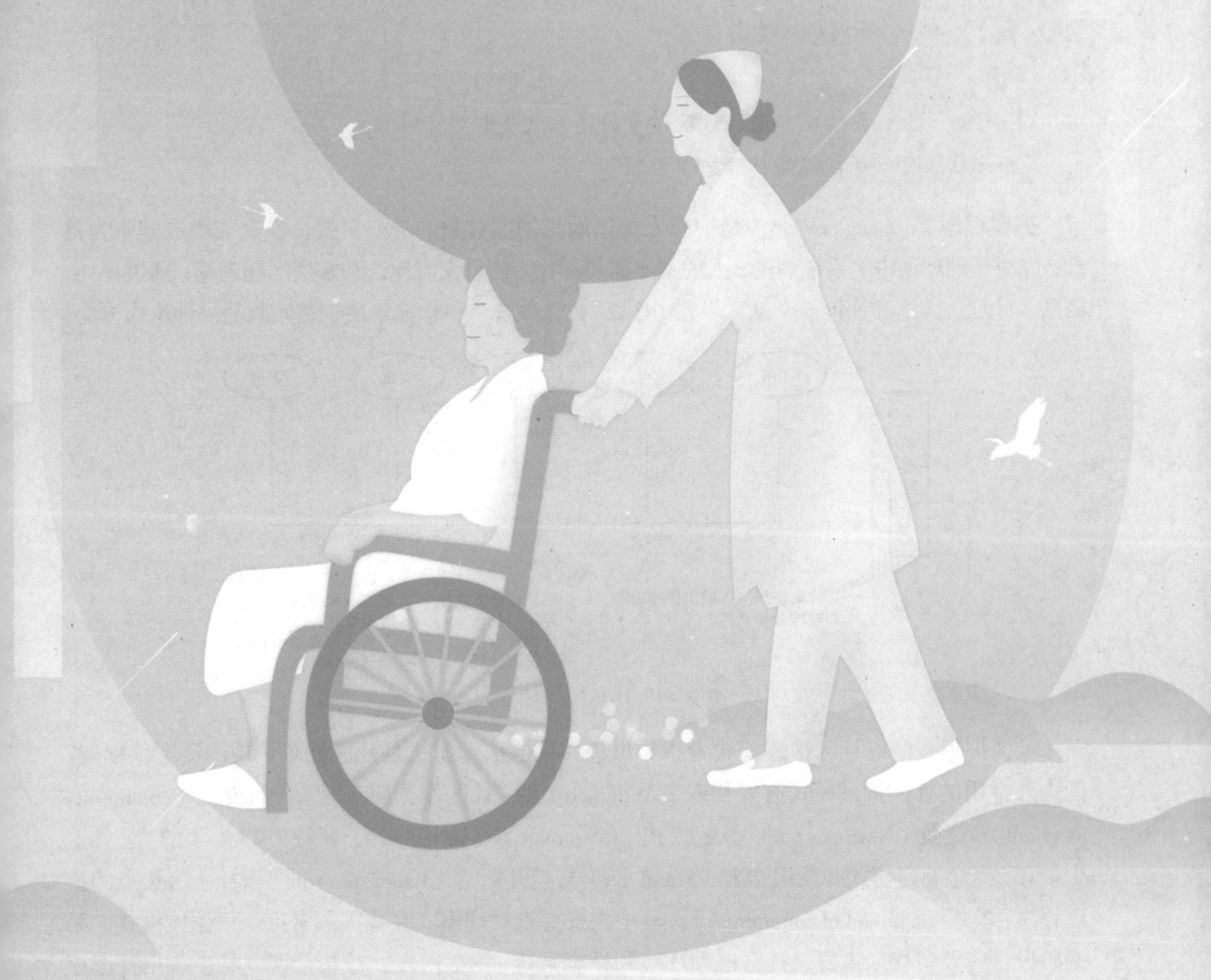

学习目标

知识目标：了解社区护理评估模式和社区护理诊断的原则；熟悉社区护理诊断的内容及护理评价的基本要求；掌握社区护理程序的工作方法、社区护理评估的内容及程序和社区护理计划的实施。

技能目标：能运用社区护理程序对社区进行评估，提出护理诊断，拟订护理计划。

案例导入

某社区常住人口25 016人，农业人口占18.6%，男女性别比为1.05 ∶ 1，有7 787个家庭，家庭规模2.79人／户，老年人口系数为8.6%（成年型），儿童、青少年人口系数为25.7%（年轻型），老少比例为9 ∶ 4（老年型）。社区居民健康状况：社区传染病发病率有所下降，但病毒性肝炎、肺结核患病率呈上升趋势，性传播疾病的发病率也迅速提高，意外伤害发生率较高，意外伤害所致死亡率高达186.18/10万。社区人群饮食和营养方面：人均自报日食盐摄入量为8.45 g，脂肪摄入量高。

问题：

1. 针对以上社区情况，进行社区评估时还应收集哪些资料?
2. 此社区可以制订哪些社区护理计划?

护理程序（nursing process）是护理人员以满足护理对象的身心需要，恢复或增进健康为目标，应用基础理论中的系统理论、人的基本需要理论、信息交流理论和解决问题理论，通过评估、诊断、计划、实施和评价5个基本步骤（图2-1），系统、科学地解决护理问题的一种工作方法。

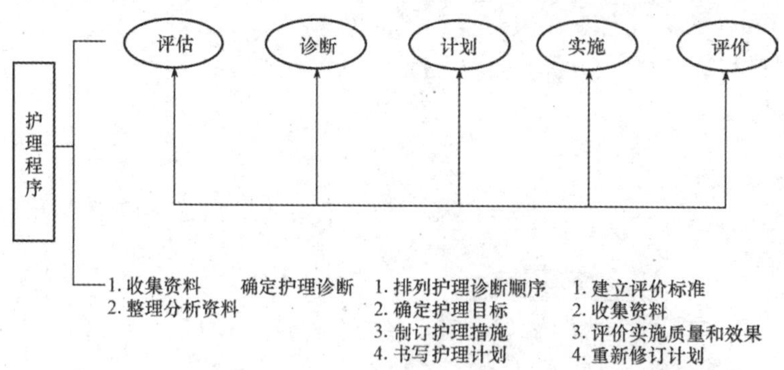

图2-1 护理程序的基本步骤

社区护理程序以社区护理模式为指导思想，社区护理模式是社区健康护理的概念性框架。国内外常用的社区护理模式有安德森（Anderson）的"社区作为服务对象"的模式（community as client）、纽曼（Newman）的"系统模式"（Neuman system model）、怀特（White）的"公共卫生护理"概念架构模式和斯坦诺普（Stannope）与兰开斯特（Lancaster）的"以社区为焦点的护理程序"模式（a model of community）。其中，安德森护理模式在我国最常见。根据该模式，第一阶段，应评估社区人群、社区地理环境和社会系统；第二阶段，分析社区现状，找出社区压力源和压力反应，确定护理诊断；第三阶段，遵循三级预防护理措施制订社区护理计划；第四阶段，执行计划时需社区、被护理者的主动参与，并充分利用各种资源；第五阶段，社区护理的评价。

第一节 社区护理评估

社区护理评估（community nursing assessment）是社区护理程序的基础，包括3个方面的内容，即收集资料、分析整理资料、记录资料。评估的根本目的是发现社区健康问题，并找出导致这些问题的相关因素，为社区护理诊断和计划提供依据。

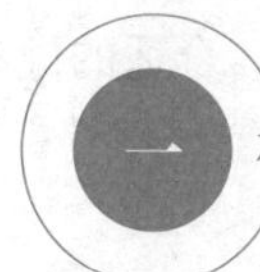

一 社区护理评估的定义

社区护理评估又称社区健康评估，是指立足于社区，收集、记录、核实、分析和整理社区的个人、家庭、群体及社区的健康状况资料的过程，其目的是为提出社区护理诊断及制订护理计划提供依据。

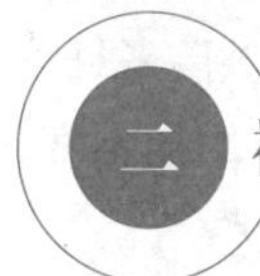

二 社区护理评估的内容

社区护理评估应了解社区人群现存的或潜在的健康问题，社区人群的健康信念和价值观，社区人群的保健知识，社区卫生资源的便利性及居民对卫生资源的利用情况等。其中，主要包括社区环境、社区人群健康状况和社会系统3个方面的内容。

（一）社区环境

社区地理位置、自然或人为环境及社区资源的多少会影响社区居民的健康。因此，社区护理人员不仅要了解地理环境特征对社区居民生活方式及健康状况所产生的影响，同时还需要了解社区居民是否认识到环境中威胁健康的危险因素，是否已采取相应的措施并能充分利用社区资源。

1．社区地理环境特征

评估生活圈和生活环境是否安全、健康，是了解一个社区需掌握的最基本的资料。

（1）地理特点：社区所处的地理位置的气候、面积大小、与周围大环境的关系等。

（2）自然环境：评估时需注意有无特殊的自然环境，如社区是位于都市还是乡村，是否靠近山川、河流，这些自然环境是否容易引起洪水、泥石流，社区居民能否很好地利用这些自然资源。

（3）气候：气候变化会影响居民的生活和工作，进而影响居民健康。因此，应注意评估社区的常年气候特征，特别是温度、湿度的骤然变化，社区居民有无应对气候变化的能力。

2．人为环境

人为环境包括社区内的人为环境和社区外的人为环境。

（1）社区内人为环境：评估社区内生活设施和居住条件及社区内医疗保健服务设施的职

能、分布和便利情况；社区内的绿化情况，有无有毒、有害的动植物，有无外来物种及宠物接种疫苗的情况。

（2）社区外人为环境：了解社区周围有无加油站、化工厂及其他存在的安全隐患，有无工厂排放的废水、废气对水资源、空气的污染。

（二）社区人群健康状况

社区护理的对象是社区的个人、家庭和社区整体。护理对象的核心是人，不同的人有不同的健康需求。社区护理人员应了解社区不同人群的健康需求，从而为其提供所需的、合适的健康服务。

1. 人口分布及构成

社区护士应收集社区人口的性别、年龄、婚姻、职业、文化程度、籍贯、家庭形态、民族和宗教信仰等基本特征的构成情况。例如：文化程度高的社区人群，常能接受卫生服务人员的建议和健康的生活方式，但由于工作繁忙、压力大、生活节奏快等特点又使生活方式受到影响；而文化程度低的社区人群，通常社会层次也低，获得健康信息的机会少，可能更容易罹患一些传染病。人口分布和构成与社区医疗保健服务机构的设置和服务方式有密切关系。人口多且分布密集会增加社区生活的压力，影响社区人群的健康；人口分散又会为提供健康服务增加难度，偏远地区常缺乏足够的健康服务资源。

2. 人口流动情况

随着城市化趋势不断增加，社区人口会出现大量增长或流失的情况，从而增加或减少对社区卫生服务的需求。因此，人口变动情况也是社区护理评估的内容。

3. 健康水平

社区护士要评估社区人群的死亡原因、死亡年龄、死亡率、发病率、患病率及主要疾病谱，以掌握社区人群的健康水平。

4. 健康行为

健康行为是指社区人群客观或主观上有益于个体与群体健康的一组行为。收集的资料包括社区人群的健康信念、预警行为、保健行为、求医行为和避开不良环境、戒除不良嗜好的行为及意外事故发生后的自救、定期体检等行为。

（三）社会系统

完善的社区应具备卫生保健、教育、政治、经济、社会服务和福利、通信、安全与交通、娱乐、宗教信仰 9 个社会系统。社区护理人员应逐一评估各系统是否健全，功能是否正常，能否满足社区人群的需求。

1. 卫生保健系统

卫生保健系统是社区社会系统中最重要的内容。社区护士应评估卫生保健系统的种类、功能和地理位置，所能提供服务的范围、服务时间、卫生经费来源、收费情况、技术水平等，以及这些卫生保健系统的利用率和社区人群的接受度、满意度。同时，还要判断这些卫生保健系统能否提供全面连续的健康服务及与其他社会系统间的关系等。

2. 教育系统

评估社区居民的受教育程度，学校层次是否健全，学校数量能否满足社区居民的教育需求等。

3. 政治系统

评估社区居民对社区领导人的了解程度，政府组织机构的分布及办公时间，医疗、卫生、保健政策的颁布情况，卫生健康计划的执行情况，居民对政府组织的满意度，等等。

4. 经济系统

政府对卫生事业的投入，占国民生产总值的比例；个人对卫生经费的投入，占个人收入的比例；其他公共福利基金、合作医疗基金等。应考虑这些基金的到位情况和可用程度。

5. 社会服务和福利系统

评估如商店、饭店和家政服务机构等社会服务机构是否让居民生活便利，评估居民对社区目前的医疗机构如医院、社区卫生服务站等，以及非医疗机构如养老院、幼儿园等的接受程度和利用率。

6. 通信系统

社区的通信功能直接影响到能否顺利向社区居民提供健康的相关知识。评估时，注意了解社区的通信设施是否完善、发达，电视、广播等大众媒体的利用情况，电话、网络的分布及通信效果。

7. 安全与交通系统

评估社区保护性的服务机关如派出所、消防队的数量、分布，是否对居民进行过安全意识方面的教育，安全设施如灭火器等的配备情况。评估交通设施的数量、分布，以及是否方便。

8. 娱乐系统

社区的娱乐设施关系到居民的生活质量。故应评估如公园、儿童乐园、游乐场、电影院等社区娱乐设施的数量、分布和利用率，居民对其是否满意。

9. 宗教信仰系统

宗教信仰可影响到社区居民的生活方式、价值观和健康行为。评估社区内有无宗教组织及组织形式、活动场所对居民健康的影响情况等。

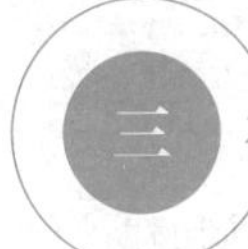

三 社区护理评估的方法

评估一个社区的护理内容，需要同时收集客观和主观资料。社区护理人员应充分利用各种途径和方法收集社区健康相关资料，确认这个社区的健康问题和可利用资源。评估者可以根据不同的目的、不同的选择对象采用不同的评估方法。常用的评估方法有以下几种。

（一）社区实地调查

社区实地调查又称风挡玻璃式调查（windshield survey），也称周游社区调查法，指评估者利用个人感官主动收集社区的资料，以了解社区的特征，如社区人群的生活状况、健康需求，地理位置、环境特征，公共设施配备，废气、废水、废渣处理情况，有无污染，等等。

（二）重要人物访谈

重要人物访谈指通过访问重要人物，了解社区情况，以达到准确评估社区的目的。社区重要人物必须来自社区各个阶层，非常了解社区，能够从不同角度反映社区的情况和问题。他们可以是社区居民、社区工作人员，也可以是在社区中有影响力的人。

（三）参与式观察

参与式观察指有目的地参与社区活动，在活动中有意识地对社区进行观察，以了解社区居民有关生理、心理、社会、文化、精神等各方面的健康信息，并对这些信息加以分析，做出判断。

（四）问卷调查

设计合理、质量较高的问卷是调查成功的基础。调查可用开放式问卷，也可用封闭式问卷，但无论哪种问卷形式，设计时均应注意以下事项。

（1）一个问题只能询问一件事，避免一题多问，以便于调查对象做出明确的答复。

（2）避免诱导性问题。

（3）慎重处理敏感与隐私的问题。

（4）研究问卷的信度和效度应处于可接受范围。

（5）认真考虑问题的排列顺序。

问卷调查最好采用正式的随机抽样方法，以使结果具有代表性。收集资料的方法主要有邮递方式和访谈方式。邮递方式通过邮寄将问卷发给调查对象，由调查对象自己填写后寄回，具有高效、经济、调查范围广泛等优点，缺点是回收率低。访谈方式是由经培训的调查员对调查对象进行访谈来收集资料，优点是回收率高、灵活性强，缺点是可能存在调查员偏倚，并受时间和经费的限制。

（五）文献查阅

查阅文献所得的资料虽多为第二手资料，但它仍是收集资料的重要途径。文献查阅通过查看全国性或地方性的调查、其他机构的卫生统计报告判断社区的整体状况。

（六）社区讨论

社区讨论指由社区护士把社区居民召集起来共同讨论，给社区居民提供发表意见和建议的机会，了解居民对社区健康问题的看法和态度，共同商讨并确认社区最主要的健康需求，最终以投票方式达成共识。

第二节 社区护理诊断

社区护理诊断（community nursing diagnosis）是社区护士对所收集的资料进行整理、分析，推断出社区现存的或潜在的健康问题的过程。

知识拓展

护理诊断首先由弗吉尼亚·弗莱（Virginia Fry）提出，他指出，欲使护理专业得到发展，首要的工作是制订护理诊断，制订个体化的护理计划，但该思想在当时未受到充分重视。直到 20 世纪 70 年代，美国护理学会将“诊断”列为护理程序的第二步。20 世纪 80 年代，北美护理诊断协会（North American Nursing Diagnosis Association，NANDA）成立并开始发展护理诊断。1999 年，NANDA 增加了家庭诊断分类，使护理诊断的范围从以患者的问题为主，扩大到家庭。内布拉斯加州奥马哈访视护士协会在马丁（Martin）的带领下，从 20 世纪 70 年代中期开始发展适合社区卫生服务的 OMAHA 系统。

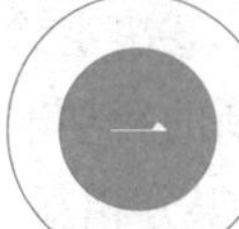

一 社区护理诊断的原则

社区护理人员在评估社区时可能同时面临几个健康问题，但是不可能同时解决这些问题，需要判断哪个问题最重要、最需要优先处理。目前，遵循的原则常用 Mucker（马克）法与 Stanhope & Lancaster（斯坦霍普·兰卡斯特）法。

（一）Mucker 法

1. 准则

Mucker法的准则是社区对问题的了解，社区对解决问题的动机，问题的严重程度，可利用的资源，预防的效果，社区护士解决问题的能力，健康政策与目标，解决问题的迅速性和持续的效果。

2. 评价

评价每一个社区护理诊断中上述准则的每一个项目所占的比重，确定社区需要优先解决的问题。按 Mucker 法 0~2 分的标准：0 表示不太重要，不需要优先处理；1 表示有些重要，可以处理；2 表示非常重要，必须优先处理。

3. 判断方法

判断方法如下：①列出所有社区护理诊断；②选择排定优先顺序的准则（8 项）；③决定诊断重要性的比重（由社区护理人员调整比重，比重越高，越需要优先处理）；④评估者评估每个诊断的重要性；⑤把每个诊断所有评估准则的得分相加，分数越高，表示越需要优先处理。以下举例说明了 Mucker 法优先顺序的确定方法，见表 2－1。

表 2-1 Mucker 法优先顺序的确定方法

社区诊断准则	社区对问题的了解	社区动机	问题严重程度	资源利用	预防效果	护理人员能力	政策	持续效果	得分总和
老年人医疗保健缺乏	2	1	1	1	1	2	0	0	8
社区应对力失调	0	0	2	1	2	1	1	0	7
遵守治疗方案无效	1	1	2	2	2	2	0	2	12

（二）Stanhope & Lancaster 法

1. 准则

Stanhope & Lancaster法的准则是对每一个项目给予 1~10 分的分数，评定各自的比重，得分越高，表示越是需要优先解决的问题。

2. 判断方法

判断方法如下：①列出所有社区护理诊断；②选择排定优先顺序的准则（7 项）；③决定诊断重要性的比重（1~10 分）；④评估者评估每个诊断的重要性；⑤评估者就每个诊断的每项准则，依社区具有资源的多少给 1~10 分；⑥把每个诊断所有评估准则的得分与资源得分相乘；⑦将每个诊断所有评估准则的得分再相加，分数越高表示越需要优先处理。

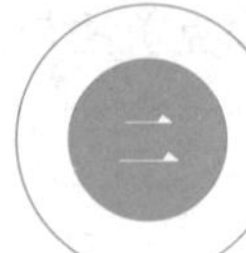

二　社区护理诊断的内容

社区护理诊断为制定卫生健康政策、合理配置卫生资源提供了重要依据。其目的是发现社区存在的或潜在的健康问题，明确社区卫生服务需求，确定社区中需要优先解决的问题，为实施社区健康服务提供依据，也能为社区开展其他工作奠定基础，动员和争取社区各方面的力量参与社区健康护理。在具体工作中，往往需要综合多种评估方法才能得出相应的护理诊断。

（一）社区护理诊断的分类

社区护理诊断可以分为现存的护理诊断、潜在的护理诊断和健康护理诊断 3 类。目前，社区护理工作中常用的护理诊断有 NANDA 提出的护理诊断分类方法和专用于社区护理实践的奥马哈系统护理分类方法。

（二）社区护理诊断的组成

NANDA 在《护理诊断手册》一书中提出，每一个护理诊断基本上由 4 个部分组成，即诊断的名称、定义、诊断依据及相关因素或危险因素。

1. 名称

诊断的名称是护理对象对社区健康状态的一种概括性描述。护理诊断有 3 种类型，即现存的、潜在的或危险的及健康的。现存的、潜在的或危险的护理诊断在临床中使用较多，而健康的护理诊断多在社区使用，是社区护士向健康人群提供护理服务时可以使用的护理诊断。

2．定义

诊断的定义是指护理诊断名称内涵清晰、描述和解释正确，并可以此与其他诊断相区别。

3．诊断依据

诊断的诊断依据是做出该护理诊断的判断标准，可分为必要依据、主要依据和次要依据。

4．相关因素或危险因素

诊断的相关因素或危险因素是使护理诊断成立和维持的原因或情境。相关因素是指影响或导致健康问题的直接和间接因素。危险因素是指能增加个体、家庭或社区护理对象易感性，导致不健康状态的环境、生理、心理、遗传等因素。

（三）社区护理诊断的陈述结构

社区护理诊断的陈述包括如下 3 个结构要素。

（1）社区护理问题（problem，P）即护理诊断的名称，指护理对象现存的或潜在的健康问题。

（2）原因（etiology，E）指导致健康问题的直接或间接因素。

（3）症状或体征（signs and symptoms，S）即健康问题相关的症状或体征，分为主要依据（做出诊断必须具备的症状或体征）和次要依据（对做出某一诊断有支持作用，但是不一定每次做出诊断时都需要存在的依据）。

以上 3 个结构要素简称 PES。有时也用两部分陈述（PE 或 PS）和一部分陈述（仅用护理诊断名称 P）。例如：

①P——社区应对能力失调，社区乙型肝炎发病率高于全国平均水平；E——社区居民缺乏相关知识，社区护理人员少、健康教育意识差，新生儿预防接种率低，设施利用不方便；S——与健康教育不够和预防接种认识不足有关。

②P——有皮肤完整性受损的危险，S——与长期卧床有关。

③P——有增强精神健康的趋势。

（四）书写护理诊断时应注意的问题

（1）问题明确，简单易懂。

（2）一个诊断针对一个具体问题。

（3）护理诊断必须是根据所收集到的资料经过整理后得出的，不同的患者患有同样的病，不一定具有相同的护理诊断，要查看患者的资料情况，依据足够的证据做出诊断。

（4）确定的问题是需要用护理措施来解决、缓解或进行监测的，而不能是与医疗范畴有关的问题。

（5）护理诊断应该为护理措施提供方向，所以对原因或有关因素的陈述必须详细、具体、容易理解。如“睡眠状态紊乱，与住院有关”，此诊断没有为护理措施提供方向，应改为“睡眠状态紊乱，与住院改变家庭起居习惯有关”，使它为护理提供一定的信息。

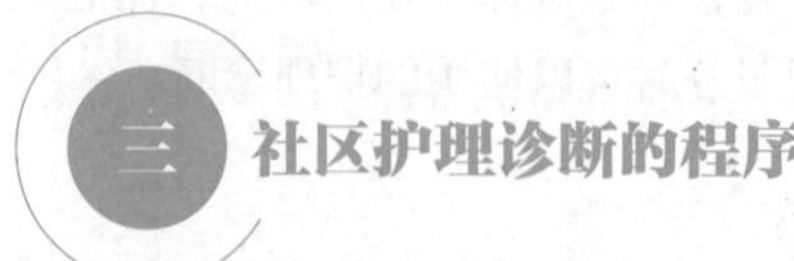

三 社区护理诊断的程序

社区护理诊断的完整性和可靠性将直接影响护理程序的其他步骤及护理服务的质量，同时确认的护理诊断将成为社区护理计划的基础。确认护理诊断的过程中一般应遵循以下步骤：①分析资料，形成推断性的结论；②结合推断性结论确认健康问题的派生问题；③形成护理诊断并记录。

（一）社区资料分析

社区资料分析（community data analysis）是社区护理程序的重要环节，步骤如下。

1. 资料整理与复核

对所收集的资料按社区健康水平、地理环境、社会经济及保健资源或服务等进行整理分类并以表格的形式反映出来，然后由社区评估组或其他人员对资料进行复核，检查有无遗漏，并将主观资料与客观资料进行比较，以确定所收集资料的客观性、有效性和准确性。

2. 资料分析

分析资料应遵循以下原则：

（1）原始数据资料要经过统计学处理，文字资料要进行含义的解释与分析。对定性资料，如患病数、死亡数等，用比率或构成比等统计指标进行比较；对定量资料，按内容进行分类，如每个观察对象的血压、脉搏、身高、体重等的检测结果，按问题提出的频率确定问题的严重程度。

（2）去粗取精，去伪存真。在所收集的资料中，可能存在影响资料准确性和完整性的各种各样的混杂因素，在分析时，要消除混杂因素，找出本质问题。

（3）注意不同区域的横向比较，尤其是当疾病的分布有地域性时，需要对该地区居民所具有的特征或该地区的生物、化学、物理、社会环境进行进一步的分析和解释，并与其他地区横向比较。

（4）立足于社区健康护理。确定的问题和诊断应是社区整体的健康问题，以社区环境（包括自然环境和社会环境）和群体健康问题为主，而不是仅仅局限于个人或家庭的健康问题。

（二）社区护理诊断的确定

通过记录、整理、分析和综合收集到的与社区健康相关的资料，可发现社区存在的健康问题，下一步就是做出社区护理诊断。社区护理诊断的重点是社区健康而不是个人健康。提出社区护理诊断时，可考虑以下几个方面：公共设施，死亡率、发病率和传染病发生率，以及社区人群中的危险问题、健康需要、社区功能、环境危险。

1. 社区护理诊断必须符合的标准

（1）能反映社区目前的健康状况。

（2）已考虑到与社区健康需要有关的各种因素。

（3）每个诊断合乎逻辑且确切。

（4）诊断必须根据现在取得的各项资料做出。

2. 社区护理诊断的形成

（1）得出结论：通过对资料的分析，得出积极的或消极的结论。例如，对某社区调查结果显示，社区 85% 居民能说出 3 项发生火灾时的应急措施，70% 的居民能说出消防安全柜的设置位置，60% 的居民能说出消防灭火器的使用方法。从调查结果与全国其他社区平均水平比较可以得出“该社区居民消防安全知识掌握比较好”的结论。

（2）核实：进一步对相关资料进行分析，核实上述结论的有关因素。如护理人员查阅资料发现此社区居民文化程度较高，通过实地考察和访视发现社区居民较重视消防安全，社区每年定期举行消防安全知识培训。

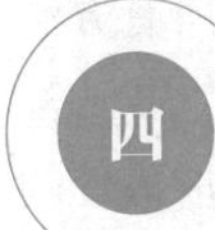

四 社区护理中常见的护理诊断

NANDA 公布的护理诊断名称多以人患病时出现的问题为主，面对社区和人群的护理诊断比较少。如前文所述，奥马哈访视护士协会于 20 世纪 70 年代中期发展了适用于社区卫生服务的OMAHA 系统。OMAHA 系统是美国护士协会认可的 12 种标准化护理语言之一，广泛运用于多个国家和地区的社区及家庭护理机构，但目前在我国尚未普及，在使用过程中应注意文化差异。OMAHA 系统有 3 个子系统，即护理诊断（问题）分类系统、护理干预分类系统和护理结果评量系统，其中护理诊断（问题）分类系统，见表 2-2。

表 2-2 OMAHA 护理诊断（问题）分类系统

领域	护理诊断（问题）分类
环境	收入、卫生、住宅、邻居 / 工作场所的安全、其他心理
心理社会	与社区资源的联系、社会接触、角色改变、人际关系、精神压力、哀伤、情绪稳定性、照顾、虐待儿童 / 成人、生长与发育
生理	听觉、视觉、言语、咀嚼、认知、疼痛、意识、皮肤、神经运动（肌肉、骨骼）系统与功能、呼吸循环、消化、排泄、生殖泌尿
健康相关行为	营养、睡眠与休息状态、身体活动、个人卫生、乙醇或药品等物质滥用、家庭计划、健康指导、处方用药、特殊护理技术、其他

我国目前比较常用的是 NANDA 的分类体系，包括按人类反应形态分类体系和功能性健康形态分类体系，按 NANDA 分类法Ⅱ（2001—2002）公布的护理诊断共 155 项。

第三节 制订社区护理计划

社区护理计划（community nursing planning）是护理过程中的具体决策过程，是护理人员应用评判性思维，在护理对象的参与下，以确定的社区护理诊断为依据，制订护理目标和护理措施，以预防、缓解和解决社区健康问题的过程。

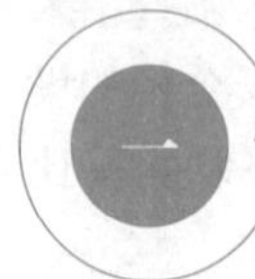

一 制订社区护理计划的步骤

社区护理计划是一种合作性的、有序性的、合理利用资源的、循环的行动方案。制订社区护理计划首先应确定目标人群、社区护理计划实施小组、实现预期目标的最佳干预措施和具体实施方法、社区可以利用的资源等，具体步骤如下。

（1）选择具体的活动方案。在确定方案时，要思考周密，根据社区具体情况检验所有方法的利弊，找出解决问题的最佳可行性方法。

（2）选择合适的社区护理措施。明确社区现有资源，根据护理诊断和预期目标选取最佳的护理干预方法，常选用合作性的护理措施，以使护理对象能积极参与自己的健康计划。

（3）为社区护理措施排序。参照护理诊断的排序标准或马斯洛的需求层次理论（生理需求、安全需求、社交需求、尊重需求和自我实现需求）对护理措施进行排序，尽早执行最有效的措施，尽快控制社区健康问题。

（4）计算实施计划所需要的工作量、资源及来源。计算每项计划所需的工作量，由此算出所需实施者的人数。另外，针对护理措施确定合作者、需要的器械、场所和经费等。

（5）进行具体时间安排。安排进行计划实施的具体时间，如一项计划一个月要进行 4 次，每周 1 次，每周五进行。

（6）记录社区护理计划。将社区护理诊断、预期目标、具体措施等完整地记录下来。

（7）评价和修改社区护理计划。和护理对象共同探讨，倾听主诉及时发现问题并修改，以期达到最佳护理目标。

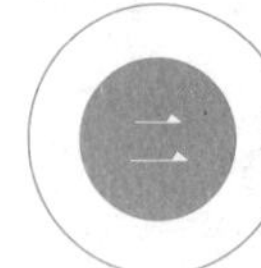

二 社区护理目标

社区护理目标是指通过护理干预达到希望的状态。每个护理诊断都应该有相应的预期目标，目标分为短期目标和长期目标两类。

（1）短期目标指在相对较短的时间（一般一周）内可以达到的目标。

（2）长期目标指需要相对较长的时间才能实现的目标，长期目标常需要实现若干短期目标后才能逐一实现。

目标的制订应做到 SMART，即特定的（specific）、可测量的（measurable）、可达到的（attainable）、相关的（relevant）、有时间期限的（timely）。

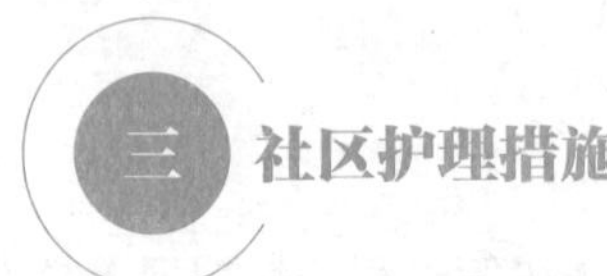

三 社区护理措施

社区护理措施是社区护理人员帮助护理对象实现预期目标的护理活动和实施方法，规定了

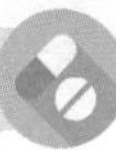

解决健康问题的护理活动的方式和步骤。

（一）社区护理措施的类型

社会护理措施依据不同的分类方法可以分为不同的类型，目前常用的是按措施的性质和处理问题的领域分类。

1．按措施的性质分类

（1）独立性社区护理措施：单独由护士提出的护理措施，也称护嘱。

（2）依赖性社区护理措施：护士遵照医嘱或特定治疗方案实施的护理活动。

（3）合作性社区护理措施：需要护士与其他健康保健人员共同合作实施的护理活动，又称相互依赖性护理措施。

2．按措施处理问题的领域分类

1992 年美国护理学者布勒切克（Bulechek. G. M）出版了《护理措施分类》（*Nursing Interventions Classification*）。该分类方法依据措施所处理的问题类别将护理措施分为基本生理、复杂生理、行为、安全、家庭和保健体系 6 个领域、26 个类别共 336 个措施。该分类法为护理活动提供了标准化的语言，而且所有的护理措施都与 NANDA 的护理诊断名称相联系，每个护理诊断都有几个相应的护理措施。

（二）社区护理措施的内容

社区护理措施的内容主要包括病情的观察、基础护理、检查及手术前后护理、心理护理、功能锻炼、健康教育、执行医嘱、症状护理等。

（三）制订社区护理措施的要求

（1）尽量使用以往解决类似问题的有效方案。

（2）选择覆盖最大人群的措施。

（3）制订措施要考虑社区自我参与的能力和居民自理的能力。

（4）制订的措施所用经费少，所获效益大。

（5）措施是以实事求是的可行性分析研究和评价为基础制订的，应切实可行。

（6）制订措施效率高，注重有效性分析，把达到的目标看作成功的主要目标。

（7）措施的扩散性和覆盖率较高，居民的利用率高。

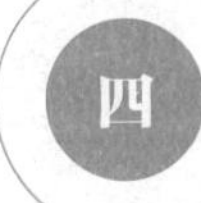

四 社区护理计划的评价

社区护理评价计划主要包括达标程度的评价、投入的评价、工作合适性的评价、工作效率的评价和工作进程的评价。社区护理评价计划的制订有助于社区护理人员随时评价护理计划的实施情况，了解护理对象的参与度和社区护理资源的利用情况等，便于及时发现问题，根据评价计划监督和调整护理工作。总之，程序目标的目的是增加行动或将健康服务付诸实践以达到

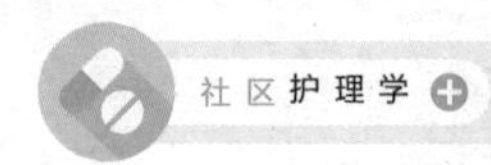

成果目标。短时间的监督程序目标以确保计划按成果目标和计划目标进行，见表 2-3。

对于社区护理计划的评价，一般采用 RUMBA 准则或 4 W1H 原则叙述。

（一）RUMBA 准则

RUMBA 准则指真实的（realistic）、可理解的（understandable）、可测量的（measurable）、行为目标（behavioral）、可达到的（achievable）这 5 个准则。

（二）4 W1H 原则

4 W1H 原则指社区护理计划应明确参与者（who）、描述参与者完成的任务（what）、完成任务的期限（when）、地点（where）、执行的方法（how）。

表 2-3　社区护理评价计划表

<table>
<tr><th colspan="8">社区护理诊断</th></tr>
<tr><td colspan="2">一般目标</td><td colspan="6"></td></tr>
<tr><td rowspan="2">相关因素</td><td rowspan="2">具体目标</td><td colspan="4">实施计划</td><td colspan="2">评价计划</td></tr>
<tr><td>实施内容</td><td>执行者</td><td>时间</td><td>场所</td><td>评价标准</td><td>评价方法</td></tr>
<tr><td colspan="2"></td><td></td><td></td><td></td><td></td><td></td><td></td></tr>
<tr><td colspan="2"></td><td></td><td></td><td></td><td></td><td></td><td></td></tr>
<tr><td colspan="2"></td><td></td><td></td><td></td><td></td><td></td><td></td></tr>
</table>

第四节　实施社区护理计划

社区护理计划的实施（community nursing implementation）是指充分利用社区资源，积极调动社区各部门，针对目标人群，按拟订好的社区护理计划具体实施护理活动的过程。

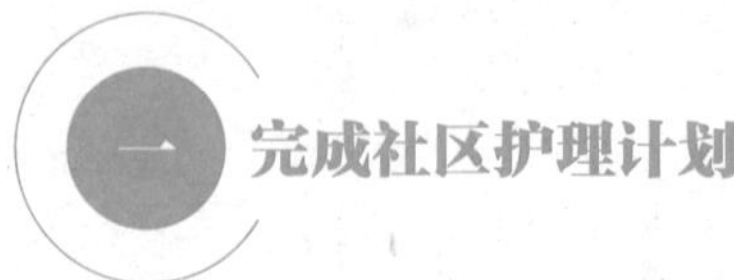

一　完成社区护理计划

（一）实施前的准备

（1）将计划汇总的多个措施按照执行的方式进行重组，便于集中管理。

（2）确定执行人员。

（3）决定执行的方法和采用的技能。

（4）选择执行的时间。

（二）实施计划

社区护理人员运用操作技术、沟通技术、观察能力和应变能力执行护理措施。为了提高实施效果，护士应做好以下 3 个方面的工作。

1．拥有多学科知识与技能

实施计划的首要任务是掌握丰富的知识和技能。护士应有社会学、人文学科、心理学及医学护理专业等多方面知识，能较好地应用沟通交流技巧和专业技能为社区居民提供保健护理。

2．分工合作

建立良好的合作关系，与社区其他部门工作人员分工协作。实施中可能会出现一些障碍，如突然发生的气候变化，参与的人员的改变，等等，这时应及时协调，以确保措施能够顺利进行。

3．提供良好的实施环境

在实施计划的过程中，社区护士要特别注意社区条件，关心护理对象的身体状况，力争为护理对象提供一个安全、舒适的环境。

（三）实施后记录

社区护士应及时、准确、真实地记录护理计划的实施情况、参与对象的反应及出现的干扰因素等，做到重点突出，体现动态性和连续性。记录方式包括以问题为中心和以护理对象为中心两种，以问题为中心的记录是记录格式采用 PIO 格式，即“问题（problem）+ 护理措施（intervention）+ 结果（oute）”的书写格式，以护理对象为中心的记录是按照其健康状况的进展进行记录。

护理计划能否顺利落实，与社区居民的参与意识、沟通交流形式及领导决策模式有关。OMAHA 系统结果评定表以 5 分计分法评价个案在护理过程中的表现，可引导护理人员进行计划，为护理措施提供参考。结果评定表包括知识、行为和症状体征 3 个方面，见表 2-4。

表 2-4　OMAHA 系统结果评定表

概念	含义	1分	2分	3分	4分	5分
知识（K）	个案记忆与理解信息的能力	完全没有知识	有一点点知识	有基本知识	认知适当	认知良好
行为（B）	个案表现出可被观察的反应或行为	完全不适当的行为	有一些适当的行为	不是很一致的行为	通常是合适的行为	一致性且合适的行为
症状体征（S）	个案表现出主客观症状体征	非常严重	严重	行为普通	很少	没有

二 社区护理干预

（1）政策和环境支持。社区护理人员向有关部门提案，促进相关法律法规的制定。

（2）公共信息。利用社区板报、社区视频、举办健康讲座、培训班等多种形式向社区居民进行健康教育。

（3）增加社区的自助能力和社区的自信。通过参与合作、讲座培训等多种方法，采用循序渐进的方式调动社区居民的积极性，提高社区成员的自助能力，增强社区的自信。

（4）个人技能的发展。举办各种学习班，开展一些体育活动。对社区居民进行促进健康、预防疾病、维持健康的提高社区人群的健康水平等相关护理活动。

第五节　社区护理评价

社区护理评价（community nursing evaluation）是社区护理程序 5 个步骤中的最后一步，是将实施护理计划后所得到的护理对象健康状况的信息与预定的护理目标进行比较并做出评定和修改，了解护理对象对健康问题的反应，验证护理效果，调控护理质量，积累护理经验的过程。社区护理评价包括效果、效率、资源的利用、护士的业务执行情况的评价。

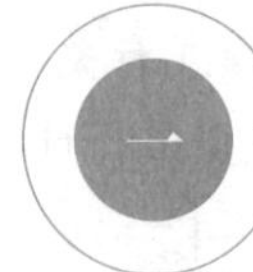

一 社区护理评价的基本要求

（一）社区护理评价的指标

1．人力资源指数

人力资源指数主要包括社区护士人数、注册人数、与医生的百分比、社区护士各职称百分率、各学历层次百分率、社区护士接受岗位培训百分率和接受护理岗位培训的次数等。

2．设施配置

设施配置主要包括社区环境设置和布局符合标准情况、环境整洁达标情况、医疗护理设施的合格率、利用率等。

3．政策支持

政策支持主要包括有无较为完备的年度工作计划，社区健康是否纳入经济发展计划，人均卫生事业拨款数，社区卫生服务专项经费及纳入社会医疗保险参保率，等等。

4. 社区健康服务质量

社区健康服务质量主要包括社区卫生服务的可及性与功能性指标，以及服务的时间和方式。如预防服务中，主要指标有疫苗接种率、疫苗接种及时率、传染病访视率、传染病的隔离消毒率和疫点处理及时率等。

5. 绩效评价指标

绩效评价指标主要包括平均期望寿命、慢性疾病患者生活能力提高率、居民满意度、年人均业务完成量及经费利用率等。

（二）影响社区护理评价的因素

1. 社区护士的能力

社区护理评价过程会用到统计指标评价法、护理服务项目评价法等，社区护士的能力直接影响到社区护理评价的质量。

2. 社区护理评价方法

社区护理评价方法会对评价社区护理质量产生直接影响，不同的评价法各有优缺点。其中，行为观察法适用范围广，为护理人员常用，但该法要求社区护理人员能够掌握观察者与被观察者的互动关系，避免因本身的价值观和观察过程中的情感带来的信息偏倚。

（三）社区护理评价的方法

1. 医疗文书评价法

利用社区居民健康档案、病历、家庭诊疗护理文书等，可按月份、季度、年份对社区居民的患病情况、发病情况、死亡情况等进行评价。

2. 统计指标评价法

利用统计学方法，通过对医疗文书、问卷调查、行为观察等收集到的资料进行分析，对政策和社区环境因素的改变、社区居民行为危险因素等进行评价。

3. 护理服务项目评价法

利用项目评价的方法，对所开展的新的护理服务项目进行评价。

4. 满意度评价法

满意度评价法应该集中在社区护理服务提供过程中。

（四）社区护理评价的步骤

1. 确定评价标准

根据护理目标，选择能验证及其护理诊断是否能实现的，可观察、可测量的指标作为评价标准。

2. 收集资料

根据评价标准和内容收集各种主观和客观资料。

3. 分析资料

分析资料常用的方法是对照比较法，如护理计划实施前后社区健康状况差异的比较、与其他社区的对照比较。对计划成本与计划实施后所获得的经济效益和社会效益进行分析。

4. 评价、分析目标实现的原因

对目标实现的原因通常可以从以下几方面进行分析：所收集的资料是否真实、正确、全面，所做出的护理诊断是否正确，所制订的目标是否具有针对性、切实可行，所采取的护理措施是否按规定执行，是否具有针对性、有效性，社区是否合作，等等。

5. 评价报告及结论

确定负责报告的人员、报告形式及报告内容，对护理效果、效率、资源利用等情况做出全面评价。总结评价的结果是否令人满意，最后决定护理计划是继续实施，还是修改或停止。

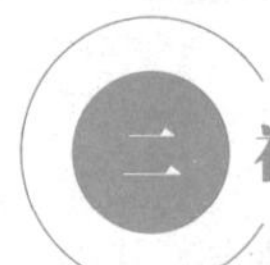

二 社区护理评价的内容

（一）社区护理评价的分类

社区护理评价一般分为结构—过程评价和结果评价。

1. 结构—过程评价

结构是指医疗服务环境中难以控制的工具和资源，如机构的物理环境、人员组织机构及社区资源等；过程是指开展社区护理的工作内容与流程。结构—过程评价贯穿社区护理的全过程。

（1）评估阶段：评价收集得到的资料是否可靠，能否反映现实情况，是否涵盖社区主要和重要的健康问题及收集资料的方法是否恰当，等等。

（2）确定问题阶段：评价确定的健康护理问题 / 诊断是否存在，问题是否反映了社区居民的健康需求，问题是否以社区健康服务为中心，是否能明确地找出问题的原因和相关因素，问题是否能够通过社区健康护理解决，等等。

（3）计划阶段：对制订的计划进行评价。评价目标和措施是否以服务对象为中心，是否明确、具体和可行，计划是否有社区居民参与共同制订，计划是否考虑有效利用社区资源，等等。

（4）实施阶段：对计划付诸行动阶段的评价。评价是否按照计划实施，服务对象是否获得所需的支持与帮助，实施中是否记录服务对象对护理措施的反应，护理措施是否按预期规定目标进行，等等。

（5）评价阶段：评价是否制订了评价标准、是否进行了过程评价，对评价过程中发现的问题是否及时分析、修正，评价是否有护理人员、护理对象和其他相关人员的参与，评价是否实事求是，等等。

2. 结果评价

结果评价是对计划实施情况所达到的目标进行的总评价，分为近期结果评价、中期结果评价、远期结果评价。

（1）近期结果评价：评价护理对象的知识、态度改变情况，体重、血压、血糖等部分生理指标的控制情况。

（2）中期结果评价：评价行为和环境的改变情况，如是否调整饮食、是否戒烟戒酒等。

（3）远期结果评价：远期结果评价也称结局评价，评价包括护理对象的疾病及其危险因素的变化情况、效益评价和成本—效果分析等。

（二）社区护理评价的内容

1．健康目标的达到程度

评价是通过判断，将社区人群实际健康状况与预期目标进行比较并找出两者之间的差距。在未达到健康目标时，要找出原因进行分析，并采取改进的办法。

2．护理活动的效果

效果评价通常在社区护理干预完成后进行，是社区护理的终末评价。要针对社区护理干预的目的，分析护理活动对社区健康状况、维持健康、预防疾病的实际效果。

3．护理活动的效率

护理活动的效率就是通过比较实施结果与目标的差异，判断实施结果的价值程度，分析护理活动的投入与产出是否成正比，并对影响护理活动效率的因素进行分析。

4．护理活动的影响力

评价护理活动为社区居民所带来的社会效益，分析护理活动效益的持久性、影响程度及受益人群的广泛性。

当社区人群的实际行为与预期行为相符合时，目标就达到了。如果目标没有达到，则需要找出未达到目标的原因。在确定原因后，护士可重新进行评估、诊断、计划，并采取正确的护理干预，进入社区护理程序的下一个循环。

实践——护理程序在社区护理的应用

【目的】

能够将护理程序运用于社区护理服务中；熟悉护理程序的步骤，能够进行社区护理评估，提出社区护理诊断，制订社区护理计划，且正确实施护理计划并进行评价；培养应用护理程序和预防保健的基础知识，对社区进行整体护理的能力。

【内容】

1．收集资料。从社区人群、社区地理环境、社区社会系统等方面收集社区资料。

2．整理、复核、分析所收集的社区资料。

3．提出社区护理诊断。找出社区存在或潜在的健康问题，确定该社区已存在和潜在的健康需求。

4．拟订社区护理计划。

5．实施计划。确定每项具体的护理活动如何进行、何时何地进行等具体问题，同时还要记录护理实施情况。

6．社区护理评价。将社区实际健康状况与预期目标进行比较，判断目标实现的程度。根据目标达成情况，修正社区护理程序。

【过程与方法】

应用社区护理程序的工作方法，对社区健康评估和社区健康需求进行分析，找出社区健康问题，提出社区护理诊断，制订社区护理计划，采取护理干预并评价护理效果。

1. 准备。着装规范，学生分组，备齐物品，选择线路，在教师的带领下进入社区。

2. 社区护理评估。评估者可通过社区实地调查、重要人物访谈、观察、问卷调查、查阅文献等方法收集社区的主客观资料，如社区的人口特征、人群健康水平、人群保健知识及态度、社区卫生资源的便利性及利用情况；寻找并发现社区地理环境，社会各子系统对社区健康的关系和影响等。选择社区护理服务对象的某些问题如社区的饮水方面。

3. 做出社区护理诊断。整理、复核与分析所收集的资料，以及导致这些问题的原因和危险因素，确定该社区已存在和潜在的健康需求，根据OMAHA 系统的护理诊断（问题）分类，做出社区护理诊断。

4. 制订社区护理计划。确定社区健康问题解决的优先顺序和护理的重点，制订护理目标，选择护理干预的方式，形成书面社区护理计划，采用RUMBA准则或4W1H原则评价社区护理计划。

5. 实施社区护理计划并记录。

6. 对社区护理效果做出评价并写出实习报告。

【注意事项】

1. 强调纪律，遵守社区各项规章制度，语言文明。

2. 注意安全。

思考与练习

一、名词解释

1. 社区实地调查

2. 社区护理诊断

二、填空题

1. OMAHA系统将护理诊断（问题）分为________、________、________及与健康相关行为四个领域，共有________个诊断。

2. 评价社区护理计划的RUMBA准则是指________、________、________、________、________。

三、单项选择题

1. 在社区评估中护士可用的方法是（　　）。

A. 访谈　　B. 参与式观察　　C. 查阅文献　　D. 实地考察

E. 以上都是

2. 护理诊断过程中，分析资料的第一步是（　　）。

A. 形成假设　　B. 分类　　C. 解释　　D. 核实

E. 初步诊断

四、简答题

1. 书写社区护理诊断的注意事项有哪些?

2. 制订社区护理措施的要求有哪些?

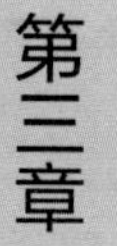

第三章 社区流行病学调查

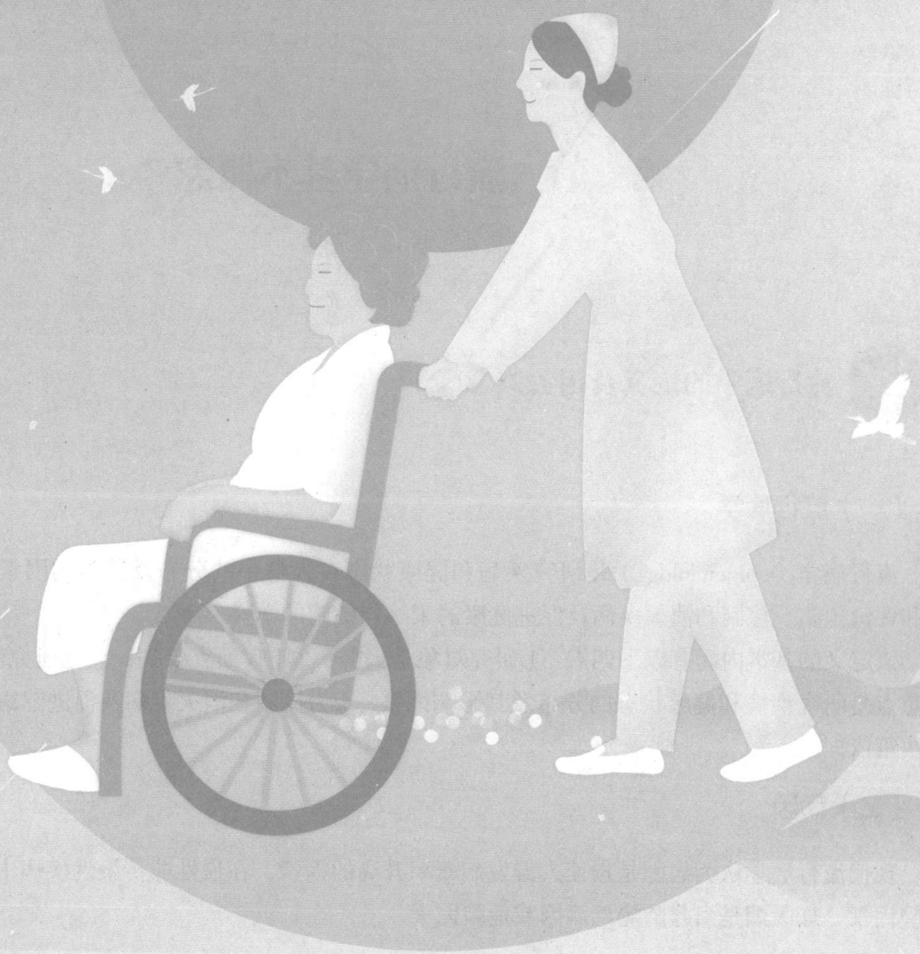

学习目标

知识目标：了解流行病病因及模式；熟悉流行病学的基本研究方法和内容；掌握社区流行病学调查的基本步骤和常用的统计学指标。

技能目标：能正确应用流行病学的相关知识进行社区调查和社区护理实践。

案例导入

2000 年，我国开展实施全国第四次结核病调查工作，共抽样 257 个调查点 365 097 人，并对活动性肺结核进行社会调查，结果发现：①结核病疫情非常严重，部分地区有蔓延趋势；②受感染的人数已超过 4 亿人；③估算我国目前有传染性肺结核患者 200 万人；④西部地区发病率高于全国水平。

问题：

1. 假如你是组织者，应如何组织实施本次调查？

2. 根据该案例，可以计算哪些统计学指标？

第一节　流行病学基本概念

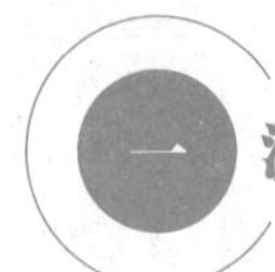

一　流行病学的定义及相关概念

（一）流行病学

流行病学（epidemiology）是研究疾病和健康状态在人群中的分布及其影响因素，以及制订和评价预防、控制和消灭疾病及促进健康的策略与措施的学科。

该定义的基本内涵有以下四点：①研究对象是人群；②不仅研究疾病，而且研究健康状态；③重点是研究疾病和健康状态的分布及其影响因素；④为控制和消灭疾病及促进健康提供科学的决策依据。

（二）病因

现代流行病学认为病因是指使人群发病概率升高的因素，在慢性非传染性疾病中又可称为危险因素，如吸烟是引起肺癌的病因或危险因素。

（三）模式

1．生态学模式

生态学将机体与环境作为一个整体，生态学模式主要是基于生态学多病因观念来提出，常

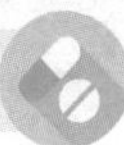

见的有三角模式（图 3-1）和轮状模式（图 3-2）。

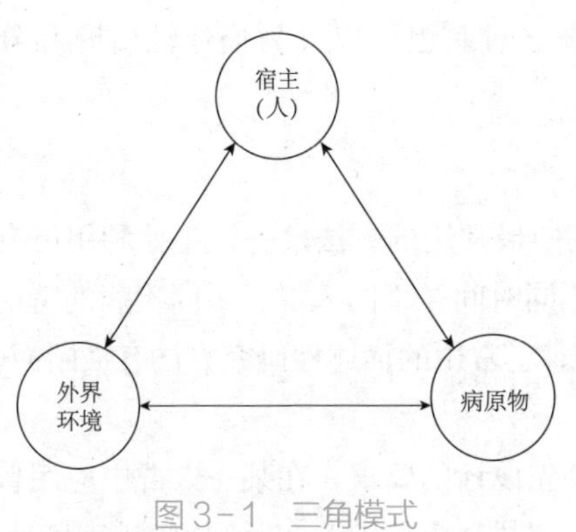

图 3-1 三角模式

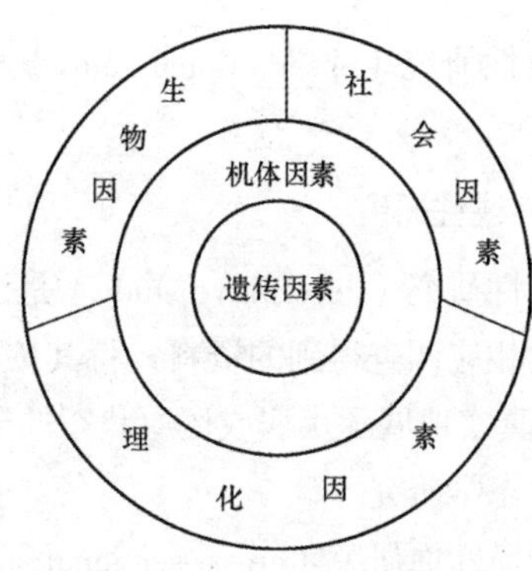

图 3-2 轮状模式

2. 疾病因素模式

疾病因素模式将病因分为 2 个层次，即外部因素和致病机制。外部因素又称远因，包括经济、环境、生物学、心理行为和卫生保健 5 个因素；致病机制又称近因，指与发病相关的医学生物学因素，包括生理性缺陷、病理性改变或致病基因。

3. 病因网络模式

病因网络模式强调疾病的发生受多种因素影响，多个病因形成一条病因链，多个病因链就形成一张病因网。这个模式有利于对多种病因或危险因素开展护理干预。

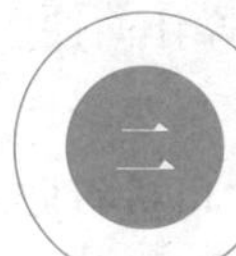

二 流行病学的研究内容

流行病学的研究内容包括以下几个方面。

（1）研究健康或疾病分布及其影响因素。研究在不同时间、不同地区及不同人群中的疾病或健康状况，核心是探索因素与疾病的因果关系，通过研究疾病或健康状况在人群中的分布特点，可提供某些疾病病因或流行因素的线索，也可为制定卫生政策提供基本资料和依据。

（2）探讨疾病的病因、诊断、治疗方法，并估计预后。通过建立、检验和验证病因假设，探讨疾病在特定的时间、地点和人群中的表现，从而发现患者的流行病学特征，研究疾病的发展史，提高诊断水平。通过实验研究，选择治疗方案和估计疾病的预后，预测疾病的结局。

（3）疾病预防与控制效果的评价。疾病预防与控制效果的评价，应用科学的流行病学研究，对事实做出准确的分析。常用的效果评价方法有：比较疾病控制措施实施前后患病率的变化，采用自然对照法分析医院中的临床病历，与文献报道的结果进行比较，进行现场实验研究。

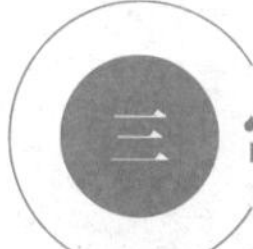

三 常用的流行病学研究方法

常用的流行病学研究方法有观察性研究、实验性研究和理论性研究。

（一）观察性研究

观察性研究（observational study）根据是否先设立对照组可以分为描述性研究和分析性研究。

1. 描述性研究

描述性研究（descriptive study）是流行病学研究中最常用的方法之一，主要利用已有的资料或通过相应调查得到的资料，将其按不同地区、不同时间、不同人群、不同疾病的特征等进行分组，真实地展示疾病或健康状态的分布特征及规律。常用的描述性研究方法有横断面研究、筛检和生态学研究。

（1）横断面研究（cross-sectional study）：按照事先设计的要求，在某一人群中应用普查或抽样调查的方法收集特定时间内疾病的描述性资料，以描述疾病的分布及观察某些因素与疾病之间的关联，此研究方法又称现况研究。因为资料分析使用的指标主要是患病率，所以也称患病率调查。调查研究方法可采用普查和抽样调查。①普查：普查是为了解某病的患病率或人群健康状况，在特定时间内对特定范围人群中每一成员进行的全面调查和检查。一般适用于患病率较高的疾病研究。②抽样调查：抽样调查是从全体研究对象中随机抽取一部分有代表的对象（样本）进行调查，以得到结果用来估计该人群某病的患病率或某些特征情况。用抽样调查的方法来判断全体研究对象的状况或特征时，要求样本量足够大。

（2）筛检（screening）：应用快速试验、筛查或其他方法从人群中普查出可能患有某种疾病的患者的过程。筛检试验不是诊断试验，而是一种初步检查方法，筛检阳性和疑似阳性的人都应接受进一步的确诊检查，确诊后才能进行治疗。理想的筛检试验应对人体无害、操作简便、结果可靠、费用低廉。筛检的评价指标主要有真实性、可靠性和筛检的收益。

①真实性：真实性又称效度，指测量值与实际值相符合的程度，筛检的数据一般可进行归纳，见表 3-1。

表 3-1　筛检试验结果真实性评价表

筛检试验结果	患病对象	无病对象	合　计
阳性（+）	真阳性（a）	假阳性（b）	总阳性人数（$a+b$）
阴性（-）	假阴性（c）	真阴性（d）	总阴性人数（$c+d$）
合计	患者总数（$a+c$）	正常人总数（$b+d$）	受检总人数（$a+b+c+d$）

真阳性率：真阳性率又称灵敏度，指筛检试验将实际患病的人正确判定为患者的比例，反映筛检试验发现患者的能力。

真阴性率：真阴性率又称特异度，指筛检试验将实际无病的人正确判定为非患者的能力，反映筛检试验确定非患者的能力。

二者的具体公式如下：

$$灵敏度=\frac{a}{a+c}\times 100\% \qquad 特异度=SP=\frac{d}{b+d}\times 100\%$$

影响阳性检出率的因素有筛检试验的灵敏度、人群中的患病率和筛检的次数。灵敏度和患病率越高，发现患者的数量就越多。首次筛检时发现患者较多，之后筛检患者数量逐次递减。

知识拓展

漏诊率：漏诊率即假阴性率，是指筛检试验将实际患病的人错误判定为非患者的失误率，反映筛检试验漏诊情况。

误诊率：误诊率又称假阳性率，是指全部非患者中筛检阳性者所占的比例，反映筛检试验误诊情况。

漏诊率和误诊率常用于评价医疗水平的高低，公式如下。

$$假阴性率=\frac{c}{a+c}\times 100\% \qquad 假阳性率=\frac{b}{b+d}\times 100\%$$

②可靠性：可靠性又称信度，指某筛检方法在相同条件下重复测量同一受试者时所获结果的一致性。

③筛检的收益：筛检的收益指经筛查后能使多少原来未发现的患者得到诊断和治疗，一般用阳性预测值和阴性预测值评价。阳性预测值指筛检阳性者中真阳性的比例，表示筛检阳性者真正患筛检疾病的可能性。阴性预测值指在筛检阴性者中真阴性的比例，表示筛检阴性者实际未患筛检疾病的可能性。二者的公式如下：

$$阳性预测值=\frac{a}{a+b}\times 100\% \qquad 阴性预测值=\frac{d}{c+d}\times 100\%$$

（3）生态学研究（ecological study）：生态学研究指以集体为基本单位收集和分析资料，进行暴露和疾病关系的研究，多用于研究与疾病有关的病因线索，评价社区护理干预的效果，也可用于公共卫生监测。

2. 分析性研究

分析性研究（analytical study）是选择一个特定人群，对描述性研究提出的病因或流行因素的假设进行分析验证，也是一类检验假设的研究方法，检验的结果可以支持或不支持原来的假设，也可以产生新的假设。常见的分析性研究方法有病例对照研究和队列研究两种。

（1）病例对照研究（case-control study）：病例对照研究是流行病学研究中最常用、最基本的方法之一。该方法是将研究对象分为患病的病例组和未患该病的对照组，调查两组人群发病前某个或某些因素的暴露史并比较暴露率和暴露水平的差异，以推测疾病与暴露因素之间的联系。因为该研究方法在时间上是回顾性的，所以又称为回顾性研究。

（2）队列研究（cohort study）：队列研究是在现况调查和病例对照研究的基础上阐明疾病与病因间联系的一种流行病学研究方法。该方法是将观察对象按照可疑致病因素划分为暴露组和非暴露组，或按照暴露程度不同划分为若干组，通过一个阶段的追踪观察，比较各组某一疾病的累计发生率或死亡率的差别。由于观察对象是在疾病出现之前分组并随访观察一段时间后再比较结果，所以又称随访研究或前瞻性研究。

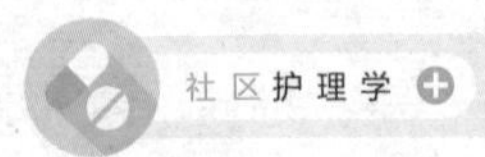

（二）实验性研究

实验性研究（experiment research）又称实验流行病学，它是将人群随机分成实验组和对照组，研究者给予实验组所控制的干预措施，对照组则不给予，随访观察一定时间，比较两组人群的效应差别，评价该干预措施效果的一种方法。根据研究目的和对象性质不同，实验性研究可分为临床试验、现场试验和社区干预试验。

（1）临床试验（clinical trial）：临床试验又称治疗试验，是以患者为研究对象，按照随机分组原则将患病个体分为实验组和对照组，主要目的是对治疗药物或措施的效果进行检验和评价。

（2）现场试验（field trial）：现场试验以社会人群为对象，一般选择未患病的人为受试者，遵循随机化及盲法原则，常用于评价生物制品预防某疾病的效果。

（3）社区干预试验（community trial）：社区干预试验是以社区人群为整体，选择不同社区，分别给予不同干预措施的试验，或者对增加疾病患病的危险因素进行干预，研究预防药物和措施的效果，并评价干预措施的效果。

（三）理论性研究

理论性研究又称理论流行病学（theoretical epidemiology），是在流行病学调查分析的基础上用数学表达式定量地阐述流行过程的特征，模拟流行过程，并按实际的流行过程进行检验和修正，从而建立流行过程的理论。同时，该研究应用流行过程的数学模型在计算机上预测各种可能发生的流行趋势，提出各种防治措施并加以筛选，从而推动防治理论的研究。

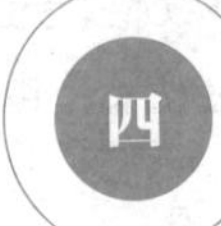

四　流行病学调查的基本步骤

流行病学调查基本步骤，如图 3-3 所示。

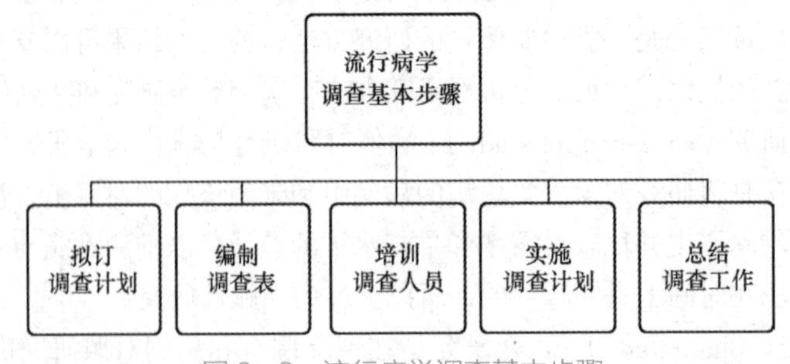

图 3-3　流行病学调查基本步骤

（一）拟订调查计划

（1）明确调查目的。

（2）确定调查对象。

（3）确定调查方法。

（4）确定研究方法。

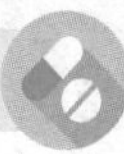

（5）组织人员、经费和物资落实。

（二）编制调查表

1. 调查表的编制

调查表要具有专业性和科学性，同时需参阅大量的相关文献。设计时项目要全面，内容要准确，时间要恰当，对一个调查对象的访问时间控制在20分钟内为宜。

2. 调查表的主要内容

（1）一般项目，如姓名、性别、文化程度、职业和住址。

（2）专题项目，根据调查目的拟订，是调查研究的实质内容。

（3）调查员记录项目，如调查质量评价、签名和调查研究。

3. 调查表的提问方式

调查表的提问方式可用封闭式和开放式。封闭式提问的调查表所获得的资料更宜做统计学分析，开放式的调查表则较难做统计学分析。

（三）培训调查人员

调查前应认真做好调查员的培训，做到统一认识、统一方法、统一标准。

1. 调查人员的要求

培训调查人员所需要的专业知识、调查技巧和测量技术，使调查人员能充分了解调查目的、方法和要求。

2. 保证调查信度

模拟调查演练，使调查员真正掌握每项调查问题的记录要求，对有疑问的调查项目及时更改或删除。

（四）实施调查计划

（1）联系社区，做好配合。联系好相应调查的居民区、学校或企业，得到当地居委会或单位领导的支持，保证调查顺利开展。现场调查时间不宜过长，一般情况下不宜超过1个月。

（2）保障现场调查质量。安排现场质量监控员，明确职责及时核实原始记录表格并整理资料，做好录入数据的准备工作。

（3）调查中若出现不清楚或失访情况，应及时核实或酌情安排补访。

（五）总结调查工作

总结调查工作包括整理调查资料，并做好统计分析，根据结论撰写调查报告。

第二节　社区常用的统计学指标

统计是流行病学中分析疾病发生现状和评价干预效果的重要方法，是社区卫生服务人员的基本工作任务，又是制订卫生计划和卫生政策的主要基础。因此，社区护士应熟悉常用的统计学指标的含义和用法，在社区护理工作中熟练应用统计学指标。

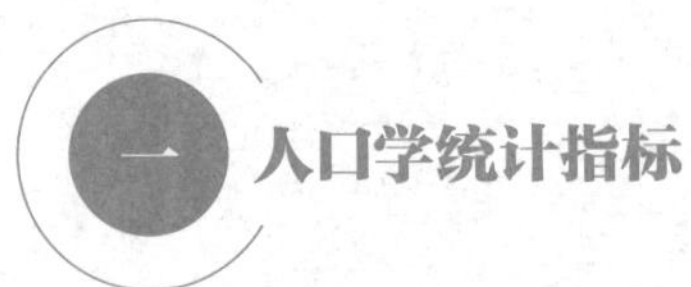

一　人口学统计指标

（一）静态人口学调查

静态人口学调查（static demography）中最常见的方法是人口普查。人口普查的总体对象一般是指某一国家的全体公民。普查的主要内容有人口总数、人口的年龄结构和性别结构。

（二）动态人口学调查

动态人口学调查（dynamic demography）是对一年内出生、死亡、病死、人口自然增长、结婚、离婚的发生件数进行统计调查。

1. 出生率

出生率（birth rate）指某年内的活产婴儿人数占年平均人口数的比例。出生率是显示人口生育水平的常用指标，一般在标准化后进行比较。计算公式为

$$出生率=\frac{某年出生活产婴儿人数}{年平均人口数}\times K$$

K可写作100%、1 000‰、10 000/万、100 000/10万，相应的出生率分别为百分率、千分率、万分率、10万分率，依各指标的要求选用。年平均人口数是指某一时期内各时点人口数的平均数。计算年平均人口最常用的公式是算数平均法，即用期初人口数与期末人口数相加后除以2。

2. 死亡率

死亡率（mortality rate）指在一定的时期（一般为1年）内死亡人数占同期平均人口数的比例。计算公式为

$$死亡率=\frac{一定时期的死亡人数}{同期平均人口数}\times K$$

死亡率可以按不同年龄、性别、职业、病种、地区、种族等分别计算死亡专率。常用的死亡专率如下。

（1）年龄死亡专率：年龄死亡专率指某年某地某年龄（组）的死亡人数与同期同年龄（组）的年平均人口数的比率。计算公式为

$$年龄死亡专率=\frac{某年龄（组）死亡人数}{同期同年龄（组）的年平均人数口}\times K$$

（2）死因死亡专率：死因死亡专率指某地某年因某种原因死亡人数与同期平均人口数的比率。计算公式为

$$死因死亡专率=\frac{某年因某种原因死亡人数}{同期平均人口数}\times K$$

（3）婴儿死亡率：婴儿死亡率指 1 年内不满 1 周岁的婴儿死亡人数与同期活产婴儿总数的比率。计算公式为

$$婴儿死亡率=\frac{1年内不满1周岁的婴儿死亡人数}{同期活产婴儿总数}\times K$$

（4）新生儿死亡率：新生儿死亡率指某年 28 天内婴儿死亡人数与同年内活产总数的比率。计算公式为

$$新生儿死亡率=\frac{某年28天内婴儿死亡人数}{同年内活产总数}\times K$$

（5）围产期死亡率：围产期死亡率指某年怀孕 28 周或 28 周以上的胎儿死亡数和存活 7 天以内的新生儿死亡数之和，与同年怀孕 28 周或 28 周以上的胎儿死亡数、活产数之和的比率。计算公式为

$$围产期死亡率=\frac{某年围产期胎儿死亡人数}{同年怀孕28周或以上胎儿死亡数+活产数}\times K$$

（6）孕产妇死亡率：孕产妇死亡率指 1 年内直接因妊娠、分娩及产后疾病死亡的妇女人数与同年活产数的比值，一般用千分率或万分率表示。计算公式为

$$孕产妇死亡率=\frac{某年孕产妇死亡人数}{同年活产数}\times K$$

3．病死率

病死率（case fatality rate）指一定时期内患某病的人群因该病而死亡的频率，常用百分率表示。计算公式为

$$某病病死率=\frac{某时期因某病死亡人数}{同期患某病人数}\times K$$

4．人口自然增长率

人口自然增长率（natural population growth rate）指每年平均每千人中自然增加的人数。计算公式为

$$人口自然增长率=人口出生率-人口死亡率$$

5. 结婚率

结婚率（marriage rate）指某年结婚人数与同期平均人口数的比率。计算公式为

$$结婚率=\frac{某年结婚人数}{同期平均人口数}\times K$$

6. 离婚率

离婚率（divorce rate）指某年离婚人数与同期平均人口数的比率。计算公式为

$$离婚率=\frac{某年离婚人数}{同期平均人口数}\times K$$

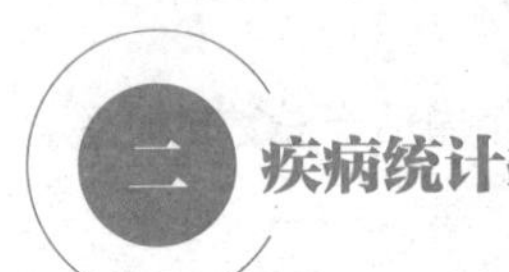

二 疾病统计指标

疾病统计指标主要用于对疾病与健康状况的测量，包括发病指标和反映疾病危害程度的指标。

（一）发病率

发病率（incidence rate）指一定时间（一般为 1 年）内人群中发生某病新病例的频率。发病率是描述疾病分布、探讨发病因素和评价预防效果的重要指标，K 常用 10 万分率表示。计算公式为

$$某病发病率=\frac{某时期内某人群中某病新发病例数}{同期暴露人口数}\times K$$

（二）患病率

患病率（prevalence rate）也称现患率，表示某特定时间某人群中存在某病病例的频率（包括新、老病例，但不包括死亡人员和痊愈者）。计算公式为

$$期间患病率=\frac{某特定时间某人群中的新旧病例数}{同期平均人口数}\times K$$

$$时点患病率=\frac{某一时点新旧病例数}{该时点人口数}\times K$$

（三）罹患率

罹患率（attack rate）指较短时间内某人群中发生某病新病例的频率，常用百分率表示。罹患率多用于较小范围的人群在较短时间内疾病频率的测量，观察的时间可以是日、周、月或某一流行期，计算公式为

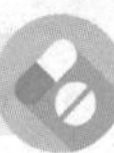

$$罹患率=\frac{观察期内的新发病例数}{同期暴露人口数}\times K$$

（四）感染率

感染率（infection rate）指在某个时间内能检查的整个人群样本中，某病现有感染者人数所占的比例，常用来说明人群感染的强度，多用百分率表示。感染率用于传染病与寄生虫病的统计。计算公式为

$$感染率=\frac{受检阳性人数}{受检总人数}\times K$$

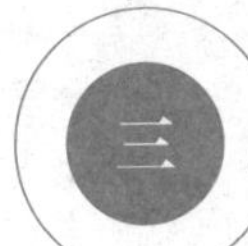

三 反映疾病防治效果的指标

在社区工作中，常用疾病统计指标反映疾病的防治效果，一般近期效果可用治愈率、有效率、存活率、保护率、效果指数评价。

（一）治愈率

治愈率（cure rate）指治愈人数占总治疗人数的百分比。计算公式为

$$治愈率=\frac{治愈患者数}{总治疗人数}\times K$$

（二）有效率

有效率（efficiency rate）指治愈和好转人数之和（治疗有效例数）占总治疗人数的比例。计算公式为

$$有效率=\frac{治疗有效人数}{总治疗人数}\times K$$

（三）存活率

存活率（survival rate）指经过 N 年的观察，某病患者中存活人数所占的比例，常用百分率表示。计算公式为

$$N年存活率=\frac{随访N年存活的病例数}{随访满N年的病例数}\times K$$

计算存活率时应注意明确疾病的起止时间，一般以确诊日期、手术日期或住院日期为起算时间。随访时间可为 1 年、3 年、5 年、10 年等，对生存时间较短的也可以用月或日为单位。

（四）保护率

保护率（protective rate）指预防措施对试验组人群的保护程度。计算公式为

$$\text{保护率}=\frac{\text{对照组发病（或死亡）率}-\text{试验组发病（或死亡）率}}{\text{对照组发病（或死亡）率}}\times K$$

（五）效果指数

效果指数（index of effectiveness）指对照组发病（或死亡）率与试验组发病（或死亡）率之比，反映了预防措施的效果。效果指数越大，说明预防措施越得力。计算公式为

$$\text{效果指数}=\frac{\text{对照组发病（或死亡）率}}{\text{试验组发病（或死亡）率}}\times K$$

第三节　流行病学在社区护理中的应用

社区护士在基层社区卫生服务机构工作，与社区居民的接触机会较多，在疾病的预防、控制和治疗中扮演着重要的角色。社区护士如果能利用流行病学的方法对社区的疾病与健康问题进行全面的评估和分析，通过对各种生命统计指标的比较，探索社区各种与健康相关问题的主次顺序和解决方法，就可以更科学、更系统、更有效地开展社区护理工作。

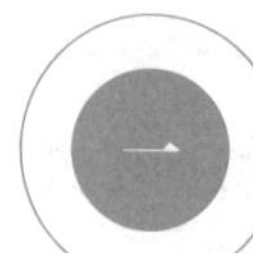

一　流行病学与社区护理的关系

流行病学与社区护理都在共同关注群体的健康和疾病的预防。其不同点是流行病学更加关注社区人群健康及疾病的分布、影响分布的因素、病因及疾病预防和控制。而社区护理关注的则是生活在社区中的个人、家庭、群体和社区整体的健康水平和健康状况。因此，流行病学的研究重点是人的疾病与健康，而社区护理的研究重点是人的生活健康。

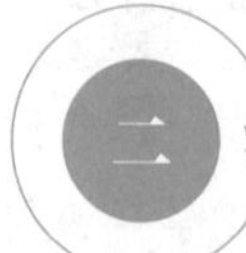

二　流行病学在社区护理工作中的应用

流行病学方法不但可以用于社区护理程序的各个阶段，而且在社区护理的应用中可以充分体现出其优点，主要表现在：一是获取的数据相对准确，因为社区范围较小，流行病学的调查可以更深入细致；二是可行性较好，因社区居民一般与社区卫生服务站的关系良好，容易开展调查；三是易获得连续性资料，因社区人群相对固定，流行病学调查容易获得连续性资料，可

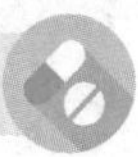

准确及时地反映居民疾病、健康及行为的动态变化；四是易解决社区人群失访的问题，以利于控制偏倚。

（一）现存的流行病学资料的应用

社区护士在实践中应把各种已有存档的流行病学资料作为社区护理的基础知识或参考资料。

（1）人口统计资料：人口统计资料包括人口普查、户籍登记和一些特殊调查资料。

（2）患病资料：患病资料包括各级医院门诊和住院资料、医疗保险资料和各种传染病法定报告资料。

（3）有关死亡的登记资料。

（二）社区护理相关的流行病学应用

1．进行社区护理评估

社区护士应用流行病学的方法对社区人群的健康状况、与健康相关的危险因素及可利用资源进行社区人群健康评估；通过对社区各项卫生资料（卫生资源、环境、人力资源）进行系统的收集、统计、分析及整理，从而进行社区的护理评估。

2．进行社区健康诊断

社区诊断是社区工作者通过一定的方式和手段收集资料，通过科学、客观的方法确定社区人群认可的该社区主要的公共卫生问题及其影响因素的一种调查研究方法。社区健康诊断的制订是合理有效的社区干预计划的前提条件，也是收集健康信息的重要途径。应用流行病学的方法分析社区整体存在的健康问题，从而确定社区卫生保健工作的重点，如从居民健康普查的筛选中发现高危人群，用流行病学中的灵敏度、特异度、漏诊率、误诊率、阳性预测值等指标进行筛选，以便及早发现健康问题，达到早发现、早诊断、早治疗的目的。

3．制订社区护理计划

流行病学为社区护理计划的制订提供了理论支持和方法指导。社区护士要制订切实可行的护理计划，采取有针对性的护理措施，就必须了解疾病流行的原因，这需要借助流行病学的研究方法分析疾病发生的各方面因素。

4．实施护理措施

社区护理中最常用的方法就是健康教育，健康教育需要借助流行病学的方法调查社区人群的健康状况、影响健康状况的个人及环境因素，社区护理也要根据流行病学的调查资料规划健康教育的内容、方法和手段。通过有针对性的健康教育，提高社区居民的保健意识和自护能力。如社区护士发现社区中儿童的近视发病率逐年上升，则可通过病例对照研究，分析主要原因，对儿童进行预防近视的健康教育。

5．评价护理干预措施的效果

人的健康受很多因素的影响，与外界环境密不可分。因此，在评价护理干预或服务效果时，可采用流行病学知识进行判断，对事实做出准确的分析。常用的效果评价方法有：①比较疾病控制措施实施前后患病率的变化；②采用自然对照法；③分析医院临床病历；④与文献报道的结果进行比较；⑤进行现场实验研究。

在社区护理的过程中需要注意的是，应将流行病学方法的应用与具体的社区护理程序恰当结合，只有这样，社区护士才能更准确、更科学地了解和解决社区人群的健康问题，提高社区护理的质量，进一步提高社区护理服务的效益。

思考与练习

一、名词解释

1．流行病学

2．患病率

二、填空题

疾病统计指标有发病率、＿＿＿＿＿＿、＿＿＿＿＿＿和感染率。

三、单项选择题

1．表示一定时间（1 年）内人群中发生某病新病例的统计指标是（　　）。

A. 发病率　B. 罹患率　C. 死亡率　D. 新生儿死亡率

E. 患病率

2.下列（　　）不是实验性研究。

A. 队列研究　B. 社区实验　C. 临床试验　D. 现场实验

E. 治疗试验

3.下列（　　）不能反映疾病防治效果。

A. 治愈率　B. 罹患率　C. 保护率　D. 存活率

E. 有效率

四、简答题

1．试述流行病学在社区护理中的应用。

2．2012 年某社区共有 40 万人，其中，男性 23 万人，女性 17 万人，新出生的婴儿 500 人，疾病普查发现该社区高血压患者有 10 万人，冠心病患者 8 万人（其中 2012 年新增 500 人），糖尿病患者 5 万人，同时 2012 年死亡人数 5 000 人。请问：根据以上内容，可以计算哪些统计学指标？如何计算？

第四章

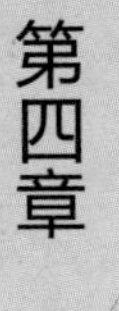

社区健康教育与健康促进

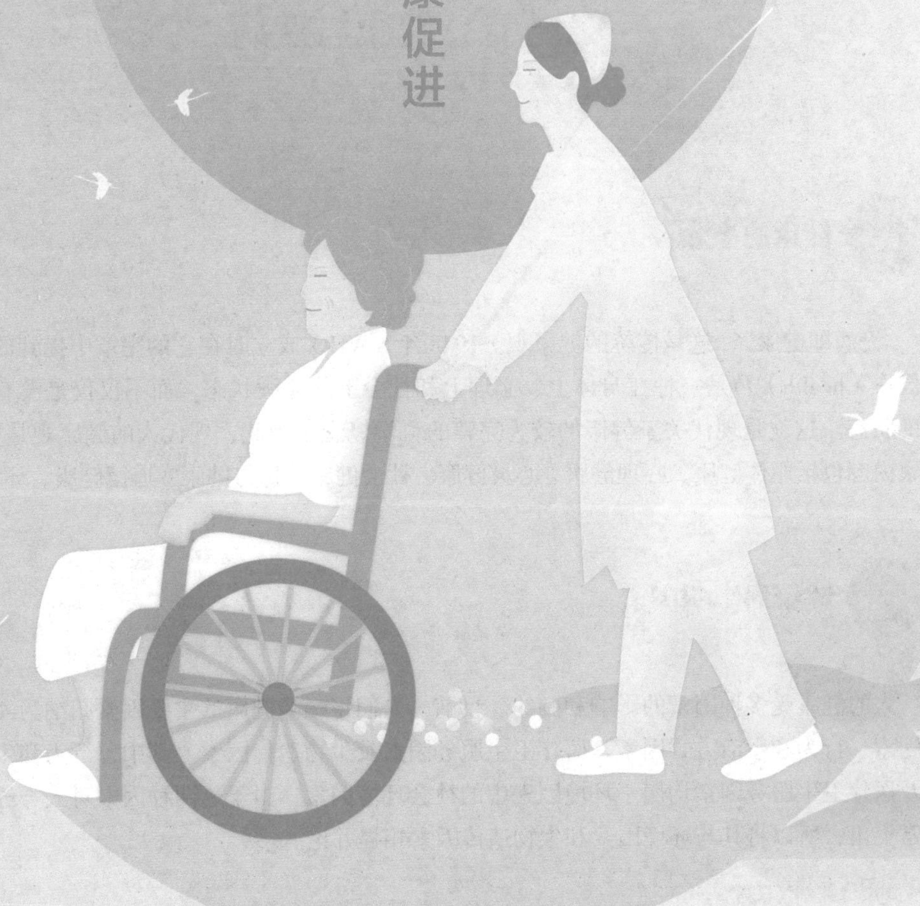

学习目标

知识目标：了解健康的影响因素；熟悉社区健康普查的步骤；掌握社区健康教育的内容及影响社区健康促进的主要要素。

技能目标：能正确建立和管理社区居民健康档案，能对社区居民进行健康教育，促进居民养成健康的生活方式。

案例导入

李某，产妇，28岁，社区护士在家访的过程中，通过与李某交谈了解到这位年轻母亲缺乏婴儿喂养的知识和技能。

问题：社区护士应如何对其进行健康教育？

第一节　健康与疾病

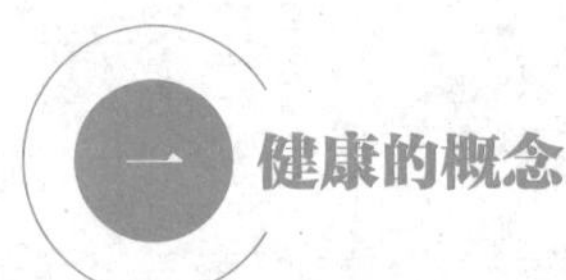

一　健康的概念

“无病即健康”，这是传统的健康观。1948年，WHO成立时在它的宪章中提到的健康概念是健康（health）乃是一种在身体上、心理上和社会上的完满状态，而不仅仅是没有疾病和虚弱的状态。这就是现代关于健康的较为完整的科学概念。因此，现代人的健康观是整体健康，健康内容包括躯体健康、心理健康、心灵健康、社会健康、智力健康、道德健康、环境健康等。

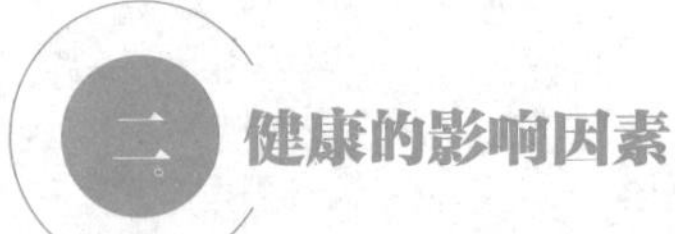

二　健康的影响因素

人的健康受多种因素的影响和制约。目前，人们将影响健康的主要因素归纳为4种，即环境因素、行为和生活方式因素、医疗卫生服务因素及生物遗传因素。其中，行为和生活方式因素及医疗卫生服务因素均属于环境因素中的社会环境因素，由于这两种因素对人类健康的影响非常突出，所以将其与环境因素和生物遗传因素相提并论。

（一）环境因素

环境是指围绕着人类的空间及其直接或间接地影响人类生活的各种自然因素和社会因素的总和。因此，人类环境包括自然环境和社会环境。

1. 自然环境

自然环境又称物质环境，是指围绕人类周围的客观物质世界，如水、空气、土壤及其他生

物等。自然环境是人类生存的必要条件。在自然环境中，影响人类健康的因素主要有生物因素、物理因素和化学因素。

（1）生物因素包括动物、植物及微生物。一些动物、植物及微生物为人类的生存提供了必要的保证，但另一些动物、植物及微生物却通过直接或间接的方式影响甚至危害人类的健康。

（2）物理因素包括气流、气温、气压、噪声、电离辐射、电磁辐射等。在自然状况下，物理因素一般对人类无危害，但当某些物理因素的强度、剂量及作用于人体的时间超出一定限度时，就会对人类健康造成危害。

（3）化学因素包括天然的化学物质、人工合成的化学物质及动物和微生物体内的化学元素。某些化学元素是保证人类正常活动和健康的必要元素；某些化学元素及化学物质在正常接触和使用情况下对人体无害，但当它们的浓度、剂量及与人体接触的时间超出一定限度时，将对人体产生严重的危害。

2. 社会环境

社会环境又称非物质环境，是指人类在生产、生活和社会交往活动中相互间形成的生产关系、阶级关系和社会关系等。在社会环境中，有诸多的因素与人类健康有关，如社会制度、经济状况、人口状况、文化教育水平等。这些因素对健康的影响主要通过个体的健康观念、健康行为来实现。

（二）行为和生活方式因素

行为是人类在其主观因素影响下产生的外部活动，而生活方式是指人们在长期的民族习俗、规范和家庭影响下所形成的一系列生活意识及习惯。随着社会的发展，人们对健康观念的转变，以及人类疾病谱的改变，人类行为和生活方式对健康的影响越来越引起人们的重视。合理、卫生的行为和生活方式将促进、维护人类的健康，而不良的行为和生活方式将严重威胁人类的健康。特别是在我国，不良的行为和生活方式对人民健康的影响日益严重，吸烟、酗酒、吸毒、纵欲、赌博、滥用药物等不良行为和生活方式导致一系列身心疾病日益增多。

（三）医疗卫生服务因素

医疗卫生服务是指促进及维护人类健康的各类医疗、卫生活动。它既包括医疗机构所提供的诊断、治疗服务，也包括卫生保健机构所提供的各种预防保健服务。一个国家医疗卫生服务资源的数量、分布及利用程度将对其人民的健康状况起到重要的作用。

（四）生物遗传因素

生物遗传因素是指人类在长期生物进化过程中所形成的遗传、成熟、老化及机体内部的复合因素。生物遗传因素直接影响人类健康，它对人类诸多疾病的发生、发展及分布具有决定性影响。

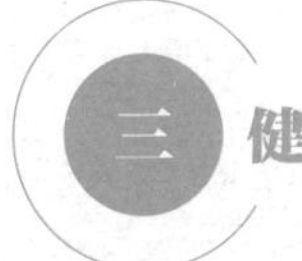

三 健康与疾病的关系

健康与疾病是一对矛盾的关系，在一定条件下两者可相互转化。两者的关系可归纳为以下两点。

（1）健康与疾病之间没有明确的分界线。在任何时候，一个人的健康总是相对而言的，如在亚健康状态下身体可能不会出现任何不适，但此时健康已受到影响。

（2）健康与疾病是一个动态的概念。健康与疾病每年、每天、每时都在发生变化，因为它们受到发生在个人生活中的事件和个人生理发展过程的影响，如人受到健康教育的影响，改变了自身的不良生活习惯，从而使其向更健康的方向发展。

第二节　社区健康普查

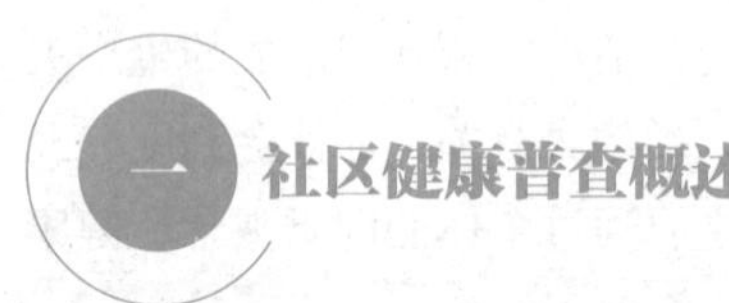

一　社区健康普查概述

社区健康普查（community health screening）简称为社区体检或健康筛查，是指在规定的时间内针对某一社区人群的全部个体，运用快速、简便的体格检查或实验室检查等方法进行的集体健康检查，以便发现未被识别的患者或有健康缺陷的患者。检查的内容和项目是根据不同的年龄层、性别、疾病类型、工作单位等特征来决定的。社区健康普查的一个重要目的就是普查普治，即查出调查人群中的所有患有某病的患者，并给予适当的治疗，做到早期发现异常、早期诊断和早期治疗。另外，还可以利用普查的机会进行保健指导，通过检查结果的反馈进行个人指导，举办社区健康教育班等提高被普查者对自身健康的关注和认识；同时也能为政府制定社区卫生政策和卫生服务规划提供依据；还极大地丰富和完善了社区卫生服务工作者的知识体系，为社区护理更好地开展提供了平台。

（一）社区健康普查的目的及意义

（1）早期发现异常和疾病，早期诊断，早期治疗。

（2）通过健康普查，使社区人群认识到健康的重要性，主动发现健康问题，自觉地采取保健行动，达到预防疾病和促进健康的目的。

（3）有利于掌握社区多发病和慢性病的分布情况。

（4）对健康普查中筛选出来的存在或潜在健康问题的人进行健康教育培训，如举行育婴学习班，开办健康教育学习班，进行心理咨询，对成人进行常见病预防的培训，对残疾者、精神障碍者和有认知障碍的老人进行日常生活训练等。

（二）社区健康普查的内容

（1）0~36个月儿童生长发育的普查，如体格检查和智力发育检查。

（2）孕产妇的普查，了解孕妇的状况和胎儿的发育情况。

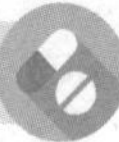

（3）妇科病的普查，如乳腺疾病等。

（4）老年人常见病的普查，如老年痴呆症、帕金森综合征等。

（5）多发病及慢性病的普查，如糖尿病、心脑血管疾病、肿瘤等。

（6）常见传染病的普查，如流感、艾滋病、性病、乙型肝炎和结核病等。

（7）职业病、地方病的普查，如矽肺、地方性甲状腺肿等。

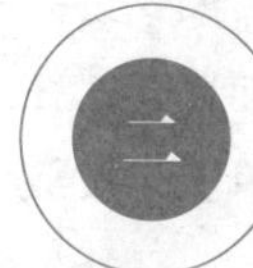

二 社区健康普查的步骤

进行健康普查的人员包括医生、护士（有五年以上在医疗机构工作经验）、技师、营养师、口腔保健医师、心理咨询师等医务工作者，普查主要包括3个步骤。

（一）普查前的准备工作

（1）明确健康普查的通知方式和方法，如发放纸质资料或在社区健康教育宣传栏里张贴通知。

（2）确定健康普查方法、内容，以及健康调查问卷的内容及反馈方式。

（3）准备普查场所、仪器设备、设施和物品等。

（4）明确健康普查的分工，医务人员各司其职。

（5）确保当天有足够的义务卫生人员出勤，并对他们进行分工。

（6）明确健康教育所包含的内容及健康学习的方案。

（二）普查时的工作

（1）确认健康普查的特定场所（一般为比较开阔的地方，多数为一个比较大的会议室和几个小房间），安放准备好的设备及仪器，此项工作一般在普查的当天或前一天进行。

（2）检查器械和测量工具，以及消毒用具，如体温表、血压计、酒精等。

（3）在准备接待室和候检室房间的同时，应张贴卫生宣传画，准备健康教育视听传播资料，提供医学信息和医学知识等。如果是婴幼儿健康普查，还应准备为婴幼儿换尿布的场所、垃圾桶、放手推车的地方、喂奶室、幼儿玩耍的场所等。

（4）设立诊疗室、检查室、问诊室和保健指导室，对接受健康检查者实施人性化服务，并保护其隐私。

（5）应按预定接受检查者的人数配备相应数量的卫生工作者。

（三）普查结束后的工作

普查结束后，参加普查的全体卫生人员应整理此次普查的资料，进行工作总结。其主要工作内容为：统计接受普查的人数，被检查者存在的健康问题和想要咨询的事项是否得到了充分的解释和回答，是否进行了及时的指导和处理，需要连续进行指导的人是否做了具体的工作计划和安排。对健康检查过程进行评价，把需要的资料输入计算机，并为被检查者建立健康档案，向未接受普查者询问未接受普查的原因，准备检查结果的回执等。

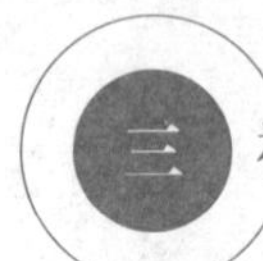

三 社区护士在健康普查中的作用

（1）社区护士是全民健康普查的促进者。一般情况下，健康普查的通知是通过居民委员会或居民住宅小区的板报进行传达。社区护士为了让更多的居民了解普查的意义并参加普查，在健康普查的前几天可在社区进行面对面的介绍和宣传，也可把普查的意义写在宣传单上，发放给社区居民，把接受检查的有益之处告诉居民，增强居民的健康意识和健康观念。

（2）社区护士是健康问题的指导者。在健康普查时，发放和分析健康调查问卷，明确需要指导的问题。一般在接受普查者到达后，社区护士向其发放健康调查问卷，其目的：一是提高普查效率；二是通过填写问卷使被检查者进行一次健康自我评价，对自己以往的日常生活方式进行反思；三是可以通过问卷的资料进行有针对性的健康指导。

（3）社区护士是护理体检的实施者。社区护士要掌握测量仪器的使用方法，理解测量的机理和测量的目的。社区护士应正确地进行测量和记录，了解正常值和异常值及其临床意义，以便进行指导和提供咨询。

（4）社区护士是医生进行体格检查的协助者。护士在辅助医生进行检查时要注意观察被检查者，观察其面色是否正常，判断被检查者在接受检查的过程中是否有不明确和没有弄清的地方。社区护士应对这类人进行筛选，列入需要进行个别指导的名单中。

（5）社区护士是个人健康的指导者。社区护士要对健康普查中需要个别指导者进行指导。指导对象是指在普查过程中没有弄清健康问题的具体情况或对自己的健康状况有所怀疑，或有在医生处未弄清楚的问题，需要进一步确认和核对的被检查者。此时护士针对被检查者需要了解的具体情况，根据检查结果或实际的例子，或模型，或简单的对比等进行相应的健康指导，最后护士应告诉被指导者今后如果需要咨询可以随时联系，并留下联系方式。

（6）社区护士是健康教育和集体指导的组织者。通过健康检查，了解被检查者的支持需求，找出共同存在的健康问题，制订健康教育计划，组织群众进行集体指导，并在社区内定时定点地开展健康教育活动。

（7）社区护士是健康普查结束时的总结者。健康普查结束时，社区护士应统计接受检查的人数，对各种疾病进行分类统计，评价是否已达到健康普查的目的；对需要支持者制订支持性的护理计划，对怀疑有家庭健康问题者进行健康普查后的家庭访视等。

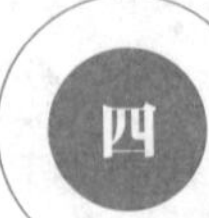

四 社区居民健康档案的建立和管理

社区居民健康档案（resident health record）是记录社区居民中有关个人、家庭、社区人群健康状况的系统性资料，是社区医疗保健和护理工作的重要组成部分。通过建立完整、系统的

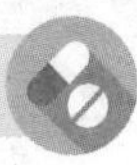

社区居民健康档案，可以全面了解社区居民个人及其家庭、社区人群健康状况和主要影响因素，从而对服务对象进行生理、心理、社会等方面的全面评估，有效地开展社区卫生保健服务。因此，建立并逐步完善社区居民健康档案，是社区医护人员一项重要的日常工作。

（一）建立社区居民健康档案的目的与意义

1．了解社区居民及其家庭、社区人群的健康状况

社区居民健康档案是社区医护人员在全面了解居民个人及其家庭、社会、经济、文化等背景的基础上建立的。因此，完整、系统的社区居民健康档案，应全面记录社区居民个人及其家庭、社区人群健康状况有关的资料，包括生理、心理、社会方面，预防保健、医疗护理、康复指导及健康教育、计划生育、社区卫生资源等方面。通过查阅社区居民健康档案可随时了解社区居民健康的基本情况、社区家庭健康问题、社区卫生需求与社区卫生资源等情况。

2．有利于开展社区卫生服务和预防保健

社区居民健康档案应详细记录居民个人及其家庭、社区人群的健康情况及影响健康的主要因素，记录社区居民所有健康问题的发生、发展和变化过程，以便全科医生与社区护士分析、总结社区居民常见健康问题的发生、发展规律及异常情况，为科学、有效地开展社区卫生服务提供可靠的依据。社区护士可根据这些资料定期对社区不同人群进行健康教育、健康咨询和健康筛查，及时提供有效的预防保健措施，及早诊断和处理社区居民的健康问题，做到早预防、早诊断、早治疗。

3．有利于社区护理的教学与科研

社区居民健康档案应全面、系统地记录社区卫生服务活动和居民的健康问题，通过对档案资料的统计、分析，从中找出规律，总结经验，为社区护理的教学和科研提供第一手资料。

4．有利于评价社区卫生服务质量

社区居民健康档案可以较全面地反映社区卫生服务的质量，可作为社区卫生服务质量的评价依据，可用于社区护理人员的服务质量评价及社区卫生工作总体质量评价。

5．可为社区卫生服务工作提供法律依据

社区居民健康档案的记录要求真实、全面、准确。因此，它在法律上可为处理医疗纠纷、保险索赔等提供客观的依据，也为制订社区经济发展规划和制定社区卫生政策提供参考。

（二）社区居民健康档案的类别及基本内容

社区居民健康档案按其层次可分为 3 种类型，即个人健康档案、家庭健康档案和社区居民健康档案。

1．个人健康档案

居民个人健康档案（individual health record）主要记录与个体健康有关的资料，包括个体生理、心理、行为学的基本特征，社会环境状况及健康问题的形成、发展、处理、转归等记录。个人健康档案主要包括以问题为中心的个人健康问题记录，以预防保健为导向的周期性健康检

查记录、保健卡、会诊和转诊记录，以及特殊疾患随访记录。

（1）个人健康问题记录：多采用以问题为导向的记录（problem-oriented medical record，POMR），因其收集的资料简明扼要、条理清楚、重点突出、便于管理和统计，目前被各国广泛使用。POMR 由封面、个人基本资料、健康问题目录、健康问题描述与健康问题进展记录和病情流程记录等部分组成。

①封面：个人健康档案封面设计应简单明了，便于归类、保管和查找。它包括以下项目：档案号、档案标题、姓名、性别、年龄、所属社区名称、建档医生、建档护士、建档日期等（详见附录）。

②个人基本资料：个人基本资料主要包括一般情况、既往健康状况、文化状况、个性特征、个人行为与生活习惯、心理评估、社会支持系统及特殊生活事件（详见附录）。

③健康问题目录：健康问题包括过去曾经影响或现在正在影响或将来可能影响个体健康的问题，可以是诊断明确的或诊断不明确的问题，也可以是无法解释的症状、体征及实验室检查结果，还可以是社会、经济、心理或行为方面的问题（如离婚、失业、不良行为等）。健康问题可分为主要问题和暂时性问题。长期、慢性或尚未解决的问题为主要问题，填写在主要问题目录中；短期、急性、一次性或自限性问题为暂时性问题，填写在暂时性问题目录中。

健康问题目录通常以表格形式记录，按确认问题的前后为序依次记入表中，主要包括问题编号、问题名称、发生日期、就诊日期、处理措施及处理结果等，见表 4-1 和表 4-2。

表 4-1　个人主要健康问题目录

问题编号	问题名称	发生日期	就诊日期	处理措施	处理结果	接诊医生

表 4-2　个人暂时性健康问题目录

问题编号	问题名称	发生日期	就诊日期	处理措施	处理结果	接诊医生

④健康问题描述与健康问题进展记录：健康问题描述（health problem statements）是对患者每次就诊情况的详细记录，即将问题目录表中的问题依序号逐一描述，通常采用 SOAP 形式加以描述，见表 4-3。

S：主观资料（subjective data），包括患者或家属所提供的主诉、症状、病史、家族史及社

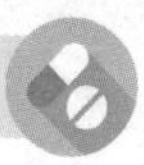

会生活史等。要求尽量采用患者的陈述，避免将医生的主观看法加入其中。

O：客观资料（objective data），包括体检所查到的体征、实验室检查结果及其他辅助检查结果及心理、行为测量结果等。

A：评估（assessment），是记录中最重要的一部分，是医生根据所获得的主、客观资料对患者的健康问题做出的判断，包括健康诊断、鉴别诊断、问题的严重程度，以及与其他问题的关系及预后等。

P：计划（plan），是针对患者的健康问题提出的诊断、治疗、预防、保健康复和健康教育计划。每一个健康问题都有相应的计划。

表 4-3 POMR 中 SOAP 书写范例

问题	详细情况
S	反复咳嗽咳痰 20 余年，活动后心累、气促 10 余年，再发加重伴发热 1 周
	有重度吸烟史，吸烟指数 20×40
O	神志清楚，呼吸急促，口唇发绀，颈静脉充盈，桶状胸，两肺呼吸音减弱，可闻及粗湿啰音，双下肢轻度压陷性水肿
	T 38.2℃，BP 130/85 mmHg，P 90 次/分，R 22 次/分
	FEV1 ＜ 45%，FEV1/FVC ＜ 50%
A	根据患者主诉和辅助检查结果，初步判断：慢性阻塞性肺疾病。应随时注意保暖，避免感冒，并随访观察
P	诊断计划： 肺功能检查、X 线检查、血气检查治疗计划 口服或吸入抗炎、平喘、祛痰的药物 给予高热量、高蛋白、高维生素饮食，多吃蔬菜及水果加强体育锻炼，增强体质 注射疫苗 健康教育计划： 督促戒烟 了解有关的慢性阻塞性肺疾病及病理生理知识 学会自我控制病情的技巧，如腹式呼吸、缩唇呼吸锻炼等 社区医生定期随访管理

健康问题进展记录对健康问题目录中个人主要健康问题，尤其是需要长期监测的慢性疾病，依进展情况对其主要病情变化及治疗概况做连续性记录。在全科医疗与社区护理中，多采用病情流程表的方式记录，也可采用 SOAP 方式记录。

⑤病情流程记录：病情流程记录是以列表的形式描述个人健康在一段时间内的变化情况，它概括地反映了与该问题有关的一些重要指标的变化过程，记录的内容包括主要的表现、检验、用药、转归、转会诊情况等，并非所有个人健康问题都要记录病情流程，此表主要应用于患有慢性病和某些特殊疾病的患者观察和处理记录。病情流程记录根据不同的病种，在设计和记录的项目上也有所不同。病情流程记录，见表 4-4。

表 4-4 病情流程记录

问题序号：　　　　　　　　　　　　　名称：

日期	表现	评估	处理措施	转归	医生签名	备注

（2）周期性健康检查记录：周期性健康检查是根据社区中主要健康问题的流行特点，针对个体不同性别、年龄、职业及健康危险因素等设计的定期健康检查计划，不同的个体可设计不同的检查项目，并将检查结果按检查的时间顺序记入居民的健康档案。周期性健康检查记录的内容包括有计划地进行健康普查（如测血压、乳房检查、胃镜检查等）、计划免疫（预防免疫接种等）和健康教育。

（3）保健卡：个人保健活动是针对社区内特殊人群（如儿童、妇女、老年人等）设计的个人保健项目，而保健卡是个人保健活动的记录卡，也是个人保健活动的计划卡。其内容主要包括国家规定的某些特定人群的初级卫生保健项目，如儿童计划免疫、妇女围产期保健等，以及根据社区实际情况设计的保健项目，如女性更年期保健、老年人保健、特殊职业防护等。常见的保健卡有儿童保健卡、妇女保健卡及老年保健卡等。

（4）双向转诊、会诊记录：有时由于条件的限制，患者的某些疾病或问题需要通过会诊或转诊来解决，社区医生或家庭医生根据患者的具体情况做出是否会诊或转诊的决定。会诊与转诊是社区充分利用其他医疗卫生资源和社会资源的重要途径，亦是社区卫生医护人员与上级医院同事或其他专科医生、护士、治疗师、社会工作者等进行交流与学习的机会。会诊和转诊结束后，社区医生或家庭医生应将会诊和转诊结果记录登记在健康档案中，因这种转诊是双向的，所以还需对从其他地方就诊转回的患者资料进行记录，若患者住院治疗，还需填写住院记录表（详见附录）。

（5）特殊疾患随访记录：特殊疾患随访记录多用于对慢性病（如糖尿病、高血压等）的记录。具体记录方法是将对患者长期追踪观察的一个或多个问题，检查结果或治疗指标等绘制成表格，内容包括症状、体征、实验室检查、用药、转归、会转诊记录、健康咨询等，也可根据具体情况进行个别内容设计。对随访记录每隔一段时间应做一次小结，以利于及时把握病情的发展趋势及修订干预措施。特殊疾患随访记录详见附录。

2．家庭健康档案

家庭健康档案（family health record）是社区居民健康档案的重要组成部分，是记录与居民健康有关的各种家庭因素及家庭健康问题的系统性资料，主要包括家庭基本资料、家庭评估资料、家庭主要健康问题目录及问题描述和家庭各成员的健康档案等。家庭健康档案是实施家庭保健的重要参考资料。

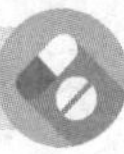

（1）家庭基本资料：家庭基本资料通常由健康档案封面和家庭物理环境资料组成。健康档案封面包括档案号、户主姓名、家庭详细地址、联系电话、所属社区、建档医生、建档护士、建档日期等一般资料；家庭物理环境资料包括居住环境、厨房及卫生设施、家用设施、家庭经济状况和家庭各成员的基本情况等（详见附录）。

（2）家庭评估资料：家庭评估资料包括家庭结构评估和家庭功能评估两个方面。常用的家庭评估方法和工具有家系图、家庭圈、家庭关怀度指数（APGAR 问卷）、家庭适应度和凝聚度评估表等。

3. 社区居民健康档案

社区居民健康档案是记录社区基本资料、社区卫生服务资源、社区卫生服务状况及社区居民健康状况等信息的系统性资料，是了解社区卫生状况、确定社区主要卫生问题及制订社区卫生规划的重要依据。

（1）社区基本资料：社区基本资料包括社区地理位置及自然环境、社区经济状况和社区组织现状及社区动员潜力。

①社区地理位置及自然环境：社区所处的地理位置及自然环境（如气候、饮用水源、资源分布等）往往会对居民健康产生深远影响，如地方性甲状腺肿、克汀病等都与其有着密切的联系。

②社区经济状况：经济状况对社区居民的健康状况有直接的影响。社区经济状况包括社区主要的经济资源、居民的人均收入、居民消费水平等资料。这些资料可动态反映社区经济水平的变化情况。

③社区组织现状及社区动员潜力：社区组织现状是指与居民健康密切相关的社区各种组织的种类、配置及相互协调等情况。社区动员潜力则是指可以被动员起来的为居民健康服务的社区人力、财力和物力资源。

（2）社区卫生服务资源：社区卫生服务资源主要指社区卫生服务机构和社区卫生人力资源。社区卫生服务机构包括医院、社区卫生服务中心、卫生所、私人诊所、妇幼保健单位、疾控中心、医疗福利机构及卫生教育机构等。社区卫生人力资源是指社区内各类医务人员的数量及年龄结构、专业结构、学历结构和职称结构等。

（3）社区卫生服务状况：社区卫生服务状况主要包括以下几个方面。门诊统计，如每一年的门诊量、门诊服务内容分类情况等；转诊统计，如转诊人次、转诊率、转诊原因、转诊单位、转诊问题分类及处理情况等；住院统计，如住院人次、住院率、疾病种类及构成、住院天数等。

（4）社区居民健康状况：社区居民健康状况根据社区人口学资料、社区居民患病资料、社区人口死亡资料和社区人群行为方式与危险因素资料进行评估。

①社区人口学资料：社区人口学资料主要包括社区人口数量、社区人口出生率、死亡率、人口自然增长率和人口期望寿命等，还应列表说明社区人口的年龄和性别构成、文化构成、职业构成、家庭构成及婚姻构成等资料。

②社区居民患病资料：社区居民患病资料主要包括社区疾病谱及社区疾病分布（如年龄分布、性别分布、职业分布等）资料。通过对以上资料进行统计分析，可找出威胁本社区居民的主要健康问题，从而抓住疾病控制的重点。

③社区人口死亡资料：社区人口死亡资料包括社区人口死亡率、婴儿死亡率、社区死因谱等资料。

④社区人群行为方式与危险因素资料：不良行为可对人的健康带来很大影响和危害。在社区居民健康档案中可用表格的形式统计出社区内有吸烟、酗酒、偏食、缺少体育锻炼等不良行为方式的人数，并对患高血压病、冠心病、糖尿病、乳腺癌等疾患的危险因素进行评估。

（三）社区居民健康档案的管理

1. 社区居民健康档案管理的目的

（1）保证建档质量：社区居民健康档案包括社区个人健康档案、家庭健康档案和社区健康档案。在收集和整理资料的过程中要严格管理，确保资料客观、真实、准确、可靠，避免“死档”和“假档”。

（2）确保及时归档：社区卫生服务机构需制订完善的社区居民健康档案归档制度，明确归档范围及归档时间等，使档案资料及时、完整地归档保存。

（3）便于正常使用：社区居民健康档案应集中保管，并制订规范的保管、使用、查阅等管理制度，以保障健康档案的正常使用。

2. 社会居民健康档案管理的原则

（1）规范化、科学化管理原则：社区居民健康档案涉及范围广、数量多、管理时间长。因此，应制订一套切实可行的管理制度，以便对健康档案实施规范化的、科学的管理。如对健康档案实施规范化的编号、统一化的填写标准、规范化的填写内容等。

（2）系统性、连续性原则：居民健康档案的记录从围产期保健开始，包括出生、婴幼儿期、青少年期、中老年期，直至临终，这期间个体及其家庭、社区的各种健康问题均需进行健康档案记录及管理。因此，健康档案为服务对象提供关于一生的系统性、完整性和连续性医疗护理资料记录（住院期间详细情况除外）。

（3）资源共享原则：完整、系统的居民健康档案不仅可以作为社区卫生服务工作的依据，还可以作为政府及卫生行政部门制订卫生方针及预防保健计划的重要参考，同时它也为进行全科医学与社区护理教学和科研提供了基础资料。

（4）保密性原则：居民健康档案记录的内容可能会涉及个人隐私，应注意妥善保存，加强管理。

3. 社区居民健康档案管理的方法与手段

（1）档案的建立：资料的收集和整理是建立健康档案的主要过程。首先，应确定收集范围，以保证收集的资料全面、系统。收集资料的方法有社区医护人员在居民就诊或进行家访的过程中逐渐收集，以及专人集中收集居民个体、家庭的基本资料两种。社区档案资料可以通过社区调查和查阅政府的统计资料、医疗登记资料及居民家庭健康档案等途径获得。

其次，社区居民健康档案资料应由专人准确填写。原始资料按照个人、家庭、社区 3 大类进行分类整理，再依照一定的规则和要求进行排列、编号，以便查找。常用的编号方法有以下 3 种。

①以家庭为单位，每个家庭设一个统一编号，家庭成员的健康资料按个人编号分开，合装于一个档案袋内。袋外注明家庭档案号、户主姓名及家庭住址等。家庭编号可依照居民住宅所在，按街道、楼栋、门牌号来排列。

②将个人健康档案按姓氏的汉语拼音顺序来编写姓名索引及档案号。

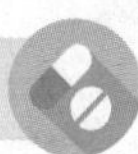

③将个人档案按健康人群、慢性病人群及高危人群等分类编号。

社区健康档案每年均应进行一次补充或更新，并将整理分析的结果公布于众，且每年应对社区卫生状况进行一次全面的考核评价，写出社区诊断报告存档。每个社区卫生服务中心（站）都应设立专门的健康档案柜，存放健康档案，或将信息录入计算机，建立居民电子健康档案信息系统。所有的社区居民健康档案都应按照建档归档制度进行保存，并由专人管理。

（2）档案使用流程：档案使用流程如下。

①已建档居民到乡镇卫生院、村卫生室、社区卫生服务中心（站）复诊时，应持居民健康档案信息卡，在调取其健康档案后，由接诊医生根据复诊情况及时更新、补充相应记录内容。

②入户开展医疗卫生服务时，为了使社区医护人员在最短的时间内对服务对象的整体健康状况有一个全面的了解，应事先查阅服务对象的健康档案并携带相应表单，在服务过程中记录、补充相应内容。

③对于需要转诊、会诊的服务对象，由经管全科医生同意后才能把相关的档案资料交给接诊医生，并办理借用手续，用完后应立即归还，以免遗失。随后，接诊医生填写转诊、会诊记录。

④所有的服务记录由责任医务人员或档案管理人员统一汇总并及时归档。

⑤农村地区建立居民健康档案的工作可与新型农村合作医疗工作相结合。

⑥居民健康档案一般只对本人及其健康服务者开放，其他人员不能随便翻阅或借取，以保证患者的隐私不被泄露。

长期保存和使用健康档案时应注意：

①为了保证健康档案资料的完整与安全，健康档案存放处应遵守十防（防高温、防湿、防火、防光、防盗、防霉、防虫、防鼠、防尘、防有害气体）措施。

②健康档案应由专人负责保管，并落实岗位责任制，档案管理人员应认真负责，定期对档案资料进行检查、核对和清理，确保档案资料无破损、生虫、发霉等情况发生。

③健康档案的管理人员要忠于职守，在接收、移出、查阅、复印健康档案资料时应严格执行审批制度和办理登记、交接手续。

（3）社区居民健康档案管理流程，如图 4-1 所示。

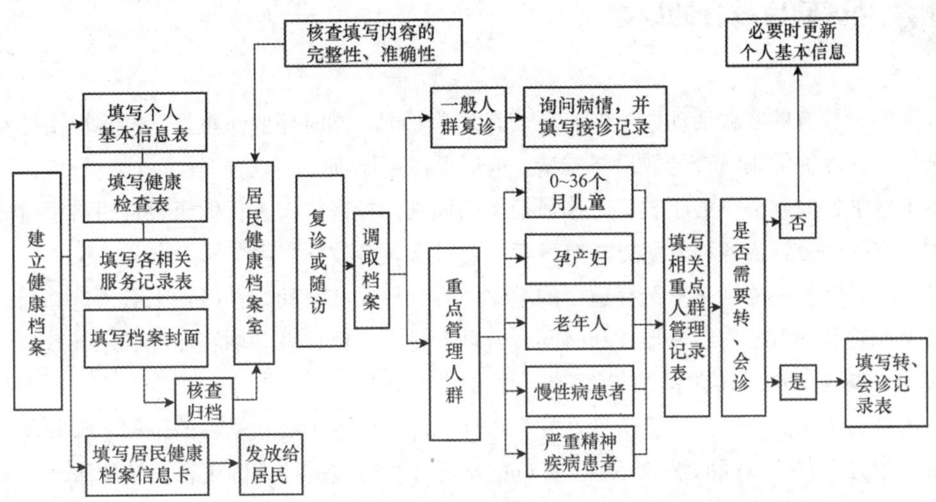

图 4-1 社区居民健康档案管理流程

①制订建立社区居民健康档案的计划。

②收集、整理相关资料。

③建立社区居民健康档案并归档保存。

④规范使用健康档案资料。

第三节 社区健康教育

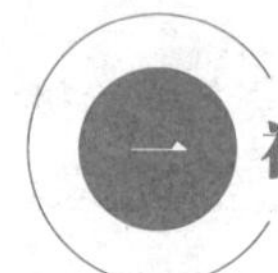

一 社区健康教育的概念

社区健康教育概述

健康教育（health education）是通过有计划、有组织、有系统的社会教育活动，使人们自觉地接纳有益于健康的行为和生活方式，消除或减轻影响健康的危险因素，预防疾病，促进健康，提高生活质量，并对教育效果做出评价。健康教育的关键点是行为问题，其核心是促进行为改变，即帮助人们建立与形成有益于健康的行为生活方式。健康教育模式有知—信—行模式和健康信念模式。

社区健康教育（community health education）是以社区为基本单位，以社区人群为教育对象，以促进居民健康为目标，有计划、有组织、有评价地进行健康教育活动。其目的是挖掘个人、家庭、社区及社会的保健潜力，从而增进健康，减少残障和疾病的发生。社区健康教育是社区护理重要的内容之一。

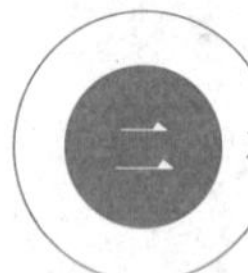

二 社区健康教育的原则

社区健康教育的实践活动中不但要贯彻教育学原则，同时还要注意社区的多层次性和居民的复杂性，为确保健康教育的效果与质量，应遵循以下原则。

（1）科学性原则——健康教育工作最根本的原则。社区护士进行健康教育时必须遵守科学性原则，选择的教学内容和教学方式要科学，并符合教育教学规律。

（2）因材施教的原则——选择适当的教学内容、形式和时间。社区护士必须选择与教育对象的特点相符合的教学内容、形式和时间，合理安排，以保证教学内容能准确地被教育对象理解和接受，以提高教育对象学习的主动性和积极性。

（3）寓教于乐的原则——营造良好的学习环境。社区护士要从学习的条件、人际关系及学习气氛 3 个方面营造良好的学习环境。良好的学习环境将促进社区健康教育教学活动的质量。

（4）社区参与的原则——鼓励教育对象积极参与教学活动。教育对象的积极参与是保证社区健康教育质量的必要因素。社区护士进行社区健康教育活动时，每一个环节都必须鼓励教育

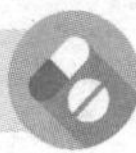

对象积极参与。可采取多种鼓励方式，如对学习态度认真者给予口头表扬，对成绩出色者给予物质奖励，对积极参与者赠送小礼品或纪念品，等等。

（5）及时评价的原则——及时对教学活动进行评价。及时对教学活动进行评价是保证社区健康教育质量的另一重要因素。教育者或社区护士应通过即时评价和阶段评价及时地对教学活动进行监测及检查。

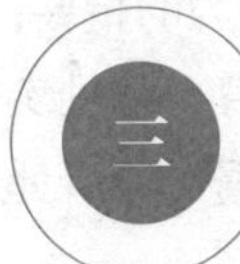

三 社区健康教育的对象

社区健康教育的对象是社区的全体人群，但为了更有针对性地进行健康教育，将社区居民分为以下 4 类。

（一）健康人群

在社区中，一般健康人群所占的比例最大，对于这类人群，健康教育应主要侧重卫生保健知识，其目的是帮助健康人群维持良好的生活方式并保持健康，远离疾病，同时也提醒他们对一些常见疾病提高警惕，不要忽略疾病的预防及早期诊断。

（二）高危人群

所谓的高危人群，主要是指那些目前处于健康状态，但本身存在某些高危险性的致病的生物因素或不良行为及生活习惯的人群，如有乳腺癌、宫颈癌、糖尿病等家族史和长期摄入高盐和高脂饮食、吸烟、酗酒等人群。针对这类人群，预防性健康教育是健康教育的侧重点。帮助他们掌握一些自我保健的技能，如乳腺癌的自我检查及一些疾病的早期自我监测等；或帮助他们纠正不良的行为及生活习惯，积极地消除致病隐患。

（三）患病人群

患病人群包括急性病患者和慢性病患者。根据其疾病的分期，这类人群可分为临床期患者、恢复期患者、残障期患者及临终患者 4 种。

一般来说，对健康教育比较感兴趣的是临床期患者、恢复期患者和残障期患者，他们均不同程度地渴望早日摆脱疾病，恢复健康。因此，对于这 3 种患者，健康教育的重点为进行康复知识的教育，以使其积极地配合治疗，自觉地进行康复锻炼，从而加速康复。对于临终患者的健康教育实质是死亡教育，其目的是帮助他们正确面对死亡，以减少对死亡的恐惧，尽可能轻松地度过人生的最后阶段。

（四）患者家属及照顾者

患者家属及照顾者与患者接触时间最长，他们中有部分人往往因长期护理而产生心理和生理上的疲惫，甚至厌倦。因此，对他们进行健康教育是十分必要的。对于这类人群，健康教育应侧重养病知识、自我监测技能及家庭护理技能的教育。其目的是提高他们对家庭护理重要性的认识，坚定持续治疗和护理的信念；指导他们掌握家庭护理的基本技能，从而科学地照顾患者；指导他们掌握自我保健的知识和技能，在照顾患者的同时维持和促进自身的身心健康。

四 社区健康教育的内容

(一)一般健康教育

一般健康教育对象为大众群体，内容包含健康观念、一般健康保健知识和健康行为的指导，如社区公共卫生与环境保护、生活卫生知识教育、心理精神卫生知识教育、安全教育、常见疾病防治知识、计划生育和优生优育、家庭常用药品和健康保健物品使用和管理。根据对象所处的地区和环境不同，可有侧重点。

(1)健康观念：健康观念包括健康意识和卫生公德、卫生法律、法规教育。

(2)一般健康保健知识：一般健康保健知识包括生活卫生知识教育、心理精神卫生知识教育、安全教育、常见疾病防治知识、计划生育和优生优育、家庭常用药品和健康保健物品使用和管理。

(3)健康行为：健康行为包括个体行为和群体行为。个体行为包括饭前便后洗手、每天早晚刷牙、不乱扔乱倒垃圾、不随地吐痰、不吸烟、不酗酒、每天进行锻炼、按时让孩子参加计划免疫等。群体行为包括室内整洁、室内无异味、空气新鲜，办公室内有禁止吸烟标志或劝阻吸烟的宣传品等。

(二)特殊健康教育

特殊健康教育对象为特殊个体或群体，内容包含针对不同特殊群体的预防保健知识，如妇女健康知识、儿童健康知识、中老年预防保健知识、职业病预防知识。

(三)患者健康教育

患者健康教育对象为社区的患者，内容包含某疾病的预防、治疗、护理、康复知识，如糖尿病的自护训练、产前教育等。

(四)卫生管理法规教育

卫生管理法规教育对象为个体、家庭及社区人群，内容包含卫生法规、政策，促使人们建立良好的卫生及健康习惯，提高人们的健康责任心及自觉性，自觉地遵守卫生法规，维护社会健康。

知识拓展

我国九亿农民健康教育规划

《中共中央 国务院关于卫生改革与发展的决定》(中发〔1997〕3号)、原国务院体改办等五部门《关于农村卫生改革与发展的指导意见》(国办发〔2001〕39号)和《中国农村初级卫生保健发展纲要(2001—2010)》，深入开展"九亿农民健康教育行动"(以下简称"行动")指出，应进一步推动卫生下乡工作，在广大农村居民中，大力普及基本卫生知识，倡导科学、文明、健康的生活方式，提高农民的健康水平和生活质量。2000年全国六省农村健康教育现状调查显示：在农村15岁以上人群中，对饮水卫生、环境卫生、疾病预防等八项基本卫生知识的知晓率仅为36%。

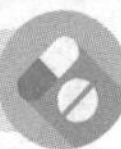

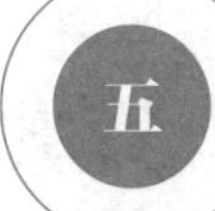

五 社区健康教育的形式

（1）语言教育形式：语言教育形式是健康教育中最简便、最有效的常用方法之一，分为个别教育和群体教育两种。个别教育主要包括个别会谈、健康咨询等；群体教育主要包括专题讲座、小组讨论等。

（2）文字教育形式：文字教育形式包括标语、传单、小册子、报纸、课本、板报等。

（3）形象教育形式：形象教育形式包括电影、电视、展览、文艺晚会等。

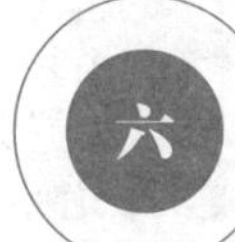

六 社区健康教育的程序

健康教育的理论基础是护理程序，其过程可分为健康教育评估、确定健康教育诊断、制订健康教育计划、实施健康教育阶段和评价健康教育过程与效果五个阶段。

（一）健康教育评估

通过各种方法收集有关健康教育对象和环境的信息，评估健康教育对象的学习需要和影响学习的因素，为健康教育诊断提供依据，主要从教育对象、教育环境、医疗卫生服务资源和教育者本身进行。

（1）教育对象：明确健康教育对象的学习需要和影响学习的因素。

社区护士重点应收集的资料包括：①一般资料：年龄、性别、健康状况等。②文化背景与学习能力：了解学员的文化水平、健康信念、不同文化背景下的信仰和习俗，对健康的认识情况。③支持系统：家人是否支持，家庭经济条件。④学习准备程度：学员在体力、智力和心理等方面对学习的适应能力。在评估阶段需确定学员及其家属对学习是否有充分的准备，包括生理方面、智力方面、心理方面。

（2）教育环境：考虑学习场所的温度、湿度、光线、噪声、通风等是否有利于学习。

（3）医疗卫生资源：享受基本医疗卫生服务的状况、医疗机构的数量与位置。

（4）教育者本身：教育者的教育水平、教学经验等。

（二）确定健康教育诊断

（1）确定健康教育诊断：在了解学员的学习需要和影响其学习的因素基础上，对其学习需要做出诊断。

（2）确定健康教育优先项目。

（三）制订健康教育计划

社区护士与学员共同制订科学的健康教育计划。完整的教学计划应包括学习诊断、学习目标、教学内容、教学方法和根据教学优先顺序安排的教学活动时间表。

（1）确立学习目标：健康教育者应根据每个人或社区群体的不同情况、学习愿望、学习条件及专业需要制订出一系列具体目标。

（2）确定教学内容：教学内容是以学习目标为基础，根据学员的年龄、文化背景、学习能力，考虑教学时间和社区的教学条件等情况来确定和排列教学内容的优先顺序。

（3）选择教学方法：健康教育的形式多种多样，可采用集体教学法，如讲座、小组讨论、病友座谈会（如抗癌协会、糖尿病俱乐部等）、利用公众传播媒介（电视、广播、宣传手册）等，亦可用个别指导、咨询的方法。

（四）实施健康教育阶段

社区护士在实施健康教育计划的过程中，要根据学员的不同特点和不同需要及时调整教学计划，减少干扰因素，以达到最佳的教学效果。具体应注意以下几个方面。

（1）选择最适宜的时间进行教学。

（2）因材施教，护士在教学过程中注意观察学员的反应，根据其理解程度确定进度的快慢，并及时调整。

（3）选择适当的教具，以增加教学的直观性和趣味性。

（4）通过重复、复述和总结等方式强化学习。

（5）努力消除外在因素对学习的影响。

（五）评价健康教育过程与效果

（1）过程评价：过程评价包括教育活动的执行率、覆盖率、有效指标指数、目标人群满意度。可通过现场观察、档案资料查阅等方法来完成。

（2）效果评价：效果评价贯穿于教学过程的始终，护士要随时对学员的学习需要、学习效果进行评价，以便及时修改教学计划和为学习者提供反馈信息，主要有近期效果评价和远期效果评价。可通过观察法、面谈与询问、问卷法、考核法等来完成。

第四节　社区健康促进

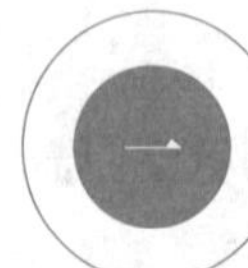

一　健康促进的概念

（1）健康促进（health promotion）是指运用行政或组织的手段，广泛协调社会各相关部门及社区、家庭和个人，使其履行各自对健康的责任，共同维护和促进健康的一种社会行为和社会战略。

（2）社区健康促进（community health promotion）是激励全社区居民积极参与和管理决定

生活和健康的问题，在营造健康的环境、健康的社会和健康的人群中不断提高社区居民的道德品质和文化素养。

（3）健康促进的基本特征有以下几方面。

①健康促进涉及整个人群的健康和生活的各个方面。

②在疾病的三级预防中，健康促进强调一级预防甚至更早阶段。

③健康促进在政策、法律、经济及组织上提供形成有益于健康行为、改变危害健康行为的环境支持，其对行为的影响较持久，并对行为有约束性。

④健康促进客观支持与主观参与融于一体，不仅包括健康教育的行为干预内容，也强调行为改变所需的支持，如组织支持、政策支持、经济支持等各项策略。

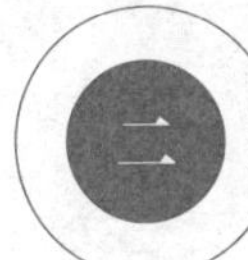

二　影响社区健康促进的主要因素

（1）政府职责明确，制订社区健康促进策略。WHO 明确指出，健康问题已超出了单一的卫生保健范畴，必须提到各个部门、各级领导的议事日程上，要其了解他们的决策对健康产生的后果负有责任。各级政府及有关部门应制定相关政策，并将其转化为具有普遍性、权威性、稳定性和强制性的法律，以保障各种健康促进方法的顺利实施。

（2）开发、利用社区资源，动员全社区广泛参与。创造支持性环境与健康密不可分，要发动全社区共同参与，开发各级政府及相关部门，协调社区各部门及社会组织支持和参与，形成支持性网络，建立并健全社区健康促进网络。

（3）围绕干预与支持开展健康促进。通过健康教育和环境支持干预个体和群体的健康相关行为、生活方式是健康促进的主要任务。其涉及的内容包括疾病的预防和治疗、自然环境和社会环境的改善。

（4）加强人才队伍建设。健康促进人员的专业水平与开展健康促进工作的质量密切相关，故需定期对其进行培训，以提高业务水平，保障健康促进的高效开展。

（5）加强对社区健康促进的监测、管理与评价，以避免健康促进工作的盲目性和减少社区资源的浪费。

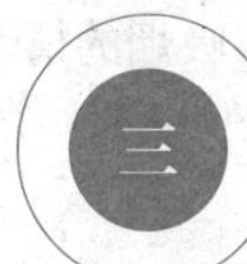

三　社区健康促进的评价

（一）评价指标

社区健康促进的评价主要是通过一些指标来完成的，由于社区健康促进涉及面广，评价的指标也复杂，除了评估项目规划的效果有特定的要求之外，归纳起来有以下主要指标。

（1）人口统计学指标，包括年龄构成、性别、文化、职业等。

（2）自然环境质量，包括污染指标、基础设施的质量、住房质量、供水和环境美化程度。

(3) 经济状况，包括收入水平、失业率。

(4) 社会环境质量，包括社会心理紧张水平、社会服务质量、文化水平和居民素质。

(5) 人身安全。

(6) 社区健康服务质量。

(7) 社区政府组织结构。

(8) 社区群众参与程度。

(9) 各部门间的协调与合作水平。

(10) 健康的公共政策和社会支持程度。

(11) 行为指标，如饮食习惯、居民锻炼情况、吸烟率、酗酒率及吸食违禁药品情况等。

(12) 传统的健康指标，如发病率、患病率、死亡率、致残率等。

(13) 人人享有卫生保健的程度。

(二) 评价方法

健康促进是以健康相关行为干预为核心的公共健康策略，因此，健康促进的效果当然要以人们的行为是否发生改变为评价的根据。评价人们的行为改变，一般来说可通过以下 3 种方法。

1. 目标人群自我报告法

使用问卷，由目标人群选择或填写符合自己行为情况的选项，也可采用面对面交谈的办法对目标人群的行为情况进行询问。这种办法的特点是简单实用，但调查对象可能受到调查者的态度、暗示、诱导，环境干扰和自身情绪等因素的影响，因而调查结果易出现信息偏倚。这种测量方法对调查员的调查技术有较高的要求。

2. 间接观察法

通过收集与人们的行为改变直接相关的行为结果从而测量人们行为变化的程度、频率等。如要测量目标人群过咸饮食、饮酒、油脂消费等行为的变化情况，可收集并记录其生活社区附近的超市食盐、酒和食用油及肉类的销售量情况；测量人们的主动测血压行为，可查看医疗卫生机构的门诊记录；测量人们的安全性行为，可收集并记录安全套的销售量。

3. 结果观察法

人们的大多数行为一旦实施就会产生直接的结果，如要观察人们的环境卫生行为，可对人们的居家和社区环境卫生状况进行观察，如户外锻炼的人数，在公共场所随地吐痰、吸烟的情况等。

实践——制订社区健康教育计划

【目的】

能够基本掌握社区健康教育的评估、诊断、计划的方法。

【内容】

1. 进行社区健康教育评估。
2. 提出社区健康教育诊断。
3. 制订社区健康教育计划。

【过程与方法】

1. 准备。课前将全班学生分组（7~8 人 / 组），要求着装规范。确定路线和交通工具。准备纸、笔、教材及其他参考资料。

2. 进入社区，选择开展社区健康教育活动的对象。

3. 对社区进行健康教育评估，包括学习需要、学习能力、学习资源、教育者的教育能力等。

4. 对社区进行健康教育诊断，确定需要进行的健康教育项目。

5. 制订一份社区健康教育计划，排列出健康教育项目的先后次序。确定健康教育的目标、内容、形式、时间、地点、资料的选择与编写、评价方式，以及健康教育的培训方案。

【注意事项】

1. 遵守社区卫生服务中心的规章制度及教学纪律。

2. 阅读社区健康档案需征得社区管理人员同意，避免损坏和遗失，阅读后及时归还。

3. 与教育对象交谈时态度要和蔼。

4. 记录详细、真实，书写规范。

思考与练习

一、名词解释

1. 健康

2. 健康教育

3. 健康促进

二、简答题

1. 简述社区健康普查的步骤。

2. 简述社区健康教育的原则。

3. 简述社区健康促进的要素。

4. 患者，女，65 岁，教师，已退休，有哮喘病史 30 多年，老伴离世后，家里只剩下她一个人，儿子和女儿都在外地工作，为了转移注意力，她从邻居家抱养了一只猫，阳台上也栽种了花花草草。请问：

（1）作为社区护士，你应该为患者做哪些工作？

（2）你会为该患者制订哪些健康教育计划？

（3）该患者的健康教育包括哪些内容？

第五章 社区突发公共卫生事件的管理与护理

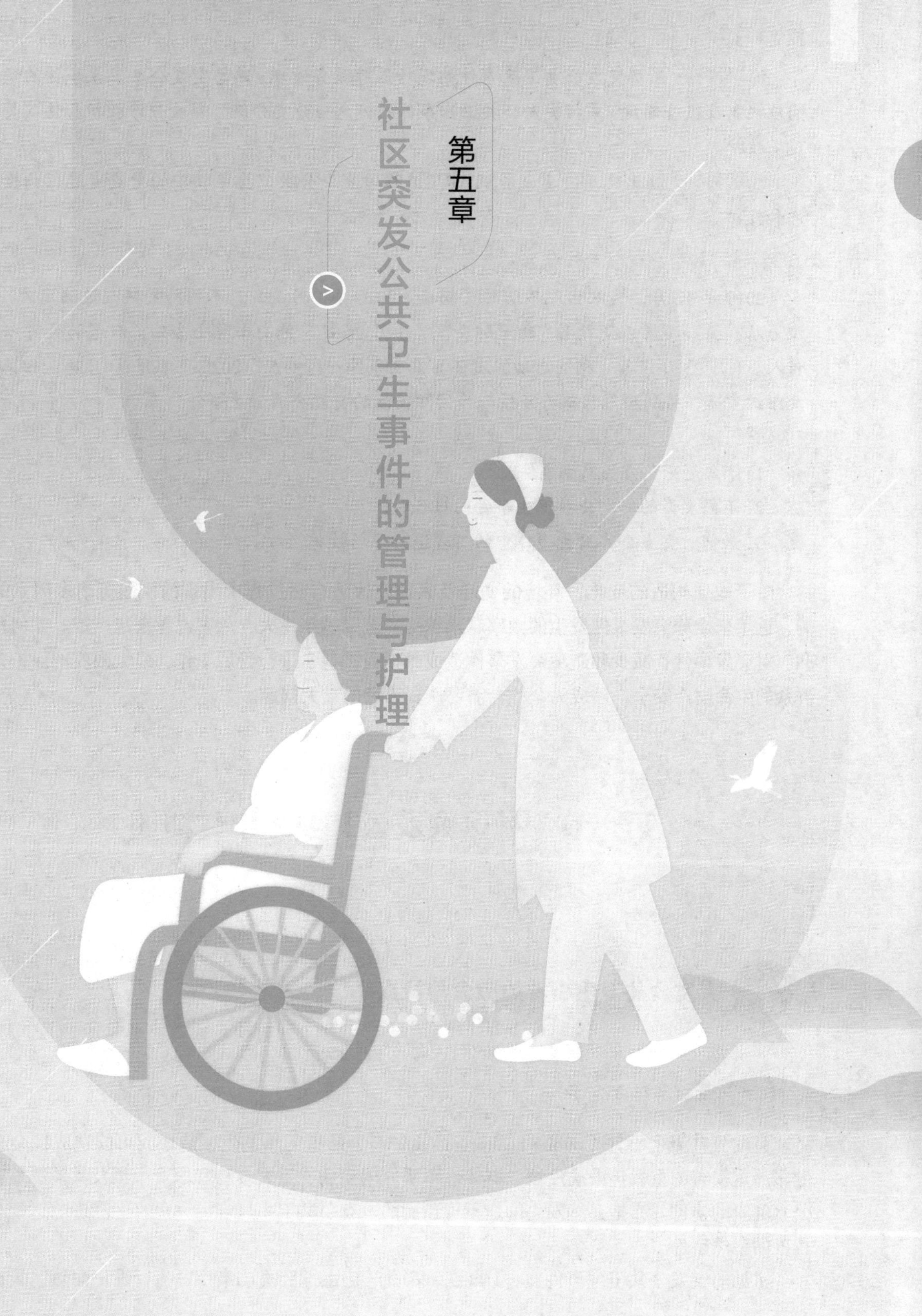

学习目标

知识目标：了解突发公共卫生事件的现场医疗服务管理；熟悉突发公共卫生事件的预警响应机制及报告制度；掌握突发公共卫生事件的概念与分类分级、预检分诊救护和伤病员的现场救护。

技能目标：能正确、快速应用START流程对突发公共卫生事件中的受灾者进行预检分诊和救护。

案例导入

2019年12月，武汉出现不明肺炎病症。2020年1月7日，不明肺炎病症被确定为：新型冠状病毒肺炎（以下简称“新冠肺炎”）。1月20日，钟南山院士告知，新冠肺炎可以人传人。1月23日，各地相继启动突发公共卫生事件一级响应。2020年1月30日晚，世界卫生组织宣布，将新型冠状病毒疫情列为国际关注的突发公共卫生事件。

问题：

1. 什么是突发公共卫生事件？
2. 不同类型的突发公共卫生事件的报告时限？
3. 如何对突发公共卫生事件中的患者进行现场救护？

由于地质构造的变化、环境的变迁及人类在改造自然过程中出现的问题等诸多因素的影响，近年来全球突发事件发生的频率越来越高，范围越来越大，危害也越来越严重。如何预防和应对突发事件，减少和避免突发事件造成的损失，科学进行善后工作，最大限度地保护人民群众的生命财产安全，已成为全社会需要认真思考的重大问题。

第一节　社区突发公共卫生事件概述

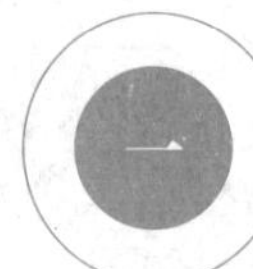

一　突发公共卫生事件的概念与特点

（一）概念

突发公共卫生事件（public health emergencies）是指突然发生，造成或可能造成社会公众健康严重损害的重大传染病疫情、群体性不明原因疾病、重大食物和职业中毒及其他严重影响公众健康的事件。亦指突然发生的、不可预测的、有公共卫生属性的、危害性和影响达到一定程度的突然事件。

常见的突发公共卫生事件有：①鼠疫、霍乱、病毒性肝炎、痢疾、流行性出血热、炭疽等

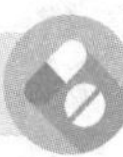

暴发、流行引发的重大疫情；②中毒人数多或引发大量危重患者的细菌性、化学性食品污染中毒及有毒动植物中毒；③自来水出厂水及管网水污染、供水系统污染、简易自来水污染等；④使用放射性核素及强辐射照射、反应堆运转故障或事故排放引起的放射性污染；⑤因窒息性气体、刺激性气体、麻醉性毒物、神经性毒物等引起的群体性急性化学物质中毒等；⑥因地震、水灾、风灾、火灾、泥石流、山体滑坡、各类交通事故、非人为因素爆炸、建筑物倒塌、煤井坑道坍塌及生产事故，以及恐怖事件、其他原因引发的爆炸、投毒、纵火等危及群体生命健康安全的事件。

各类突发公共卫生事件按照其性质、严重程度、可控性和影响范围等因素，一般分为4级：Ⅰ级（特别重大）、Ⅱ级（重大）、Ⅲ级（较大）和Ⅳ级（一般）。

Ⅰ级：涉及范围广、人数多，出现大量患者或多例死亡，影响重大，危害严重。

Ⅱ级：在较大范围发生，出现疫情扩散，尚未达到Ⅰ级突发公共卫生事件标准的。

Ⅲ级：在局部地区发生，尚未引起大范围扩散或传播的。

Ⅳ级：尚未达到Ⅲ级标准的。

（二）特点

突发公共卫生事件作为突发公共事件的一种，同样具备以下几个特点。

（1）突发性。事件发生的时间、地点、造成的危害难以预料，一般来讲都超乎人们的心理承受能力。

（2）危险性。突发事件给人民的生命财产带来严重危害，往往危及的受害主体也是群体性的。

（3）紧迫性。突发事件往往发展迅速，需要采取非常规措施，立即做出决定才有可能避免局势恶化。

（4）不确定性。突发事件的影响和发展一般根据经验难以判断，处理不当很可能导致事态恶化。

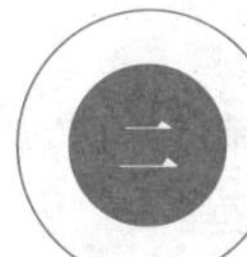

二 突发公共事件的分类

2006年1月，国务院颁布的《国家突发公共事件总体应急预案》规定，根据突发公共事件的发生过程、性质和机制，把突发公共事件主要分为以下4类。

（1）自然灾害：自然灾害主要包括水旱灾害、气象灾害、地震灾害、地质灾害、海洋灾害、生物灾害和森林草原火灾等。

（2）事故灾难：事故灾难主要包括工矿商贸等企业的各类安全事故、交通运输事故、公共设施和设备事故、环境污染和生态破坏事件等。

（3）公共卫生事件：公共卫生事件主要包括传染病疫情、群体性不明原因疾病、食品安全和职业危害动物疫情及其他严重影响公众健康和生命安全的事件。

（4）社会安全事件：社会安全事件主要包括恐怖袭击事件、经济安全事件和涉外突发事件等。

本章重点对突发公共卫生事件进行阐述。

第二节　社区突发公共卫生事件的预警处置机制

一　预警响应机制

预警是在缺乏确定的因果关系和缺乏充分的剂量一反应关系证据的情况下，促进调整预防行为或在环境威胁发生之前立即采取措施的一种方法。

突发事件预警是应对危机管理的预防措施，建立高效可行的预警管理机制，能够避免突发事件发生。突发公共卫生事件的早期预警是为了及时采取相应的应急反应。为将突发事件的危害降低到最小，需要在平时就做好应急准备，制订各类突发公共卫生事件的应急预案，并做好相应的后勤保障工作。

（一）预警的基本方式

（1）直接预警：直接预警指对发生烈性传染病或易传播疾病、原因不明性疾病、重大食物中毒等直接进行预警报告。

（2）定性预警：定性预警指采用综合预测法、控制图法、Bayes概率法、逐步判别分析等多种统计方法，借助计算机完成对疾病的发展趋势和强度的定性估计，明确是上升还是下降，是流行还是散发。

（3）定量预警：定量预警指采用直线预测模型和指数曲线预测模型、多元逐步回归分析建立预报方程、简易时间序列、季节周期回归模型的预测方法等对疾病进行定量预警。

（4）长期预警：长期预警采用专家咨询法对疾病的长期流行趋势进行预警。

（二）预警响应分级

根据预测分析结果，Ⅰ级、Ⅱ级、Ⅲ级和Ⅳ级突发公共卫生事件预警依次用红色、橙色、黄色和蓝色表示。

（1）Ⅰ级疫情（红色预警）。证实突发事件具备人传人的能力，出现暴发流行。响应措施：在省级疾病预防控制中心的指挥下，开展现场处置。

（2）Ⅱ级疫情（橙色预警）。一定范围内发生3例以上确诊病例，或发生1例或1例以上确诊病例死亡。响应措施：省级疾病预防控制中心给予现场技术指导，疫情发生地负责现场处置。

（3）Ⅲ级疫情（黄色预警）。一定范围内发生1例确诊病例。响应措施：县级疾病预防控制中心现场技术指导，疫情发生地负责现场处置。

（4）Ⅳ级疫情（蓝色预警）。一定范围内发生某种疾病疫情。响应措施：由疫情发生地的疾病预防控制中心负责接触者的医学观察和现场处置。

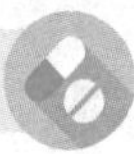

（三）预警信息发布

根据各类突发公共事件应急预案，按照突发公共事件可能发生、发展趋势和危害程度，发布预警信息。预警信息的主要内容包括突发公共事件的名称、类别、预警级别、起始时间、可能影响范围、警示事项、应对措施和发布机关等。

在突发事件处置过程中，应建立一个及时、透明可信的信息系统，充分利用电视、报刊等媒体工具，在第一时间发表最新信息和事实，保证准确及时、公开的信息发布，确保信息的可信度和权威性。2002 年SARS事件以来，我国在突发公共事件预警机制的建设方面取得一定的成效，对各类突发公共事件建立了预警预案，健全了信息相互通报的机制，增加了疫情信息的透明度。

知识拓展

中国传染病自动预警信息系统（简称“预警系统”）是“中国疾病预防控制信息系统”平台中的一个全新的子系统，该系统通过特定的算法确定预警阈值，当现时的病例数高于该阈值时，可自动发出预警信号，以便疫情监测，相应人员及时分析、核实、调查与防控。预警工作流程包括预警信号发送、查看、分析、核实、初步判断和现场调查等内容。由各级卫生行政部门统一协调管理，各级疾控机构按照分级管理原则负责预警工作。国家、省、市、县级疾控机构要指定专门科室（部门），配备专、兼职人员和专用设备（手机及上网设备）开展传染病预警工作。

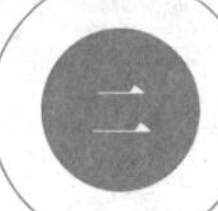

二 突发公共卫生事件报告制度

建立突发公共卫生事件信息监测报告制度，执行首诊负责制，负责事件监测信息报告工作。

（一）报告主体

各级各类医疗机构、疾病预防控制机构、采供血机构均为责任报告单位，其执行职务的人员和乡村医生、个体开业医生均为责任疫情报告人，必须按照传染病防治法的规定进行疫情报告，履行法律规定的义务。

（二）报告时限

（1）责任报告单位和责任疫情报告人发现甲类传染病和乙类传染病中的肺炭疽、传染性非典型肺炎、脊髓灰质炎、人感染高致病性禽流感患者或疑似患者，或发现其他传染病和不明原因疾病暴发时，应于 2 小时内将传染病报告卡通过网络报告；未实行网络直报的责任报告单位应于 2 小时内以最快的通信方式（电话、传真）向当地县级疾病预防控制机构报告，并于 2 小时内寄送出传染病报告卡。

（2）对其他乙类、丙类传染病患者、疑似患者和规定报告的传染病病原携带者在诊断后，实行网络直报的责任报告单位应于 24 小时内进行网络报告；未实行网络直报的责任报告单位应于 24 小时内寄送出传染病报告卡。

（3）县级疾病预防控制机构收到无网络直报条件责任报告单位报送的传染病报告卡后，应于2小时内通过网络进行直报。

（4）获得突发公共卫生事件相关信息的责任报告单位和责任报告人，应当在2小时内以电话或传真等方式向属地卫生健康行政部门指定的专业机构报告，具备网络直报条件的同时要进行网络直报，直报的信息由指定的专业机构审核后进入国家数据库。不具备网络直报条件的责任报告单位和责任报告人，应采用最快的通信方式将“突发公共卫生事件相关信息报告卡”报送属地卫生健康行政部门指定的专业机构，接到“突发公共卫生事件相关信息报告卡”的专业机构，应对信息进行审核，确定真实性，2小时内进行网络直报，同时以电话或传真等方式报告同级卫生健康行政部门。

（5）接到突发公共卫生事件相关信息报告的卫生行政部门应当尽快组织有关专家进行现场调查，如确认为实际发生突发公共卫生事件，应根据不同的级别及时组织采取相应的措施，并在2小时内向本级人民政府报告，同时向上一级人民政府卫生健康行政部门报告。如尚未达到突发公共卫生事件标准的，由专业防治机构密切跟踪事态发展，随时报告事态变化情况。

（三）报告内容

报告内容包括事件名称、初步判定的事件类别和性质、发生地点、发生时间、发病人数、死亡人数、主要的临床症状、可能原因、已采取的措施、报告单位、报告人员及通信方式等，还需填写“突发公共卫生事件相关信息报告卡”。

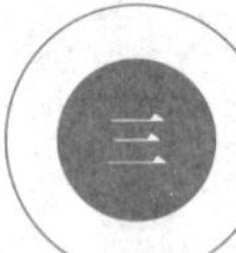

三 社区突发公共卫生事件的预防

除了预警和建设保障机制之外，日常预防和演练也是相当重要的环节，通过熟悉和实践突发事件的应对流程，在事件来临时，能快速反应和正确应对。

（一）评估社区环境

社区护士应熟悉周边环境，在相关部门的配合下，了解社区在交通、卫生健康、饮食、安全等方面存在的隐患，及时采取措施，杜绝这些危险因素，预防各种突发事件的发生；熟悉可利用的救援机构、救援路径，在事件发生时能及时联系，帮助居民疏散。

（二）健康教育和家庭访视

对居民进行《突发公共卫生事件应急条例》等相关法律法规知识的宣传；根据事件发生的季节、地点，开展针对性的健康教育和自救、互救、避险、逃生等个人防护技能的培训；提高居民的自我防范意识和保护技能，消除恐慌心理，减少损失。

（三）日常演练

社区应针对常见突发公共卫生事件的应急预案进行操练，如建立应急小组、物资准备、人员配备等，并开展现场救护、卫生处置、疫情防范等，提高社区应对突发事件的意识和管理速度，提高医护人员的预防和急救技能。

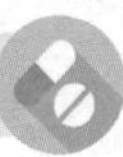

第三节 社区突发公共卫生事件的救护与护理

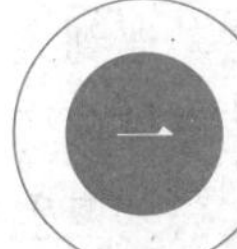

一 社区突发公共卫生事件的救护

社区突发公共卫生事件的应对是指事件发生后所进行的紧急救援过程。社区护士能够实施迅速有序的现场救援护理工作，安全有效地进行途中转运监护，才能使伤员稳定病情、减少伤残及并发症的发生，才能及时有效地挽救伤员的生命、最大限度地降低受灾程度。

（一）现场医疗护理服务管理

在公共卫生事件发生现场，医疗护理服务管理的目标是减少损伤、有效应对和尽快恢复。现场的主要救护任务包括预检分诊、治疗、转运、中间聚集机构伤员的管理等。

1. 现场预检分诊

预检分诊的目的是检伤或挑选。现场预检分诊是对伤员进行检伤分类的过程，包含确认伤员病情、分类、急救措施和转运等过程。公共卫生事件现场救护中的预检分诊需要评估受害人数及评估是否超过医院的容纳能力，公共卫生事件的性质、受灾程度和复苏的可能性等，通过评估伤员身体状况的紧急程度与严重程度，从而确定转运伤员的优先顺序。

承担预检分诊工作的人员，应佩戴执行预检分诊的特殊标记（穿马甲、戴臂套等），实施预检分诊的同时，根据病情提供急救服务并把伤员转运到治疗中心，确认是否所有受害者都已佩戴预检分诊分类标记，并向指挥中心报告完成任务情况。

2. 现场治疗工作

担任现场治疗任务的人员，应佩戴相关标志，并建立现场临时治疗场所，承担治疗任务。治疗场所要选择一个能容纳受灾者，较宽松且容易将伤员从灾害危险地方转移到安全地方的场所，并由专人管理，避免出入口混乱。根据预检分诊原则，将治疗区域分为非常紧急、紧急、不紧急三类治疗区域。做好记录并转交给负责转运伤员的有关人员。

3. 转运工作

负责转运伤员的人员应佩戴相应的标记，转运准备完毕后向负责治疗的部门报告车牌号、转运伤员数、伤员的病情和严重程度及其他损伤种类（外伤、烧伤、心脏问题等）等必要情报。由负责治疗的人员直接向相关医院通知伤员转运情况，转运负责人员负责转运伤员到相关医院。

4. 中间聚集区域的工作

负责人员应佩戴相应的标记，选定有利于聚集的场所，备好车辆，并把伤员安全转移到转运车辆上。

（二）预检分诊救护

1. 预检分诊救护的意义

预检分诊救护是指根据威胁生命的程度、损伤的严重性、伤员存活的可能性和资源量，迅速对伤员的伤情进行分类，同时给伤员带上伤情识别卡，提供最基本的治疗护理方法。遇到大型公共卫生事件或成批伤员时，经过检伤后，实施伤员分流。除一些必须在公共卫生事件现场进行急救的伤员外，其余的伤员应尽快送往专科或合适的综合医院进行抢救治疗。在公共卫生事件现场常用不同颜色的伤情识别卡来区分伤员病情的轻重程度，同时将伤情识别卡挂在伤员的胸前或缚在手腕上。伤情识别卡各种颜色的含义如下。

（1）红色：立即治疗，标志着须优先处理、应在 1 小时内接受治疗护理者，要立即把这些伤员送到综合医院进行抢救和治疗。这类伤员通常有严重并危及生命的损伤，且经过治疗有很大的机会可以存活。如重度损伤、收缩压小于 60 mmHg、意识丧失、呼吸困难、中度或深度昏迷状态、张力性气胸、上呼吸道阻塞、大量出血、随时有生命危险或有其他严重外伤体征者。

（2）黄色：延后治疗，标志着应在 4~6 小时内接受治疗的伤员，可送到附近的医院进行救治。这类伤员一般有明显的损伤，略微延迟后送治也不会危及生命或造成严重的后遗症。如中度损伤、有轻度意识障碍、没有致命的损伤但需要治疗者。

（3）绿色：轻伤，标志着不需要优先转运，可以在现场治疗者。这类伤员一般为轻度损伤，可自行行走。处理上的延迟，对其生命不会有影响，也不会留下后遗症。如扭伤、出血及已经控制的裂伤等。

（4）黑色：期待治疗，标志着初步判断死亡，或损伤程度非常严重、没有存活希望的伤员。

2. 伤情识别卡的内容

伤情识别卡上的内容主要包括以下内容。

（1）一般情况：姓名、性别、年龄、工作单位和联络方式。

（2）生命体征：体温、脉搏、呼吸、血压和血型。

（3）身体评估：神志、双侧瞳孔大小和对光反射、主要阳性体征。

（4）初步诊断。

（5）处置措施。

（6）处置时间。

（7）下一步治疗意见。

使用伤情识别卡分类伤员，可以避免不必要的重复检查，减轻伤员痛苦，为后续治疗的医务人员提供伤员情况，使现场救援处置及时、准确、有序，分清轻重缓急，缩短抢救时间，为伤员提供最好的服务。

3. 预检分诊的判断依据

一般采用START预检分诊法，即简单（simple）的分类（triage）和（and）迅速（rapidly）的治疗护理（treatment）的方法。主要观察的 3 个指标是RPM，即呼吸（R）、灌注血量（P）和精神状态（M）。在灾害现场遇到伤员时，迅速进行RPM检测，带上标记运送到治疗区域，对每位伤员的评估一般不超过 60 秒。具体流程如图 5-1 所示。

（1）判断伤员能否行走：若可以行走，直接给予黄色或绿色标识；若不能行走，应迅速监测呼吸。

（2）监测呼吸：①判定伤员无呼吸时，应迅速在2~3秒内畅通其呼吸道，再判断其有无呼吸，仍无呼吸者给予黑色标识；虽然呼吸恢复，但病情较重，需要紧急救护者给予红色标识。②虽然判定为有呼吸，但呼吸频率大于30次/分（儿童大于45次/分或小于15次/分）的伤员，给予红色标识。③呼吸频率小于30次/分，继续监测灌注血量。

（3）监测灌注血量：①桡动脉搏动消失或小于30次/分，或毛细血管充盈时间超过2秒者，要迅速止血，给予红色标识；②毛细血管充盈时间小于2秒者，进一步检查精神状态。

（4）检查精神状态：①无意识者给予红色标识；②有意识者给予黄色或绿色标识。

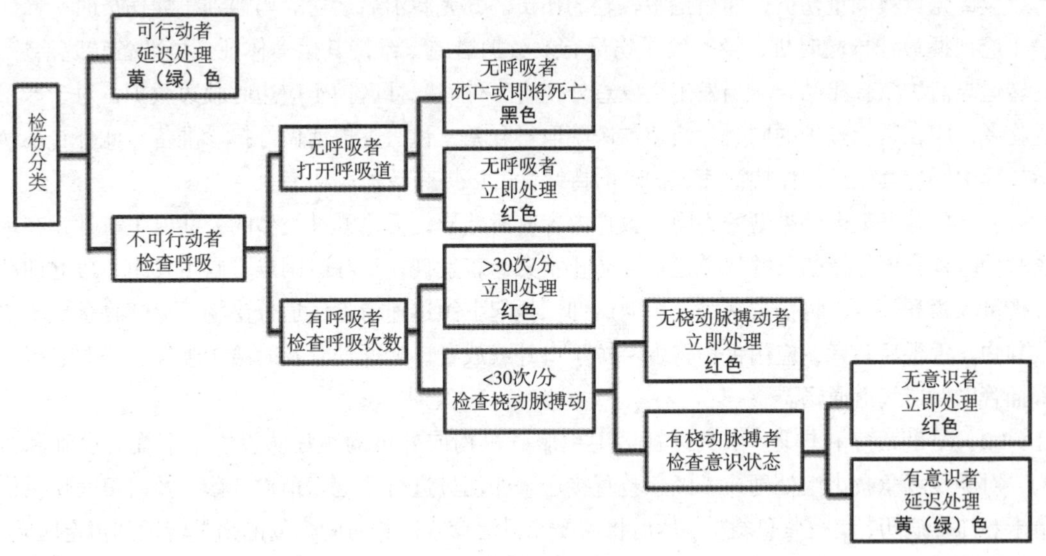

图5-1　START流程

（三）伤病员的现场救护

1. 固定伤情识别卡

伤情识别卡最好固定在未受伤的肢体上，如果病情有变化，分类级别发生变化，请在原有的识别卡上固定新的识别卡。固定识别卡的过程中如果怀疑有颈椎损伤，必须先固定颈部后搬运，如怀疑有传染病首先要进行隔离。

2. 分类救护

救护与转运相结合的分级救治过程是灾害救护的基本组织形式。分类救护分为现场急救、早期治疗和护理、专科治疗和护理3种形式。力求伤员经现场抢救、早期应急处理、医院的专科治疗和护理3个层次的救护，得以救护成功。

（1）现场急救：为了及时抢救生命，防止病情恶化，预防后期感染或其他并发症，灾害发生后，应在最短时间内进行现场救护。在最初的1小时内，伤病者若能得到及时、有效的救治，将明显提高伤病者生存率，降低并发症发生率。因此，创伤和急重症发生后1小时又被称为“黄金 1 小时”。在紧急情况下，从紧急事件发生到最初的 10 分钟左右是急救或处置的关键时间，在此段时间内进行急救处理可大大缩短抢救时间和（或）提高抢救成功率，这一段时间叫“急救白金 10 分钟”。

现场急救的基本原则是：①先排险后施救。当伤员处于地震等坍塌现场时，应先排除环境中存在的安全隐患或将患者转移到安全地带，再进行救护。同时，医护人员应做好必要的职业防护。②先复苏后固定。当遇有心搏、呼吸骤停伴骨折（肋骨骨折除外）的伤员，应首先采取人工呼吸和胸外心脏按压等心肺复苏技术，恢复心跳、呼吸后，再进行骨折部位的固定。③先止血后包扎。当遇有大创伤口并伴有大出血的伤员，应首先采用指压、止血带或药物等方法止血，再消毒创伤口进行包扎。④先重伤后轻伤。在救护的伤员中，若有病情垂危者和病情较轻者，应优先抢救危重伤员，而后抢救较轻的伤员。⑤先救治后运送。当遇到急症伤员时，社区护士应把握最佳抢救时机，及时给予伤员有效救护措施，维持其生命体征，再准备转院治疗。⑥转运与监护急救相结合。当发生突发意外伤害事件时，社区护士应边呼救边救护，对于严重受伤者，应在紧急救护的同时，快速与医院取得联系，让医院提前做好接诊准备。此外，在转运过程中要持续监护，保持治疗、护理的持续性，以提高救护成功率。

由于公共卫生事件类型的不同，救护内容有所差异，无论哪种类型的公共卫生事件，在现场救护时首先要保持伤员的气道通畅，防止窒息。若发现伤员呼吸困难、唇甲发绀，应立即解开伤员衣领和腰带，将伤员平卧，头向后仰，托起下颌迅速清除气道分泌物、呕吐物、血凝块或异物。舌根后坠者，应用舌钳将舌牵拉于口外或放置口咽通气管及时给予吸氧，必要时行气管插管以保持气道通畅。

（2）早期治疗和护理：由灾区社区卫生服务机构或外援的医疗队设立一个临时设施和机构，对经现场急救小组处理或未经急救直接送来的伤员进行登记、预检分诊。及时填写伤员伤情卡和简要病历，实行紧急救护，然后将需要专科治疗或需长时间恢复的伤员转运到指定医院。

社区护士的救护活动场所主要在现场救治和早期治疗中，而救治和早期治疗的形式和内容有交叉部分，有时现场救治和早期治疗可同时进行。

（3）专科治疗和护理：将伤员转运到指定医院，使伤员及时接受治疗和护理，直至痊愈出院。

3. 心理问题与预检分诊

据统计，在公共卫生事件发生时，只有 12%~25% 的人能够头脑清醒，采取果断行动，75% 左右的人会出现不同的精神心理障碍。因此，有必要在公共卫生事件现场对受灾人员或救助人员进行精神损伤预检分诊。预检分诊的类型有以下几种。

（1）正常反应：表现为不安、寒战、恶心、呕吐，可执行简单命令。

（2）外伤性忧郁：表现为发呆，可参与简单的救助活动。

（3）惊吓：表现为丧失判断力，对人群可有恐惧感，因此最好进行隔离护理。

（4）过度反应：表现为讲恐吓性故事，以致出现到处乱串等反应，需要尽快与现场隔离。

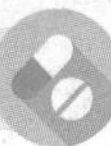

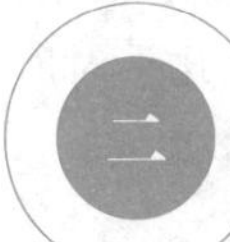

二 社区突发公共卫生事件心理危机与护理干预

不管哪一种类型的公共卫生事件都会给当事人的精神造成一定程度的刺激。如果一个人没有灾害意识或灾害意识较弱、心理素质较差、应急能力低下，又得不到及时救援，就有可能消极等待或产生各种心理障碍，甚至丧失生活的勇气和信心，难以自救或互救。因此，理解受灾者及救助人员的心理变化，根据不同的需求，提供心理支持是很有必要的。

（一）公共卫生事件引起的心理变化

遇到公共卫生事件时，常见的心理反应有恐惧、无助、绝望、焦虑、抑郁、紧张、愤怒或罪恶感。儿童也可能出现退行性行为或言语减少等反常的表现。从公共卫生事件发生至修复期，受灾者在心理上大致会经历休克期、反应期和修复期 3 个阶段。

1. 休克期

发生在公共卫生事件 48 小时内。常见的表现为否认、恐慌、回避、害怕、自制力丧失、怀疑等。

2. 反应期

发生在公共卫生事件 48 小时至 2 周内。表现为失意、软弱、烦扰、抑郁，因未能预防灾害而感到负罪、自责、怀疑、绝望、易怒、失眠，甚至实施家庭暴力等。

3. 修复期

发生在公共卫生事件 2 周至 6 个月内。表现为个人的自制力恢复，家庭功能恢复并开始新的生活，社区也得到安定，恢复以往的功能。

心理支持要根据不同阶段的心理变化，提供相应的心理支持。

（二）公共卫生事件相关应激障碍

公共卫生事件发生后受灾者所出现的心理变化与他们的收入、学历等有着密切的关系，并与个人所具有的避难训练经验、灾害经历、健康状态，所处地区的受灾程度和社会支持程度等有关。在遭遇灾害初期，一般把人们若干分钟或若干小时内所经历的精神心理冲击，称为急性应激反应（又称急性应激障碍）。常表现为睡眠障碍、焦虑、无能为力、腹痛等，若能得到相应的处理，就可得到有效的缓解。如果灾害恢复期延长，则可能发展为创伤后的应激障碍。

1. 危机状况压力

危机状况压力指正常人经历非正常状况后所产生的各种情绪变化。可见于受灾者及其家属、邻近居民、救援人员及志愿者等。常表现为感到疲劳、胸痛、食欲不振和睡眠障碍，并出现混乱、否定、抑郁、绝望等情绪反应。

2. 创伤后的应激障碍

公共卫生事件可造成社区居民的巨大心灵创伤，许多人会出现心理创伤后的应激障碍

（post traumatic stress disorder，PTSD）等心理疾病。如果能给予及时、妥善的心理健康服务，将大大减少灾害对人们心理的影响。所谓PTSD，是指当个人经历超出正常范围的，几乎对所有人都会带来明显痛苦的，严重威胁自己生命或躯体完整性的事件后所发生的精神障碍。主要症状如下。

（1）反复重现创伤性的体验：伤员不自觉地反复回忆当时的痛苦体验，或反复发生幻觉、错觉，幻想形成的创伤事件重演的生动体验，常以噩梦的形式出现。如在地震后幸存的人，对经过住宅门前的大型运货卡车所造成的震动也会产生恐惧感。

（2）回避与创伤事件有关的活动：表现为麻木、缺乏情感，与旁人疏远，与亲人的感情变得淡漠，认为亲人不能理解自己的感受，对未来失去憧憬或觉得活着没有意思等一系列的退缩症状。

（3）持续性的警觉性增高：常伴有神经兴奋，对细小的事情过分敏感，注意力集中困难，伴有失眠或易惊醒等过度惊吓反应，也可伴有焦虑、抑郁或自杀倾向，严重时可引起人格改变。

不仅仅是事故、灾难的直接受害者，从事救护工作的救援队成员、志愿者，甚至指导救援工作的专家也都有可能发生PTSD。PTSD一般在事件、事故、灾害等外伤体验后1~6个月内发病，也可在6个月后发病。因此，在配备救援队成员时，要选用有经验的年长者，或者将年轻人与年长者交叉安排，增加对救援队成员心理承受能力的强化训练，并组织有经验的专家召开定期的心理座谈会与讨论会。

知识拓展

心理救援最常用的十句话（心理急救）

1. 你是最坚强、最棒的。
2. 困难是暂时的。
3. 你现在非常安全。
4. 你的病痛肯定会得到解决。
5. 你的感受很正常，许多人都会这样。
6. 一切都会慢慢地好起来。
7. 政府正在积极地解决这些问题。
8. 想哭就哭，哭出来会好受些。
9. 灾难难以抗拒，我们要学会接受。
10. 对于你的经历我们也很难过。

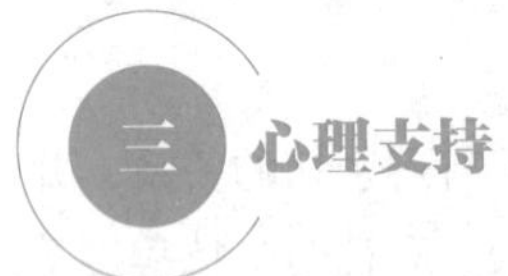

三 心理支持

（一）受灾人员的心理支持

受灾后各个阶段需要提供的心理护理内容有所不同。

（1）48小时内：以个人支持为宜。帮助他们安全离开现场，让他们说出自身感受，宣泄抑郁情绪，帮助他们面对现实，保持清醒。指导他们深呼吸，必要时给予镇静药，使他们能够安静下来。

（2）48小时~2周：给予群体支持。由年龄、经历相仿的人员组成一个小组，每组10~12人，分享各自的经历和体验，表达个人的感受和压力，从而得到安慰，情绪得到宣泄。

（二）救援人员的心理支持

（1）相互交流，减轻压力反应：解除群体压力的方法是创造一个可相互交流的场所，让经

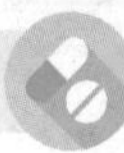

历相同的人们（10~12 人）在回家前或上岗前聚集在一起交流，通过交流，使每一个人了解自身的问题，减轻压力。这样不仅可以减轻工作人员自身的压力，也避免把不良情绪带到家庭中。

（2）缓解压力：在救灾过程中，每间隔一小时休息 5 分钟或与其他救灾人员替换等方法都可以减轻紧张和疲劳。

（3）巩固自身支持系统：经常与家人和朋友保持联系，以获得心理支持。

（4）自我调节：①允许自己有一些负面情绪，并会表达和宣泄出来；②找到自己放松和娱乐的方法；③避免不必要的伤害，如休息时尽量不要与受灾者一起去灾害现场。

思考与练习

一、名词解释

1. 突发公共卫生事件

2. 预警

二、填空题

1. 预警响应分级主要有____________、____________和____________、____________。

2. 预检分诊的一般采用____________预检分诊法，即____________的分类和____________的治疗护理的方法。主要观察的 3 个指标是____________、____________和____________。

三、单项选择题

1. 在突发公共卫生事件（地震）现场对受灾者进行预检分诊要求的时间是（　　）。

A. 5 s　　B. 10 s　　C. 30 s　　D. 60 s

E. 90 s

2. 发现其他传染病和不明原因疾病暴发时，应于（　　）小时内将传染病报告卡通过网络报告。

A. 1　　B. 2　　C. 3　　D. 4

E. 5

3. 张力性气胸患者应给予的伤情标识为（　　）。

A. 红色　　B. 白色　　C. 黑色　　D. 黄色

E. 绿色

三、简答题

1. 简述公共卫生事件发生至修复期，受灾者在心理上的变化阶段。

2. 简述预检分诊的观察指标。

第六章 社区环境与健康

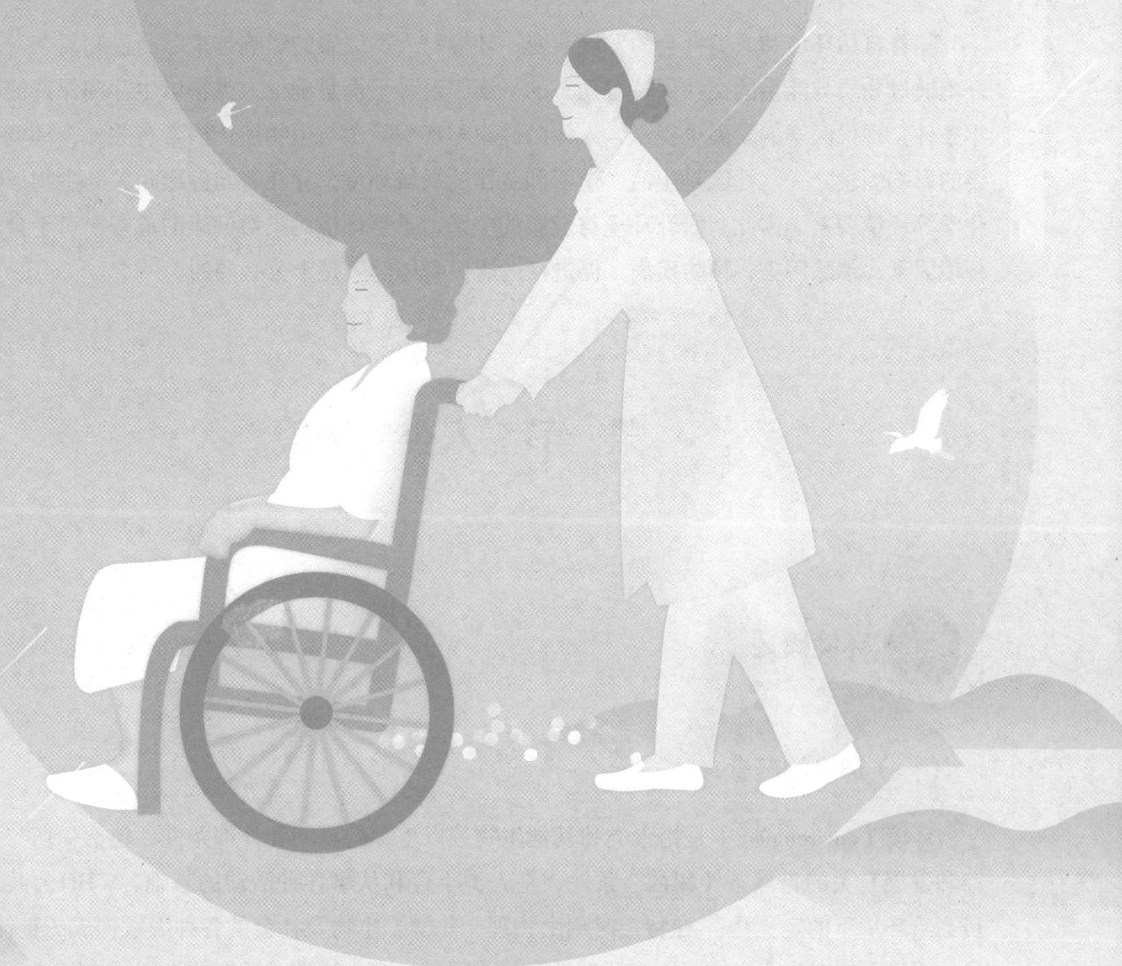

学习目标

知识目标：了解环境污染、大气污染、室内环境污染、水体污染的来源；熟悉大气污染、室内环境污染、水体污染、职业病的预防措施；掌握环境污染、职业病的概念和特点，环境污染对健康的危害，社区健康档案的种类和内容。

技能目标：能指导社区针对环境污染、室内环境污染、水体污染及职业有关疾病采取防治措施。

案例导入

近年来，“癌症村”“怪病村”现象在中国各地频频出现，尤其高发于经济发展较快的地区。有关研究认为，目前已知80%的癌症发病原因与环境有关，尤其是与环境中的化学物质密切相关，环境污染对人类的生命构成巨大威胁。

问题：常见的环境污染来源有哪些？你所知道的环境污染实例有哪些？

随着自然环境和人类社会的发展演变，环境对人类健康的影响越来越凸显和复杂。人体与环境通过物质与能量的交换保持着动态的平衡，这种平衡是确保人类得以生存和保持健康的基本条件。现代医学的发展也提示，人体的健康与疾病除了与生物遗传因素有关外，环境也是重要的影响因素之一。社区是生活、学习和工作的局域环境，存在着与健康相关的生物、物理和化学等环境要素。因此，研究环境与健康的关系，了解环境污染对健康的危害，对于合理利用环境因素，消除污染，预防疾病，促进社区居民身体健康是十分必要的。

第一节　人类与环境

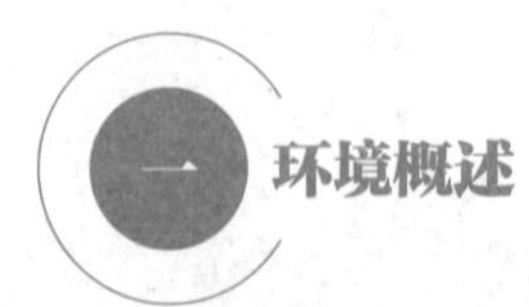

一、环境概述

（一）环境的概念

环境（environment）是指人类和其他生物赖以生存的空间和外部条件，包括一切与人类生存和发展有关的自然条件和社会条件，是人类生存和从事各种活动的基础。WHO公共卫生委员会给环境下的定义是：“在特定时刻由物理、化学、生物及社会的各种因素构成的整体状态，这些因素可能对生命机体或人类活动，直接或间接地产生近期或远期的作用。”

（二）环境的组成

所有有生命机体的环境有内环境与外环境之分，两者之间相互依存、相互影响。

1. 内环境

内环境是指人体细胞所处的环境，包括人的生理和心理两方面。

（1）生理方面：生理方面主要指人体内的各个系统，如循环系统、呼吸系统、消化系统、神经系统、内分泌系统等，各系统之间相互作用以维持身体的生理平衡，并与外环境进行物质、能量和信息交换，以适应外环境的变化。

（2）心理方面：心理方面是指一个人的心理状态，由于个体的先天遗传和后天成长环境的不同，而形成不同的个性心理。一方面，一个人患病均会对其心理活动产生负面影响情绪，如食欲不振、失眠、情绪不稳、恐惧或焦虑等，这些负面影响会进一步加重疾病，导致心理压力也加重。另一方面，一些心理因素也会导致或诱发疾病。此外，心理因素对患者所患疾病的进展、配合治疗的程度和疗效、疾病的预后及患者和家属的生活质量均会受到不同程度的影响。

2. 外环境

外环境是指人体所处的环境，由自然环境和社会环境组成，自然环境是社会环境形成的基础，而社会环境又是自然环境的发展。

（1）自然环境：自然环境（natural environment）是存在于人类周围的各种自然因素的总称，包括物理、化学和生物因素。如空气、水、土壤、阳光、岩石、生物、矿物质等。自然环境按成因又可分为原生环境和次生环境。

原生环境（primary environment）：原生环境是指天然形成的，基本上未受到人为因素影响的自然环境。原生环境中有对人体健康有益的因素，如清洁的空气、水、土壤，适宜的气候等，但原生环境也有一些危害人体健康的因素，如由于地壳表面化学元素分布的不均匀性，部分地区水、土壤中氟含量过高或碘含量过少，使当地居民摄入的这些元素相应地过多或过少，导致地方性氟中毒或碘缺乏病的发生。

次生环境（secondary environment）：次生环境是指在人为影响下形成的或经人工改造了的自然环境。与原生环境相比，次生环境中的物质转移、能量流动和信息传递都发生了重大变化。人类在改造和利用环境的活动中，如能维持生态平衡，就会带来良好的影响，使次生环境优于原生环境；如不重视生态的平衡，就会使次生环境的质量下降，给人类带来危害。如大量砍伐森林，过度放牧，工业生产大量排放废气、废水、废渣（又称“三废”）等，使次生环境质量日趋恶化，严重威胁着人类的生存和发展。

（2）社会环境：社会环境（social environment）是指人类通过长期有意识的社会劳动，加工和改造自然环境所形成的物质文化环境体系。如社会制度、经济发展水平、文化教育、风俗习惯、社团活动、文化娱乐和医疗卫生服务等。社会环境不仅可以直接影响人群健康，而且可以通过影响自然环境和人的心理环境，间接影响人的健康。

（三）人类与环境的关系

在人类长期生存、进化和发展的过程中，人与环境之间形成了相互依存、相互制约、对立统一的辩证关系。人类与环境的关系主要体现在以下几个方面。

1. 人与环境的统一性

人与环境之间最本质的关系是新陈代谢，即人和环境之间物质和能量的交换。人体每天从环境中摄取氧气、水、食物以维持人的生命活动，同时机体又将自身代谢的废弃物通过各种途径排入外界环境中，环境则将废弃物转化为无机物或简单有机物作为其他生物的营养物质，再被机体摄取。人体就是如此不断地与周围环境进行物质交换。

人与环境在物质构成上具有统一性。英国科学家汉密尔顿曾调查了220名英国人血液中60余种化学元素的含量，同时测定了当地地壳中各种化学元素的含量，发现除C、H、O、N、Si外，人体血液中其他元素的含量与地壳中的含量呈明显的相关性。

2. 环境对人体健康影响的双重性

在人类的生存环境中存在着大量对人体健康有益的因素，同时也存在着一些有害因素。因此环境对人体健康的影响也往往呈现"有益"和"有害"的双重性。例如，环境中很多微量元素（如氟、锌等）在一定范围内是人体所必需的，且有利于机体健康；但超出一定范围，无论是摄入过多或过少都会对机体产生危害。

3. 人类对环境的适应性

人体在与环境相互作用、相互制约的发展过程中，对外界环境的变化产生较强的适应能力。如在高原环境下，人体通过增加红细胞数量或血红蛋白含量以提高机体的携氧能力，适应缺氧环境。但这种适应能力是有限度的，一旦外界环境发生剧烈变化，超过人体适应的限度时，就可能对机体产生危害。

4. 人与环境之间作用的双向性

人在环境中生存，不仅有适应环境的能力，还有认识环境和改造环境的能力。人类改造环境，使环境更有利于人类的生存和发展，同时对环境造成的破坏和污染反过来又影响人类自身的健康。例如，一方面人类将原子能释放出来为自身造福，另一方面却必须承受原子裂变产生的放射性危害。因此，人类在改造环境时应注重环境卫生，尊重自然规律，使环境改造向着有利于人类健康和人类进步的方向发展。

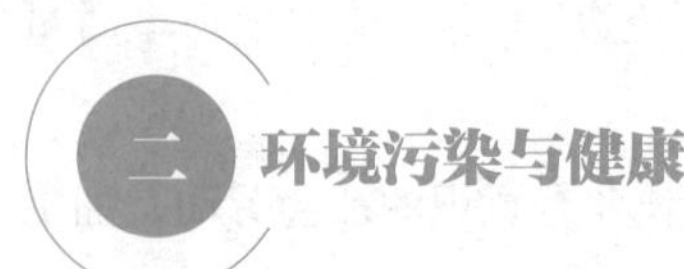

二 环境污染与健康

（一）环境污染与危害

环境污染是指由于各种人为的或自然的原因，使环境组成与性质发生改变，扰乱了生态平衡，对人类健康造成了直接的或间接的、现时的或远期的有害作用。严重的环境污染称为"公害"，由公害引起的疾病称为"公害病"。

1. 环境污染物的种类

环境污染物是指进入环境并引起环境污染的有害物质。根据污染物是否在环境中有改变可分为一次污染物和二次污染物。一次污染物是指直接进入环境的，其理化性质未改变的污染物，如二氧化硫、一氧化碳等。二次污染物是指进入环境中的一次污染物在各种理化因素或生物因素作用下形成理化性质与一次污染物不同的新污染物，如酸雨等。二次污染物比一次污染物的毒性更强、危害更大。环境污染物按其属性可分为3大类。

（1）生物性污染物：如病原微生物、寄生虫和各种有害动植物。

（2）化学性污染物：常见的有有害气体（二氧化硫、氮氧化物、氯气、一氧化碳、硫化氢等）、重金属（铅、汞、镉等）、农药（有机磷、有机氯农药等）及其他无机及有机化合物。

（3）物理性污染物：如噪声、振动、电离辐射、非电离辐射及热污染等。

2．环境污染物的来源

（1）生产性污染。生产性污染主要来源于工业生产过程中排放的废渣、废气、废水，即工业“三废”，以及农业生产过程中使用的农药、化肥等。如蓄电池厂产生铅烟、铅尘；金属冶炼、纺织印染等产生的废水；农业生产用的农药在土壤中高残留引起土壤和水质污染。

（2）生活性污染。生活性污染来自日常生活中人畜粪便、生活污水、生活垃圾等，也叫生活“三废”，另外包括生活炉灶和烹调油烟产生的烟尘废气等。

（3）其他污染。其他污染包括交通运输性污染、医源性污染、辐射性污染、噪声污染等。此外地震、火山爆发等所释放的大量烟尘，都可使环境受到不同程度的污染。

知识拓展

痛痛病：痛痛病是由镉污染环境所造成的以骨骼和肾脏病变为主的慢性中毒。自1955年起，居住在日本富山市神通川下游地区的一些农民得了种奇怪的病。得病初期，患者只感到腰、背和手、足等处关节疼痛，后来发展为神经痛。患病者的身高缩短，骨骼变形易折。一些人痛不欲生，自杀身亡。经调查，污染源是开采和冶炼铅锌矿排放的含镉“三废”，污染河水和大片农田，致使水稻和大豆中含镉量增加。农民因食用“镉大米”而引起镉中毒。

3．环境污染的特点

（1）污染的广泛性。环境污染作用人群数量多、范围广，从成人到儿童，甚至是孕育中的胎儿都可能受到环境污染的影响。

（2）表现的多样性。环境中存在各种污染物，对人体健康的损害表现出明显的多样性，有直接和间接损害、急性和慢性损害、局部和全身损害、近期和远期损害、特异性和非特异性损害等。

（3）危害的复杂性。环境中的污染物不一定单独存在，可以多种共存，因而联合效应作用可能不同。此外，一种环境污染物可能有很多进入人体的途径，而不同个体接触到的环境污染物的种类数量也不一定相同，这就导致在危害作用因果关系判断上的复杂性。

（4）影响的长期性。很多环境污染物可长期滞留于空气、土壤和水中，并长时间作用于人体。由于剂量低较难发觉，故往往数年或数十年健康危害才会明显表现出来，有的则要到子代个体危害才得以显现。

4. 环境污染对健康的危害

（1）急性危害：急性危害是指机体受到大量的环境污染物作用，短期内便出现中毒反应或死亡，主要包括大气污染的烟雾事件、事故性排放的环境污染事件、核泄漏事故、环境生物性污染引起的急性传染病等，其均会对当地的人群健康和生态环境造成难以估量的损失。

（2）慢性危害：低浓度环境污染物长期、反复对机体作用而引起的危害称慢性危害，慢性中毒是慢性危害的主要类型。此外，还可导致一些非特异性损害，如暴露人群免疫力下降、人群中一般疾病患病率和死亡率增加、儿童生长发育受到影响、人群感染性疾病患病率增高等。

（3）远期危害：远期危害主要包括致癌作用、致畸作用和致突变作用。

（4）环境污染引起的疾病：环境污染引起的疾病主要有公害病、职业病和食物中毒等。公害病是由严重的环境污染引起的一类地区性中毒性疾病，具有明显的地区性、共同的病因、相同的症状和体征，如伦敦烟雾事件、洛杉矶光化学烟雾事件等。职业病是生产环境中存在的各种有害因素所引起的一类疾病，2002 年新颁布的《职业病目录》将职业病分 10 类 115 种。食物中毒是指摄入有毒食物引起的中毒，其中许多食物中毒与环境污染有关，如有机磷农药污染蔬菜等农作物引起的食物中毒。传染病也可由环境污染引起。例如，水体特别是饮用水被污染引起的伤寒、霍乱、痢疾等介水传染病的暴发流行。

（二）环境污染的防治措施

1. 我国环境保护的政策与相关法规

（1）环境保护基本政策：①预防为主、防治结合的政策；②谁污染谁治理的政策；③强化环境管理的政策。

（2）我国环境保护法规体系：环境保护是我国的一项基本国策，我国宪法明确规定，国家保护和改善生活环境和生态环境，防治污染和其他公害。我国目前建立了由法律、国务院行政法规、政府部门规章、地方性法规和规章、环境标准等组成的环境保护法律法规体系。如《中华人民共和国环境保护法》是我国环境保护的基本法，其他单行法如《中华人民共和国水污染防治法》《中华人民共和国大气污染防治法》《中华人民共和国固体废物污染环境防治法》《中华人民共和国环境影响评价法》等。

2. 环境保护的基本措施

（1）治理工业“三废”。工业“三废”是环境污染的主要来源，治理“三废”的主要措施有改革生产工艺，大力推行清洁生产，减少“三废”排放，提高资源利用效率；加强执法力度，实行限期达标排放，强制淘汰技术落后和污染严重的生产设施等。

（2）发展生态农业。生态农业是指在保护、改善农业生态系统的前提下，遵循生态学、生态经济学规律，运用系统工程方法和现代科学技术集约化经营的农业发展模式。发展生态农业能够保护和改善生态环境，防治污染，维护生态平衡，提高农产品的安全性，变农业和农村经济的常规发展为可持续发展。

（3）预防生活性污染。生活垃圾和污水等需经无害化处理后才能排放。随着人口的增加和人们生活水平的提高，不仅污水、垃圾数量大幅度增加，而且垃圾的性质也发生了变化，如难降解的塑料等高分子聚合物垃圾增加，使垃圾无害化的困难程度加大；医疗机构的垃圾和污水常常含有病原微生物和放射性废弃物，需要经过特殊处理后才能排放。

（4）加强环境保护知识教育。借助于教育手段，提高人们的环境意识，使人们了解环境保护的复杂性和紧迫性，激发人们关心环境、爱护环境，提高人们参与环保的积极性和自觉性，共同创造和维护我们美好的家园。

（5）完善环境保护法律法规。建立健全与我国目前经济发展水平和国情相适应的环境保护法律法规体系，运用法律手段来保护环境，做到环境保护有法可依、有法必依、执法必严、违法必究。

（6）加强自然环境的保护和利用。合理开发水资源、水土流失治理、沙漠化防治、土地资源管理与保护、森林资源的管理与保护、生态环境建设与保护等。

知识拓展

洛杉矶光化学烟雾事件：洛杉矶是美国西部太平洋沿岸的一个海滨城市，前面临海，背后靠山，风景优美，气候温和。但是，自 1936 年洛杉矶开发石油以来，洛杉矶的飞机制造和军事工业迅速发展。随着工业发展和人口剧增，洛杉矶在 20 世纪 40 年代初就有汽车 250 万辆，每天消耗汽油 1 600 万升。由于汽车漏油、汽油挥发、不完全燃烧和汽车排气，每天向城市上空排放大量废气，这些排放物，在阳光作用下发生光化学反应，生成淡蓝色光化学烟雾，滞留市区久久不散。1955 年 8 月底发生急性中毒事件，持续一周多，大批居民出现眼睛红肿、流泪、咽喉疼痛、呼吸困难等眼和呼吸道刺激症状，老、弱、病患者死亡率升高，65 岁以上的人群每天死亡 70~317 人，酿成“光化学烟雾事件”。

第二节　生活环境与健康

生活环境主要是指与人类生活密切相关的各种环境要素，包括空气、水、食物等。生活环境是人类生存的基础，一旦受到污染将直接影响人类的生活质量，危害健康，导致疾病，甚至影响寿命。

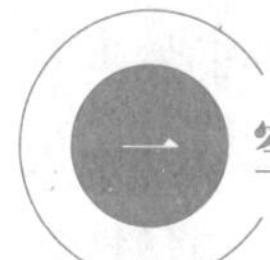

一　空气环境与健康

包围在地球周围的空气称“大气”。大气为地球生命的繁衍、人类的生存与发展提供了理想的环境。清新的大气有利于生长发育，并给人们安全、舒适、愉快的感觉；被污染的大气则危害健康甚至引起疾病。人体不断从大气中吸入氧气，并将代谢过程中产生的二氧化碳随呼气排出体外，再进入大气，以保证人体正常的生理功能和健康需要。

（一）室外大气污染及危害

大气污染是指由于人为和自然的因素排放的污染物进入大气，使大气的组成和性状发生了变化，给人类健康及动植物的生长繁殖带来直接或间接的危害。

1．大气污染的来源

大气污染的来源主要有以下几个方面。

（1）工业企业。工业企业是大气污染的主要来源，也是大气卫生防护工作的重点之一。工业燃料的燃烧，工业生产特定物质的排放，都会将有害物质排入大气中。

（2）交通运输。随着交通运输业的发展，汽车、火车、飞机、轮船等运输工具日益增多，往来频繁，已成为大气污染的重要来源，尤其汽车作为一种流动性污染源更应予以重视。汽车排出的废气中主要含有一氧化碳、氮氧化物、烃类和含铅化合物等。

（3）生活炉灶和采暖锅炉。大量民用炉灶和采暖锅炉排放的废气对大气造成的污染不容忽视，尤其是冬季生活炉灶和取暖炉灶数量多而分散、燃烧不完全，与居室、工作学习场所密切相连，对室内外空气均造成污染。

（4）其他方面。当街道地面硬化不好、绿化不够、交通频繁、风速较大时，地面尘土、垃圾扬起，可使地面的污染物重新进入大气，使大气受到反复污染，造成危害。

2．大气污染对人体健康的危害

（1）急性危害：由大气污染物浓度急剧增多，在短时间内大量进入人体所致。急性危害往往来势凶猛，病情发展迅速，后果严重，有时导致社区群出现重大突发性事件，如著名的伦敦烟雾事件、美国洛杉矶光化学烟雾事件等。在生产环境中，因设备事故等原因，也可能引起急性职业中毒。

（2）慢性危害：由长期吸入低剂量大气污染物所致。可引起呼吸系统慢性炎症，严重者可引起慢性阻塞性肺部疾病。在生产环境中，由职业性有害因素引起的慢性职业中毒和肺尘埃沉着病则更为多见，是我国职业病防治工作的重点。

（3）远期危害：目前，已证明具有致癌作用的大气污染物有 30 多种。污染最广泛、人类接触最普遍、最引起人类注意的是多环芳烃化合物，其中苯并（a）芘的致癌性最强。现已证明，噁英类物质就是典型的致畸、致癌、致突变（三致）污染物，主要来源于垃圾焚烧、农药生产中的副产物。

（4）非特异性损害：主要表现为人体抵抗力、免疫力降低，人群常见病、多发病的发生率增加，劳动能力下降等。例如，受二氧化碳严重污染地区的居民上呼吸道感染患病率上升；某些环境污染还可作为致敏源，使污染地区的敏感人群罹患变态反应性疾病，如哮喘、过敏性皮炎、过敏性鼻炎等。

（5）间接危害：环境污染还能扰乱环境生态平衡，间接损害人类健康。如自然灾害增加、粮食或渔畜牧业减产、气候异常、建筑物损毁等。当今世界面临危害最大的环境污染问题主要是全球变暖、臭氧层破坏和酸雨三大问题。酸雨形成的主要原因是雨、雪等在形成和降落过程中，吸收并溶解了空气中的二氧化硫和氮氧化物等。

3. 大气污染的防治措施

大气污染与能源结构、工业布局、交通管理、地形地势和气象条件等密切相关。因此，大气污染的防治必须采取综合性措施。

（1）科学规划，合理布局。合理安排工业布局和城镇功能分区。工业建设应设在小城镇或城市工业区，工业区应建在当地居民区主导风向的下风侧，同时还应设置卫生防护带，以减少污染物向居民区的扩散。

（2）改革工艺，节能减排。这是大气卫生防护的根本性措施。在生产过程中尽量使用无毒或低毒原料，实现密闭化、自动化、管道化作业，减少污染物的排放，同时加强生产管理，防止跑、冒、滴、漏；采用消烟除尘设备，改造锅炉以提高燃烧效率。

（3）加强绿化。植物既可美化环境、调节气候，还具有阻挡吸附灰尘、吸收大气中有害气体、净化空气的功能。因此，开展绿化可有效防护大气卫生。

（4）贯彻执行大气卫生标准。大气卫生标准是大气中有害物质的法定最高限值，包括污染物的日平均最高容许浓度（指任何一日的平均浓度的最大容许值）和一次最高容许浓度（指任何一次测定结果的最大容许值）。大气卫生标准是进行大气卫生质量监测、监督和评价的法定依据。

（二）室内空气污染及危害

“室内”主要是指居室内部环境，包括室内办公场所和各种室内公共场所。室内空气污染是指室内各种化学的、物理的、生物的污染物积聚扩散使室内空气质量下降，危害人类生活、工作和健康的现象。

1. 室内空气污染的来源

室内空气污染来源广泛，主要包括以下几个方面。

（1）燃料。人们在烹饪及采暖时，燃料燃烧的产物是室内空气污染的重要来源。目前，我国居民使用的燃料有煤、煤气、石油液化气、天然气、木柴、植物秸秆等。

（2）室内人的日常活动。人体内的代谢产物，主要通过呼气、谈话、大小便、汗液等排出体外。呼吸道传染病病原携带者在谈话、咳嗽、打喷嚏时可将各种病原微生物随飞沫喷出。吸烟也是室内有害物质的重要来源，其中致癌物不少于 44 种。

（3）建筑材料与装饰物品。建筑装饰材料是目前造成室内空气污染的主要来源，如油漆、涂料、胶合板、刨花板、泡沫填料、塑料贴面等材料中均含有甲醛、苯、甲苯、乙醇、氯仿等挥发性有机物；建筑材料中各种石材释放的氡也是室内污染物之一。

（4）家用化学品。如喷雾杀虫剂、除臭剂、厕所清洁剂、美容美发喷雾剂等都可释放出一些有害化学物质，并进入室内空气。

（5）家用电器。电视机、组合音响、微波炉、电热毯、空调机等多种家用电器进入室内，由此产生的空气污染、噪声污染、电磁波和静电干扰给人们的身体健康带来了不可忽视的影响。

（6）来自室外的污染物。室外污染物主要来自工业、交通运输工具所排放出的污染物及植物花粉、动物毛屑、昆虫鳞片等变态反应原。农民在午收或秋收后，在田间大面积焚烧小麦、玉米、大豆的秸秆所造成的空气污染，是近年来新增的室内空气污染源。

2. 室内空气污染对健康的危害

（1）致癌作用。燃料燃烧排放的苯并芘、烹调产生的油烟、香烟烟雾中的焦油、装修材料中的苯等均有致癌作用，可诱发肺癌、白血病等。

（2）刺激作用。有害气体的局部刺激可引起结膜炎、鼻炎、咽喉炎等。引起刺激作用的主要污染物是甲醛及其他挥发性有机化合物。甲醛有刺激性，可引起眼红、眼痒、流泪、咳嗽、气喘、皮炎等；挥发性有机化合物主要有苯、甲苯等，有刺激作用，能引起机体免疫功能失调，影响中枢神经系统功能，出现头晕、头痛、无力等，可损伤肝脏和造血系统等。

（3）对心血管系统的影响。污染物中一氧化碳与动脉粥样硬化、心肌梗死、心绞痛有密切关系。

（4）呼吸道传染病。室内空气污染对呼吸道传染病的传播有重要意义，如流行性感冒、麻疹、结核等，均可经空气传播。

（5）过敏反应。某些花粉、真菌、尘螨及家庭使用的除臭剂等变应原（又称过敏原）能引起哮喘、皮疹等过敏反应。

（6）其他。长期处于高电磁辐射的环境中，会使血液、淋巴液和细胞原生质发生改变；电磁辐射过度会影响人体的循环系统、免疫系统、生殖系统和代谢功能。电脑屏幕发出的低频辐射与磁场，会导致多种病症，包括流涕、眼痒、颈背痛、短暂失忆、暴躁及抑郁等。

3. 室内空气污染的防治措施

（1）选择环保的建筑材料和装饰材料，减少建筑及装修污染。刚装修的居室或新家具放置的房间，应暂不住人，并加强通风换气，一般经 2~3 个月，甲醛等刺激性气体才能显著减少。

（2）加强能源的利用和管理。改造炉灶和采暖设备，提高燃料的燃烧效率，改进能源结构，推广燃气、电能、太阳能等清洁能源。

（3）加强室内通风换气。尽量采用自然通风保持室内空气清洁，合理使用空调。

（4）养成良好的个人生活习惯。不吸烟，不长时间连续使用电脑、手机、电视、空调等，以减少辐射。

知识拓展

英国伦敦烟雾事件：伦敦地处泰晤士河谷盆地，近百年来多次发生烟雾急性中毒事件，其中最严重的发生于 1952 年 12 月 5 日至 9 日，伦敦上空烟雾弥漫，在短短的几天内死亡人数达 4 000 余人。这次事件主要由煤炭燃烧排出的二氧化硫和烟尘引起，当时气象条件不良，无风、气温逆增，致使污染物不易扩散，大量污染物蓄积且浓度急剧增加，使患有慢性呼吸道疾病、心脏病的老年人病情加重而引起死亡。

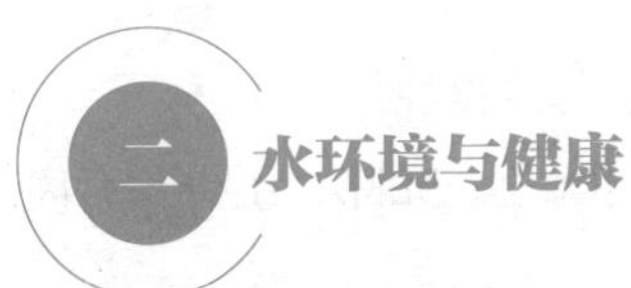

二 水环境与健康

水是自然环境的一个重要组成部分，也是构成机体的重要成分。人体的一切生理活动和代谢反应都需要在水的参与下才能完成。水是不可替代的自然资源，在人类的生活和生产活动中具有极其重要的作用。人类水资源一般可分为 3 种：降水、地面水和地下水。

（一）水体污染对健康的影响

1. 水体污染的来源

水体污染是指人类活动排放的污染物进入水体，其数量超过了水体的自净能力，使水质和水体底质的理化特性和水环境中的生物特性、种群及组成等发生改变，从而影响水的使用价值，造成水质恶化，危害人体健康的现象。水体污染按污染物的性质可分为生物性污染、化学性污染和物理性污染。

（1）生物性污染。这种污染主要来自家庭、机关、商业和城镇公用设施排出的生活污水，包括粪便和洗涤污水、城镇地面径流污水、未经无害化处理的医院污水，以及含病原体的屠宰厂和生物制品厂等的生产性废水。

（2）化学性污染。这种污染主要来自工业生产废水、废渣，常见的污染物有汞、砷、铅、镉铬、酚氰化物等。此外，农药、化肥及城镇污水也会对水体造成污染。

（3）物理性污染。这种污染包括热污染、放射性污染等。热污染主要是由工矿企业向水体排放高温废水所致；放射性污染主要来源于核生产、核试验、核医疗等排放的核废物等。

2. 饮用水和水体污染对人体健康的危害

（1）引起介水传染病。介水传染病的病原体主要来自人畜肠道的致病菌、病毒及某些寄生虫。它们一旦污染了水体，就可能造成使用污染水的人群暴发传染病或寄生虫病，如霍乱、伤寒、痢疾等。

（2）发生与饮水密切相关的地方病。例如，地方性氟中毒、地方性甲状腺肿等。

（3）引起急慢性中毒及远期危害。有害化学物质污染水体后，可通过饮水和食物链进入人体，使人群发生急性或慢性中毒。

（4）诱发癌症。

（5）使水体的感官性状恶化，发黑、发臭，破坏水产资源，使水失去利用价值，据WHO调查表明，全世界 80%的疾病和 50%的儿童死亡都与水质不良有关。

（二）饮用水的卫生要求与水质标准

生活饮用水是指经过煮沸后就可以安全饮用的水，包括自来水、井水、河水等。生活饮用水应符合下列几项基本要求。

（1）水中不得含有病原微生物，不得含有细菌、病毒、寄生虫幼虫和虫卵，不会因饮水而导致肠道传染病和寄生虫病的发生。

（2）水中所含化学物质及放射性物质不得危害人体健康，不会引起急慢性损害。

（3）水的感官性状良好，经过消毒处理，饮用水应清澈、透明、无色、无味，不得含有肉眼可见物。

（三）饮用水的卫生防治措施

城市集中式给水的卫生防治措施包括水源卫生防治、水厂及有关构筑物卫生防护和输水管网的卫生防治，同时供水、管水人员应符合卫生要求。

1. 水源卫生防治

以地面水为水源时，在取水点上游 1 000 m，下游 100 m 范围内不得有污水排放口，上游 100 m 以外的水域，应严格限制污染物的排放。取水点周围 100 m 范围内，严禁可能污染水源的一切活动。以地下水为水源时，取水点周围不应有土壤污染，不应从事破坏深层地层的活动。

2. 水厂及有关构筑物的卫生防治

水厂生产区内不得设置生活居住区，不得堆放垃圾、粪便，生产设备应定期检修。

3. 输水管网的卫生防治

输水管网应定期检修、清洗和消毒，以防管道生锈、磨损、渗漏造成饮用水污染，同时应维持一定的水压，防止因停水造成负压而把外界污染物吸入管网。

4. 供水、管水人员的卫生要求

从事供水、管水的人员必须每年进行一次体检，取得预防性健康检查合格证方可上岗工作，上岗前须进行卫生知识培训。凡患有痢疾、伤寒、病毒性肝炎、活动性肺结核、化脓性或渗出性皮肤病及其他有碍饮用水卫生的疾病或病原体携带者不得直接从事供水、管水的工作。水厂工人定期体检后，发现患有传染病或带菌者，应及时离开工作岗位。

知识拓展

水俣病事件：此事件发生在日本九州南部的熊本县水俣镇。位于该镇的日本氮肥公司在生产氯乙烯时，把大量含汞废水排入水俣湾，无机汞经过微生物作用转化为甲基汞，再通过食物链的作用，富集到鱼、贝类体内，人长期吃这种鱼、贝，导致甲基汞在体内蓄积，引起慢性甲基汞中毒。患者以中枢神经系统病变为特征，出现感觉障碍、运动失调、语言障碍、视野缩小、听力障碍等一系列症状，严重者全身瘫痪、精神错乱，甚至死亡。1953~1960 年该病造成 111 人严重残疾，并使其中 43 人死亡，当地实际受害人数达 1 万人。水俣病是世界首例报道的公害病，也是闻名世界的日本四大公害病之一。

上海甲型病毒性肝炎大流行事件：1988 年，在上海，由于人们吃了被甲型肝炎病毒污染的毛蚶，导致甲型病毒性肝炎大流行。累计报告病例达 31 万多人，据估计全市经济损失高达 10 亿元。这是世界医学史上最大的一次甲型病毒性肝炎大流行。

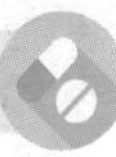

第三节 职业环境与健康

职业人群出现的特殊健康状态，往往与从事该职业的工种、工作环境、工作方式及对工作产生的紧张心理等有关。在一定条件下，生产环境、生产过程和劳动过程中存在的不良生物、化学、物理及心理等因素对劳动者的健康产生不利的影响，严重时可引起职业病。对职业环境中不利于劳动者的各种因素进行识别、评价、预测和控制，有利于促进社区职业人群的健康水平，预防职业病的发生。

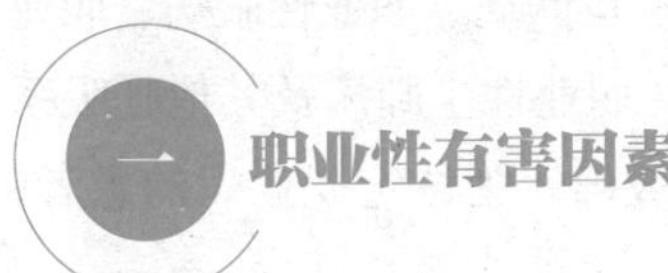

一 职业性有害因素

（一）概念

职业性有害因素是指在不同生产劳动条件下，产生和存在的、可能危害劳动者健康、影响劳动能力的因素。

（二）分类

（1）化学因素：化学因素是最重要的职业性有害因素。包括生产性粉尘，如煤尘、矽尘、有机粉尘、金属粉尘等，可引起多种职业尘肺；生产性毒物，如铅、汞、苯、农药等可引起多种职业中毒。

（2）物理因素：物理因素包括不良气象条件，常见的有高温、高湿可引起中暑；高气压如潜水作业可引起潜涵病；低气压如航空作业可引起航空病等；电离辐射，可引起放射性疾病；振动和噪声，振动可引起振动病，噪声可引起职业性耳聋；等等。

（3）生物因素：如劳动者在各种生产过程中可能被病原微生物、寄生虫感染引起职业性炭疽、职业性布氏杆菌病等。

上述3种有害因素是在生产工艺过程中产生的。此外，在劳动过程中产生的，包括强迫体位或不良的劳动体位、劳动强度过大、劳动时间过长、劳动组织不合理、个别器官或系统的持续紧张等；生产环境中的有害因素，如厂房设置布局不合理，缺乏有效的防护措施，有害自然环境因素等，都可危害劳动者健康。

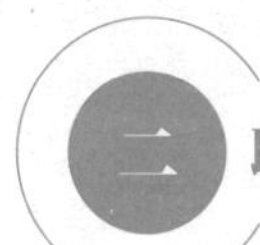

二 职业性有害因素对健康的影响

职业性有害因素在一定条件下对劳动者健康和劳动能力造成的各种损害，包括职业病、工作有关疾病和职业性外伤3大类。

（一）职业病

1．概念

职业病是指企业、事业单位和个体经济组织等用人单位的劳动者在职业活动中，因接触粉尘、放射性物质和其他有毒、有害因素而引起的疾病。

2．范围

职业病通常是指法定职业病，即《中华人民共和国职业病防治法》中所规定的职业病，法定职业病包括10类132种，包括职业性尘肺及其他呼吸系统疾病、职业性放射性疾病、职业性化学中毒、物理因素所致职业病、生物因素所致职业病、职业性皮肤病、职业性眼病、职业性耳鼻喉口腔疾病、职业性肿瘤、其他职业病计10大类。其中，职业性尘肺病及其他呼吸系统疾病共19种，职业性化学中毒共60种，其余8类共53种。被确定为法定职业病的患者，均可依法享受相关的劳保待遇。

3．职业病的特点

（1）病因明确并可以检测，且接触水平越高越容易发病。

（2）病因和疾病间有明确的剂量—反应关系。

（3）常具有群发性，但慢性职业病也常出现个案病例。

（4）目前大多数职业病尚无特效疗法，如能早期诊断和及时处理，预后较好；发现越晚，疗效越差。

（5）发病可以预防，因为职业病病因明确，通过控制病因可预防其发生。

知识拓展

职业病的处理：职业病经确诊后，出具诊断证明书，并认真贯彻执行《中华人民共和国职业病防治法》，一方面，要及时地逐级上报；另一方面，对职业病患者进行积极有效的治疗，并按照《中华人民共和国职业病防治法》的要求，落实患者应享有的各种待遇。

（二）工作有关疾病

1．概念

工作有关疾病指与劳动组织、生产场所条件、工作者本身和工作时接触的有害因素有关的一组疾病，又称职业性多发病。表现为职业人群中常见病发病率增高、潜在疾病发作或现患疾病病情加重等。

2．工作有关疾病的特点

（1）职业性有害因素不是唯一的直接病因，而是其发生和发展中的众多因素之一。

（2）职业性有害因素常是工作有关疾病的诱发原因之一，即职业性有害因素的影响，致使病情加重或促进潜在的病情暴露。

（3）在控制或改善劳动条件后，可使这些疾病的发病率减低或病情减轻。

（4）工作有关疾病不属于我国法定职业病的范围。

3．常见的工作有关疾病

（1）与职业有关的肺部疾病：慢性支气管炎、肺气肿等。

（2）骨骼及软组织损伤：腰背疼痛、颈肩疼痛等。

（3）与职业有关的心血管疾病：高血压、冠心病等。

（4）生殖功能紊乱：自发流产、不孕等。

（5）消化道疾患：高温作业可导致消化不良及溃疡病的发生率增高等。

（6）心理紊乱：个性改变、神经症等。

（三）职业性外伤

1．概念

职业性外伤也称工伤，是指劳动者在从事劳动生产过程中，由外部因素直接作用引起的机体组织突发性意外损伤。工伤可造成缺勤、残废，重则导致死亡。

2．引起职业性外伤的原因

导致工伤的主要原因有主观因素，也有客观因素，其中包括生产设备有缺陷，防护设备缺乏，劳动组织不合理或生产管理不善，个人因素（如疾病、年龄、性别、精神因素、文化程度等不适合本人的工作），操作环境因素，企业领导不重视安全生产，劳动者缺乏必需的安全知识等。

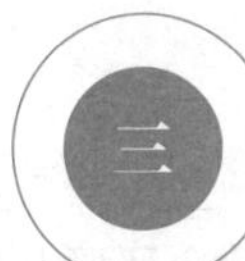

三 职业病的防治措施

职业病的预防涉及范围较广，应遵循“三级预防”原则和“安全第一，预防为主”的安全生产原则。具体的预防与控制措施应包括法律措施、组织措施、技术措施和卫生保健措施等几个方面。

（一）法律措施

新中国成立以来，我国在职业病防制方面发布了一系列的法律性文件，对职业卫生管理和职业病的防治形成了一定的行政约束力，从法律上防制职业性有害因素对职业人群健康的影响。

（二）组织措施

（1）领导重视。让用人单位（企业）树立重视职工安全卫生的观念，严格执行职业卫生法规及相关条例，履行控制职业病危害的承诺和义务，保障职工的合法权益。

（2）加强人员培训与健康教育。

（3）建立健全合理的职业卫生制度。

（三）技术措施

（1）改革工艺过程，消除或减少职业性有害因素的危害。

（2）生产过程尽可能机械化、自动化和密闭化，减少工人接触毒物、粉尘及各种有害物理因素的机会。

（3）加强生产设备的管理和检查维修。

（4）加强工作场所的通风、排毒、除尘。

（5）合理设置厂房建筑和生产过程。

（四）卫生保健措施

（1）开展职业卫生技术服务。设立与职业病和职业卫生相关的防治机构、疾病预防控制机构和卫生监督机构等。对工作场所的职业病危害因素进行检测与评价，对从业人员的健康状况进行系统检查和分析，提供有效的职业病相关卫生技术服务。

（2）合理使用个体防护用品。个体防护用具主要有防毒防尘面具（各种口罩和面具等）、防护服装（安全帽、头盔、工作服、手套、围裙、长筒靴、防护眼镜等）及防护药品等。

（3）合理供应保健食品、饮料与用品。

第四节　社会环境与健康

环境包括内环境和外环境，其中外环境是指自然环境和社会环境，自然环境和社会环境共同构成人类的行为环境。因此，人群的健康不仅受自然环境的影响，还受社会环境的影响。社会环境包括社会制度、法律、经济、文化、教育、人口、民族、职业等与社会生产力、生产关系有密切联系的因素，即社会因素、社会心理因素、行为生活方式及医疗卫生服务等，这些因素从不同角度、不同层次影响着人群的健康。

一　社会因素与健康

（一）社会制度与健康

社会制度是指在一定历史条件下形成的社会关系和社会活动的规范体系，包括社会政治制度及经济制度、法律制度、教育制度、医疗卫生保健制度、家庭婚姻制度等。社会制度是居民健康的根本保证，对健康起决定性的作用。

社会制度决定分配制度，物质财富及卫生资源的分配取决于社会制度，合理的分配制度有利于人群健康。我国是社会主义国家，国家保证人民享受必需的生活资料和基本医疗卫生服务，

使人民生活水平和健康水平不断提高，实现了“人人享有卫生保健”目标，一些主要健康指标已接近发达国家的水平，是社会主义制度优越性的体现。

社会制度通过制定卫生工作的政策来实现对人群健康的影响。我国新时期卫生工作方针的提出更加有利于提高国民的健康水平，我国优越的社会主义制度也为保护、增进人民的健康提供了基本的保障。我国制定了一系列卫生保健政策与措施，实行了新的医疗保健制度，建立健全了三级医疗预防保健网，开展了群众性爱国卫生运动，加强了环境保护，开展了疾病监测和防治工作，控制了传染病、地方病、职业病的发生，人口总死亡率和婴儿死亡率显著降低，居民平均期望寿命大幅度延长等，使人民的健康水平得到很大的提高。

（二）社会经济与健康

社会经济决定着与健康密切相关的衣、食、住、行，是社会进步和社会生活的基础，经济发展水平对人群健康状况有着重要的影响。经济发展对健康影响具有双重性。经济发展可改善生活与生产劳动条件，改善医疗保健条件，通过预防、医疗、社区护理、康复和健康教育等服务，提高人口质量及人群健康本平。同时，经济发展对人群健康也有负面影响。丰富的物质生活导致的肥胖、高血压、冠心病、糖尿病、癌症等与行为和生活方式有关的疾病呈明显上升趋势；生活节奏加快，就业压力，紧张的工作和激烈的竞争，使心理紧张因素增加，身心性疾病及精神疾病增多。

经济贫困导致居民物质生活条件和劳动条件恶劣，衣、食、住、行无法满足健康的基本需要，缺乏基本的医疗保健条件，导致疾病流行，特别是传染病的流行，生命权与健康权得不到保障。

（三）文化因素与健康

文化是人类在历史实践中所创造的物质财富和精神财富的总和，包括思想意识、宗教信仰、教育、科学技术、风俗习惯、道德规范等。这些因素可以通过影响人群的行为习惯、改变人群对健康价值的认识和卫生服务的反应等影响健康。

以文化为导向对健康的影响有多种途径。科技知识、生产与生活知识等通过作用于人类生活环境和劳动条件影响人群健康；教育、法律、风俗习惯、伦理道德等通过作用于人类的行为生活方式影响人群健康；文学艺术、宗教信仰、思想意识等通过作用于人的心理和精神生活影响人群健康。

在诸多文化因素中，人们更多地研究文化教育对健康的影响。教育是人们社会化过程的手段和途径，通过提高人的文化素质可以指导人们的生活方式，文化教育水平的高低对健康的影响十分明显。研究表明，受过良好教育的人，其自我保健意识强，能自觉地养成良好的卫生习惯，建立起科学的生活方式，主动预防疾病并合理利用卫生服务，因此有利于保护和促进健康；反之，文化水平较低的人多数缺乏卫生知识和自我保健意识，健康水平也较低。

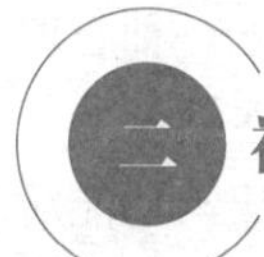

二 社会心理因素与健康

心理是客观事物及它们之间的联系在人脑中的反映。人的心理受教育程度、文化修养、经济收入、人际关系、工作环境、生活方式等诸多社会因素的作用与影响。因此，人的心理现象也称为社会心理因素。不良的社会心理因素可致心身疾病和精神疾病，而良好的社会心理因素则有利于身心健康。

（一）人格特征与健康

人格指个人的特质，即个人与他人相区别的独特而稳定的思维方式和行为风格。受先天与后天双重因素影响，具有一定的稳定性。人格心理特征主要包括能力、气质和性格 3 个方面。

1. 能力

人格健全者能力强，能正确认知，情绪稳定，能处理好各种人际关系，适应不同的社会环境；而人格不健全者，易患心理疾病，如强迫性人格是强迫性神经症的人格基础。

2. 气质

气质是人高级神经活动类型的特点。人的气质有多血质、胆汁质、黏液质、抑郁质 4 种类型。研究证明，许多疾病有明显的气质分布，如精神分裂症患者的前期心理特征具有抑郁型气质者占 40%。人的气质主要与遗传有关，同时也受环境因素影响。

3. 性格

性格是个人对客观现实稳定的态度和与之相适应的行为模式，反映人的本质属性。其特征表现在态度、情绪、意志、智力 4 个方面。

人的性格形成主要与后天因素有关，受思想、意识、信仰、世界观的影响和制约。性格与气质相互制约，共同影响人的行为，从而影响人的健康。

（二）情绪与健康

情绪是外界客观事物是否符合自己主观需要的心理体验，并附带有生理反应。表现为喜、怒、哀、乐、悲、惊、恐等，心理因素对身心健康的作用主要通过影响人的情绪而产生。

1. 与疾病关系密切的情绪因素

与疾病关系密切的情绪因素包括焦虑、恐惧、抑郁等，其中抑郁情绪以消极低沉为特征，对周围事物反应迟钝，或被动对待，失去生活乐趣，甚至轻生。

2. 生活事件与情绪

生活事件是指日常生活中引起人的心理平衡失调的事件。生活事件会刺激机体产生情绪变化，若情绪发生剧烈变化，就会引起心身疾病。由于情绪是个体的主观体验，且每人有不同的自我调控方法，故生活事件对人的情绪及健康的影响因人而异，相同的事件对不同的人却有不相同的影响。

（三）应激与健康

应激是指人们面对困难与逆境而产生的压力和反应，也指人体与环境缺乏适应的一种心理状态，又称心理压力或紧张刺激。在应激过程中，机体会出现神经、内分泌及免疫等系统的一系列变化，以适应强烈的刺激，提高机体的抗病能力。适度的心理应激对人体的健康与功能活动有促进作用，可增强体质和适应能力；不当的应激使机体适应机制失效或使内环境严重失衡时，会导致不同程度的心理、行为及生理障碍，产生焦虑、恐惧、抑郁等情绪，引发心身疾病或精神性疾病。应对困难与逆境的最佳方式是面对现实，针对问题理智解决，可通过与朋友谈心、看心理医生等方式减轻心理压力，减轻刺激对健康的影响。

三 行为因素与健康

行为是具有认识、思维能力的人对环境刺激所做出的能动反应，是内心活动的外在表现形式。个体行为具有明显的差异，不同的个体为了满足自身需要，在心理动机的支配下有着不同的行为，这些行为对健康产生了不同的影响。

（一）促进健康行为

促进健康行为是指客观上促进或有利于健康的行为，包括合理营养、适量运动、休息与睡眠等日常生活行为；远离污染源，避开有害环境行为；戒烟、戒酒等戒除不良嗜好的行为；驾车使用安全带等预警行为；定期健康体检、按时预防接种、主动求医、遵医嘱等医疗保健行为。

（二）危害健康行为

危害健康行为是指一些非社会所期望的，有明显危害健康的长期稳定的行为，是社会适应不良的表现。常见慢性疾病的发生及预后都与生活方式、行为习惯密切相关，是威胁人群健康的主要问题。常见的危害健康的行为有吸烟、酗酒、药物滥用、饮食不当、缺乏运动、不良性行为等。

第五节　社区健康档案

社区健康档案是指记录与社区居民健康有关的系统化文件资料。科学、完整和系统的居民健康档案，是全科医生和社区护士掌握社区居民健康状况的基本工具，也是为居民提供连续性、综合性、协调性社区卫生服务的重要依据。建立健全健康档案和动态管理健康档案是社区护士的主要工作之一。

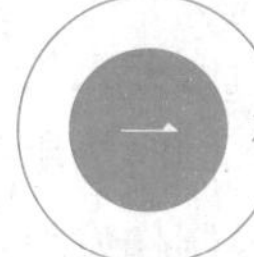

一 社区健康档案概述

社区健康档案管理方法

（一）建立社区健康档案的目的和意义

1. 掌握社区居民的基本情况和健康现状

健康档案记载着居民个人和家庭的基本情况和健康状况，尤其是健康问题的形成、发展和转归过程中的健康危险因素和干预效果，从健康档案中可以获取社区居民的基本情况和健康现状。

2．掌握社区居民存在的健康问题

分析健康档案中个人、家庭和社区的健康状况，从而找出存在的健康问题，可为制订临床预防、诊断、治疗和社区护理方案提供可靠依据。

3．利于开展社区护理工作

社区卫生服务机构可以定期对不同群体进行体检、发放健康服务卡、开通急救呼叫系统等服务，可以使居民享受24小时居家护理照顾；老年人还可享受多种优惠和优质服务，以及健康教育服务；可与医院合作，开展定向转诊和患者选择医护人员等服务，方便每个服务对象。

4．利于开展全科医疗服务

建立健康档案可以将服务对象的健康状况根据病种进行分类管理，从而提供优质、方便、快捷的医疗、保健和护理服务。每年录入一次或两次健康检查数据，并进行统计学处理，可随时对个人健康情况进行对比，通过分析连续资料，对居民健康进行动态监测和管理。

5．评价社区卫生服务质量和技术水平

健全的健康档案资料能动态观察社区居民的健康状况，并在一定程度上反映社区卫生服务的质量和技术水平。

6．为教学和科研提供参考资料

健康档案是医疗、护理学研究的基础。经过计算机管理的健康档案，不仅能动态管理和观察社区居民个人的健康指标，也是医学、护理科研和教学的重要资料。

7．为司法工作提供依据

健康档案是一个服务记录的完整资料库，健康档案的原始记录具有全面、客观和公正的特点，可以为解决医疗护理纠纷或某些司法问题提供客观依据。

（二）居民健康档案的建立

《国家基本公共卫生服务规范（第三版）》对居民健康档案的建立提出如下要求。

1．服务对象

服务对象为辖区内常住居民（指居住半年以上的户籍及非户籍居民），以0~6岁儿童、孕产妇、老年人、慢性病患者、严重精神障碍患者和肺结核患者等人群为重点。

2．居民健康档案的建立方法

（1）辖区居民到乡镇卫生院、村卫生室、社区卫生服务中心（站）接受服务时由医务人员负责为其建立居民健康档案，并根据其主要健康问题和服务提供情况填写相应记录，同时为服务对象填写并发放居民健康档案信息卡。建立电子健康档案的地区，逐步为服务对象制作发放居民健康卡，替代居民健康档案信息卡，作为电子健康档案进行身份识别和调阅更新的凭证。

（2）通过入户服务（调查）、疾病筛查、健康体检等多种方式，由乡镇卫生院村卫生室、社区卫生服务中心（站）组织医务人员为居民建立健康档案，并根据其主要健康问题和服务提供情况填写相应记录。

（3）已建立居民电子健康档案信息系统的地区应由乡镇卫生院、村卫生室、社区卫生服务中心（站）通过上述方式为个人建立居民电子健康档案，并按照标准规范上传区域人口健康卫生信息平台，实现电子健康档案数据的规范上报。

（4）将医疗卫生服务过程中填写的健康档案相关记录表单，装入居民健康档案袋统一存放。居民电子健康档案的数据存放在电子健康档案数据中心。

确定健康档案建立对象的操作过程，如图 6-1 所示。

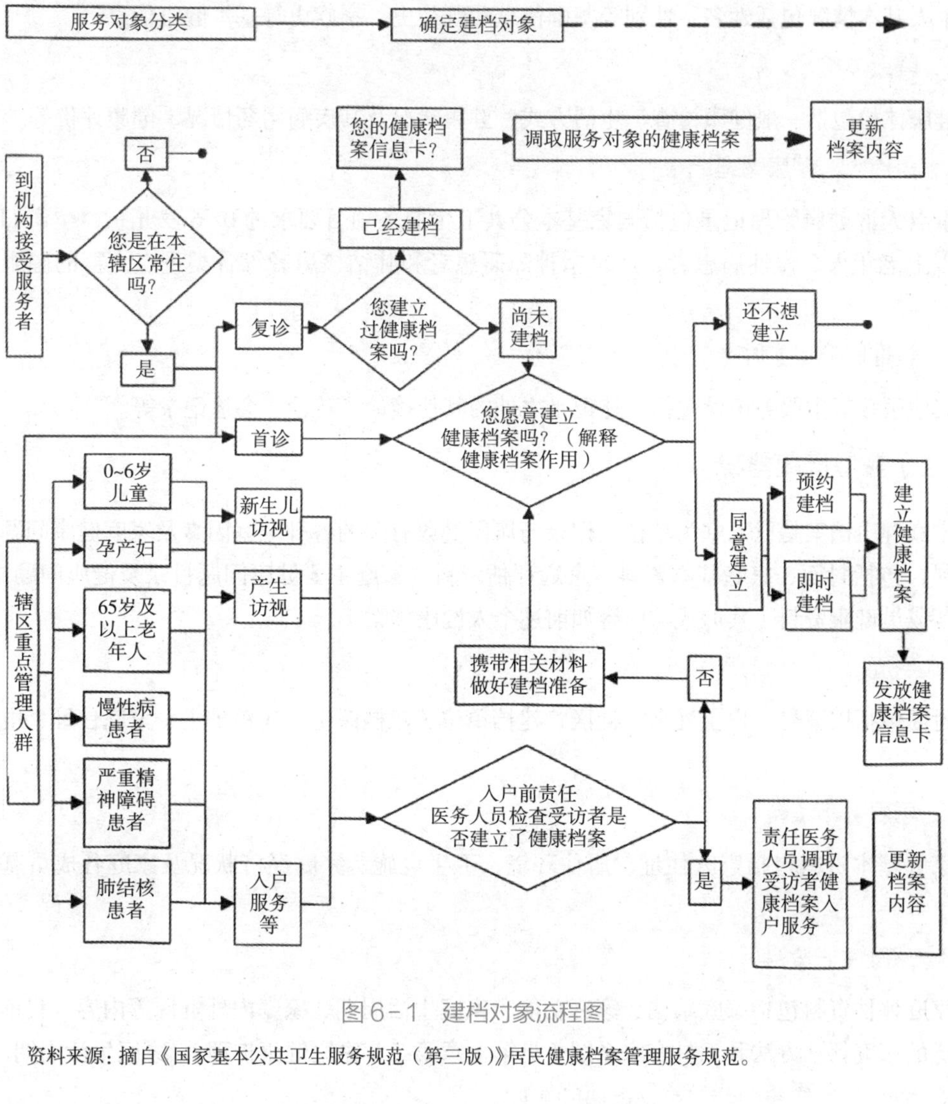

服务对象分类
确定建档对象
到机构接受服务者
您是在本辖区常住吗？
否
是
复诊
首诊
您建立过健康档案吗？
已经建档
您的健康档案信息卡？
调取服务对象的健康档案
更新档案内容
尚未建档
您愿意建立健康档案吗？（解释健康档案作用）
还不想建立
同意建立
预约建档
即时建档
建立健康档案
发放健康档案信息卡
辖区重点管理人群
0~6岁儿童
孕产妇
65岁及以上老年人
慢性病患者
严重精神障碍患者
肺结核患者
新生儿访视
产生访视
入户服务等
入户前责任医务人员检查受访者是否建立了健康档案
否
携带相关材料做好建档准备
是
责任医务人员调取受访者健康档案入户服务
更新档案内容

图 6-1 建档对象流程图

资料来源：摘自《国家基本公共卫生服务规范（第三版）》居民健康档案管理服务规范。

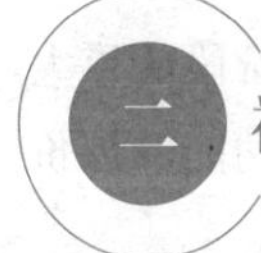

二 社区居民健康档案的种类和内容

社区居民健康档案包括个人健康档案、家庭健康档案和社区健康档案。个人健康档案和家庭健康档案采用以问题为导向的记录方式，社区健康档案则需要通过社区健康调查将社区卫生服务状况、卫生资源及居民健康状况进行统计分析后才得以建立。

（一）个人健康档案

个人健康档案是指一个人从出生到死亡的整个过程，其健康状况的发展变化情况及所接受的各项卫生服务记录的总和。内容包括个人基本信息、健康体检、重点人群健康管理记录和其他医疗卫生服务记录。《国家基本公共卫生服务规范（第三版）》对此有如下基本要求。

1. 个人基本情况

个人基本情况包括姓名、性别等基础信息和既往史、家族史等基本健康信息。

2. 健康体检

健康体检包括一般健康检查、生活方式、健康状况及其疾病用药情况、健康评价等。

3. 重点人群健康管理记录

重点人群健康管理记录包括国家基本公共卫生服务项目要求的0~6岁儿童、孕产妇、65岁及以上老年人、慢性病患者、严重精神障碍患者和肺结核患者等各类重点人群的健康管理记录。

4. 其他医疗卫生服务记录

其他医疗卫生服务记录包括上述记录之外的其他接诊、转诊、会诊记录等。

（二）家庭健康档案

家庭健康档案是以家庭为单位，记录与居民健康有关的各种家庭因素及家庭健康问题的系列资料，包括封面、家庭基本资料、家庭评估资料、家庭主要健康问题目录及健康问题描述、家庭各成员健康资料（其形式与内容如前述个人健康档案）。

1. 封面

封面包括档案号、户主姓名、社区、建档单位、建档医生、建档护士、家庭住址、电话等内容。

2. 家庭基本资料

家庭基本资料包括家庭住址、居住环境、卫生设施、家庭经济状况及家庭各成员基本情况等。

3. 家庭评估资料

家庭评估资料包括家庭结构、家庭功能、家庭生活周期、家庭内外资源等内容。目前应用较广泛的家庭评估方法和工具有家系图（见第七章第二节家庭健康护理）、家庭生活周期。

4. 家庭主要健康问题目录及健康问题描述

家庭主要健康问题目录主要记录每个家庭成员和整个家庭在家庭生活周期各个阶段的重大生活事件、行为与生活方式、家族遗传性疾病，以及与健康有关的一些问题和家庭功能的评价结果。

5. 家庭各成员健康资料

家庭各成员健康资料主要内容同个人健康档案中的内容。一般以家庭为单位，将个人健康档案并入家庭健康档案进行管理。

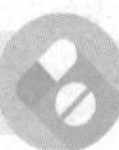

（三）社区健康档案

社区健康档案是记录社区健康问题，评估社区特征及健康需求的系统资料。完整的社区健康档案主要包括 4 部分内容。

1. 社区基本情况资料

社区基本情况资料主要包括社区的自然环境及资源分布概况、人文和社会环境状况、经济和社会发展、社区组织现状及社区动员潜力等。

2. 社区卫生服务资料

社区卫生服务资料包括社区的卫生服务机构和社区的卫生人力资源。

（1）社区的卫生服务机构。如医疗保健机构、福利机构、医学教育机构等。每个机构的服务范围、优势服务项目、地点等均有必要记录在社区档案中。医生可根据以上情况进行转诊、咨询等，从而充分利用卫生资源，为居民提供协调性保健服务。

（2）社区的卫生人力资源。社区的卫生人力资源包括本辖区各类卫生服务人员及卫生相关人员的数量、年龄结构、职称结构、专业结构等。

3. 社区卫生服务状况

关于社区卫生服务状况的资料包括医疗服务统计、家庭访视和居家护理的人次、转诊统计，以及住院统计。

（1）医疗服务统计。如一定时期的门诊量、常见健康问题种类及构成、门诊疾病种类及构成。

（2）家庭访视和居家护理的人次、转诊统计。转诊统计包括转诊率、患病种类及构成、转诊单位等。

（3）住院统计。住院统计包括住院患者数量（住院率）、患病种类及构成、平均住院天数、住院起止时间等。

4. 社区居民健康状况

关于社区居民健康状况的资料包括社区人口学资料、社区居民患病资料、社区人口死亡资料、社区人群行为方式与危险因素资料等。

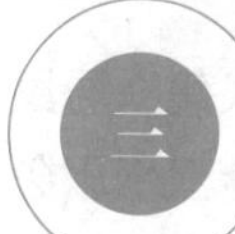

三 居民健康档案的管理与使用

《国家基本公共卫生服务规范（第三版）》对居民健康档案的管理与使用要求如下。

（一）居民健康档案的管理

1. 居民健康档案管理流程

居民健康档案管理流程，如图 6-2 所示。

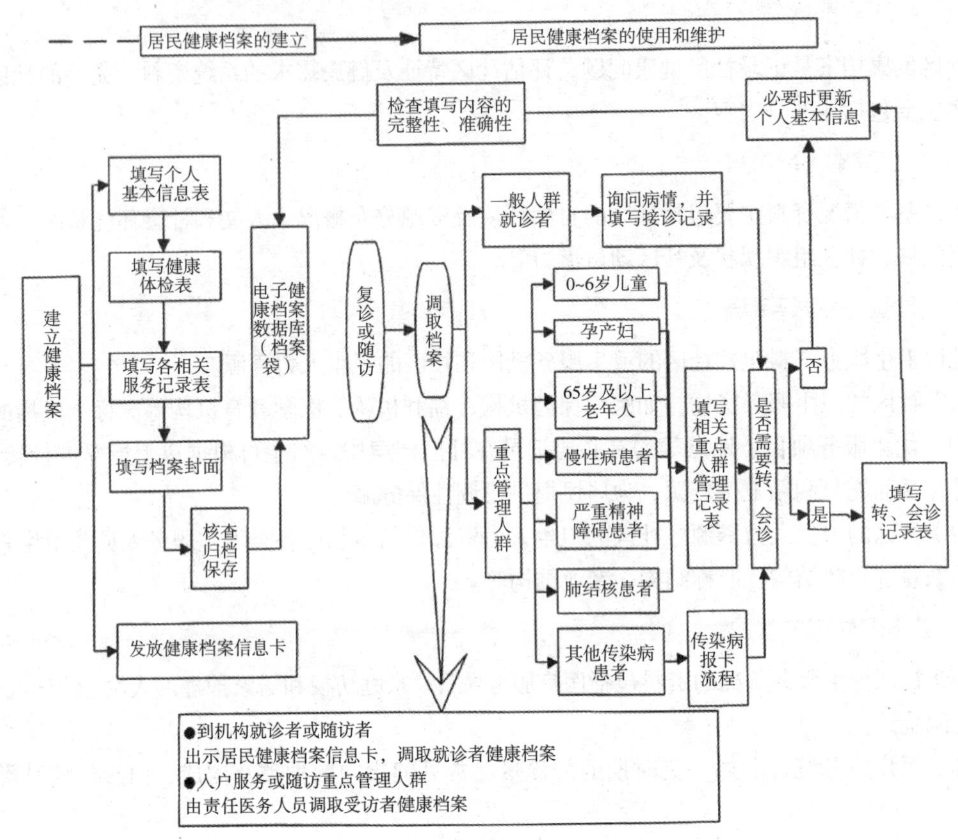

图6-2 居民健康档案管理流程图

资料来源：摘自《国家基本公共卫生服务规范（第三版）》居民健康档案管理服务规范。

2. 服务要求

（1）乡镇卫生院、村卫生室、社区卫生服务中心（站）负责首次建立居民健康档案、更新信息、保存档案；其他医疗卫生机构负责将相关医疗卫生服务信息及时汇总、更新至健康档案；各级卫生计生行政部门负责健康档案的监督与管理。

（2）健康档案的建立要遵循自愿与引导相结合的原则，在使用过程中要注意保护服务对象的个人隐私，建立电子健康档案的地区，要注意保护信息系统的数据安全。

（3）乡镇卫生院、村卫生室、社区卫生服务中心（站）应通过多种信息采集方式建立居民健康档案，及时更新健康档案信息。已建立电子健康档案的地区应保证居民接受医疗卫生服务的信息能汇总到电子健康档案中，保持资料的连续性。

（4）统一为居民健康档案进行编码，采用17位编码制，以国家统一的行政区划编码为基础，以村（居）委会为单位，编制居民健康档案唯一编码，同时将建档居民的身份证号作为身份识别码，为在信息平台上实现资源共享奠定基础。

（5）按照国家有关专项服务规范要求记录相关内容，记录内容应齐全完整、真实准确、书写规范、基础内容无缺失。各类检查报告单据和转诊、会诊的相关记录应粘贴留存归档，如果服务对象需要可提供副本。已建立电子版化验和检查报告单据的机构，化验及检查的报告单据交居民留存。

（6）健康档案管理要具有必需的档案保管设施设备，按照防盗、防晒、防高温、防火、防潮、防尘、防鼠和防虫等要求妥善保管健康档案，指定专（兼）职人员负责健康档案管理工作，保证健康档案完整、安全。电子健康档案亦应有专（兼）职人员维护。

（7）积极应用中医药方法为居民提供健康服务，记录相关信息纳入健康档案管理。

（8）电子健康档案在建立完善、信息系统开发、信息传输全过程中应遵循国家统一的相关数据标准与规范。电子健康档案信息系统应与新农合、城镇基本医疗保险等医疗保障系统相衔接，逐步实现健康管理数据与医疗信息及各医疗卫生机构间数据互联互通，实现居民跨机构、跨地域就医行为的信息共享。

（9）对于同一个居民患有多种疾病的，其随访服务记录表可以通过电子健康档案实现信息整合，避免重复询问和录入。

（二）居民健康档案的使用

（1）已建档居民到乡镇卫生院、村卫生室、社区卫生服务中心（站）复诊时，在调取其健康档案后，由接诊医生根据复诊情况及时更新，补充相应记录内容。

（2）入户开展医疗卫生服务时，应事先查阅服务对象的健康档案并携带相应表单，在服务过程中记录、补充相应内容。已建立电子健康档案信息系统的机构应同时更新电子健康档案。

（3）对于需要转诊、会诊的服务对象，由接诊医生填写转诊、会诊记录。

（4）所有的服务记录由责任医务人员或档案管理人员统一汇总及时归档。

（三）居民健康档案的终止和保存

（1）居民健康档案的终止缘由包括死亡、迁出、失访等，均需记录日期。对于迁出辖区的还要记录迁往地点的基本情况、档案交接记录等。

（2）纸质健康档案应逐步过渡到电子健康档案，纸质和电子健康档案，由健康档案管理单位（居民死亡或失访前管理其健康档案的单位）参照现有规定中的病历的保存年限和方式负责保存。

思考与练习

一、名词解释

1．环境

2．环境污染

3．职业病

4．社区健康档案

二、填空题

1．工业“三废”是指__________、__________、__________。生活“三废”是指__________、__________、__________。

2．环境污染的特点有__________、__________、__________和__________。

三、单项选择题

1．下列说法正确的是（　　）。

A. 环境是由空气、水和陆地构成的

B. 环境可分为原生环境和次生环境

C. 环境是自然条件和社会条件的总称

D. 环境可分为生理环境和心理环境

E. 原生环境比次生环境对人体健康危害大

2. 环境污染的特点不包括（　　）。

A. 长期性　　B. 复杂性　　C. 多样性　　D. 容易治理

E. 广泛性

3. 环境污染对人体健康的影响主要是（　　）。

A. 急慢性中毒、三致作用　　B. 慢性中毒、致癌作用

C. 急性中毒、亚急性中毒　　D. 致癌、致畸、致突变作用

E. 急性中毒、致癌作用

4. 饮用水卫生要确保安全、卫生，主要是为了确保不发生（　　）。

A. 消化道疾病　　B. 介水传染病　　C. 食物中毒　　D. 急慢性中毒

E. 水型地方病

四、简答题

1. 在教室或学生宿舍室内存在的空气污染对健康的影响有哪些？如何控制？

2. 很多人在搬入新装修的住宅或写字楼后，就感到头痛、头晕恶心、嗓子干疼、疲劳等症状。出现这些症状的原因是什么？如何控制？

3. 生活饮用水的基本卫生要求有哪些？

4. 职业病的特点有哪些？

5. 健康档案的种类及内容有哪些？

第七章 家庭健康管理与护理

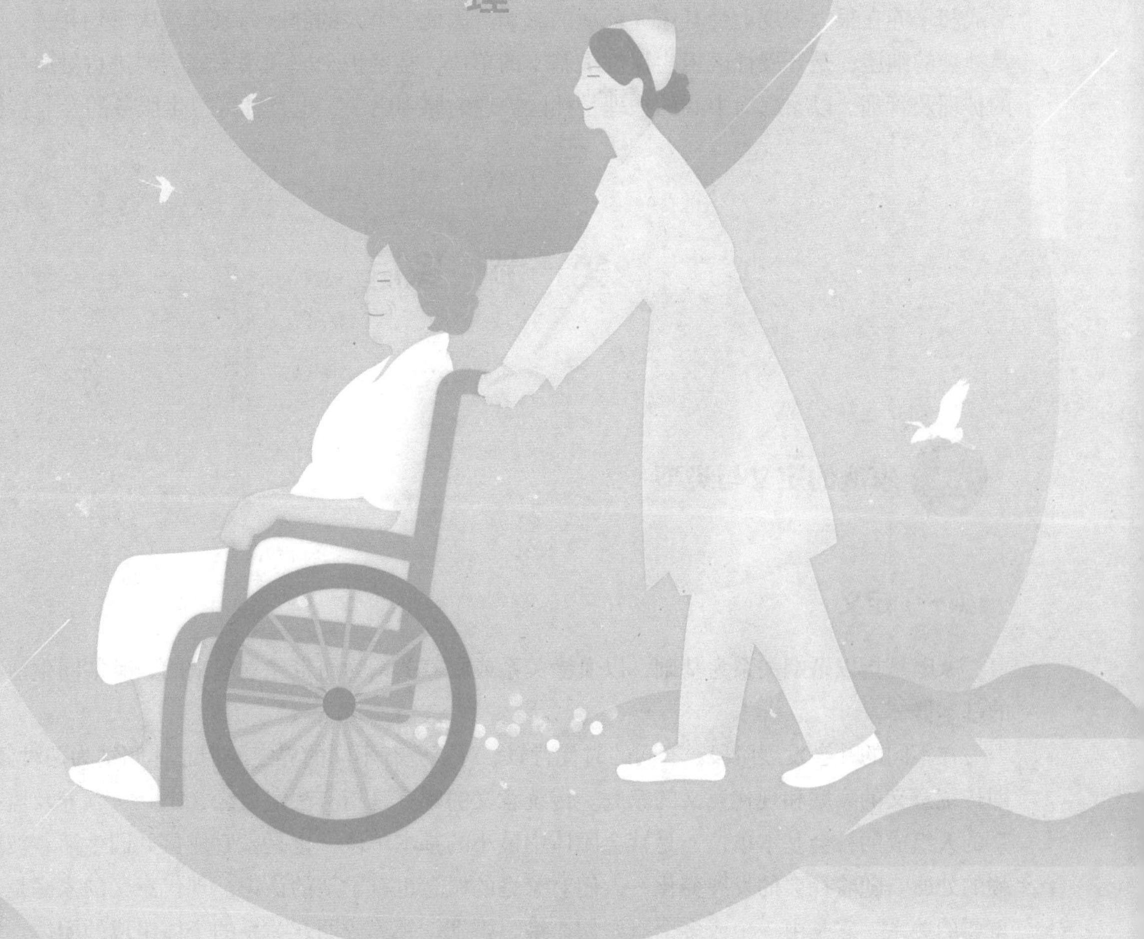

学习目标

知识目标：了解家庭与疾病的关系；熟悉家庭访视的程序和居家护理的形式；掌握家庭访视、居家护理的概念。

技能目标：能利用家系图对家庭访视进行初步的健康评估，并按照家庭健康护理程序为服务对象提供家庭护理。

案例导入

某家庭为三口之家，妻子是家庭主妇，儿子正在读高三，马上就要参加高考，妻子除了要照顾儿子的生活起居外，每天还要照顾因脑中风瘫痪在床的婆婆，丈夫因在外地工作，无法帮她分担家庭重担。

问题：该家庭属于哪种类型的家庭？作为社区护士应提供哪些预防性家庭保健服务？

家庭是个人生活的场所。个人的价值观、生活习惯、处理问题和解决问题的方式、性格的形成和培养在很大程度上受其家庭环境的影响。因此，个人的健康与家庭健康密切相关。家庭是社会的细胞，是开展社区卫生保健最基本的单位，社区护士应利用家庭资源进行健康与疾病的护理及管理。以家庭为中心的护理是社区护理的原则之一，也是社区卫生服务的专业特征。

第一节　家庭

一　家庭的定义与类型

（一）定义

家庭是指以婚姻关系为基础，以血缘关系或收养关系为纽带建立起来的，有共同生活活动的基本群体。

在不同的社会发展阶段、不同的时代背景，对家庭有不同的界定。但总体归纳为两种倾向，即传统意义的家庭和现代意义的家庭。传统意义的家庭是指有法定血缘、婚姻、领养及监护关系的人组成的社会基本单位，是社会团体中最小的基本单位，也是家庭成员共同生活、彼此依赖的处所。随着社会的发展变化，人们对家庭的概念也有了新的认识。现代意义的家庭是一种重要的关系，它是由一个或多个有密切血缘、婚姻、领养或朋友关系的个体组成的团体，如同性恋家庭、同居家庭、丁克家庭等。

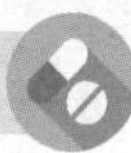

（二）类型

1．核心家庭

核心家庭（nuclear family）是由一对父母及其未婚子女（养子女）组成的家庭，核心家庭也包括没有子女的丁克家庭。其特征是规模小、人数少、结构简单、只有一个权力中心，其利益和资源易于安排，是现代家庭类型的主流。

2．扩展家庭

扩展家庭（extended family）指由两对或两对以上夫妇与其子女组成的家庭，根据成员结构不同，可分为主干家庭和联合家庭。

（1）主干家庭（stem family）。主干家庭是由一对已婚夫妇与未婚子女及其父母组成的家庭，包括与其单方父母组成的家庭形式。家庭中有两对及以上夫妇，但是为垂直的上下代关系。主干家庭是核心家庭的扩大，有一个权力中心，或还有一个次权力中心。因其具有直接血缘关系和婚姻关系，亦称直系家庭。

（2）联合家庭（joint family）。联合家庭又称复合家庭，主要指两对或两对以上的同代夫妇及其未婚子女组成的家庭。其特点是规模大、人数多、结构复杂、关系繁多，人际关系不易相处。但可利用的家庭内外资源较多，易于应付压力事件。家庭成员对医护人员的依赖性不强。

3．其他类型家庭

（1）单亲家庭（single-parent family）。单亲家庭或称单身父母家庭，是父母单方及其子女或收养的子女组成的家庭，包括未婚有孩子及未婚领养孩子组成的家庭。

（2）重组家庭（step family）。重组家庭或称继父母家庭，由再婚而组成的家庭，包括来自以前婚姻的子女及再婚所生育的子女。

（3）特殊家庭（special family）。特殊家庭包括同居家庭、同性恋家庭、抚养家庭、隔代家庭、多个成人组成的家庭等。

这些非传统形式的家庭状态，有其特殊的心理、行为及健康问题，进行家庭护理时应重视客观现实。

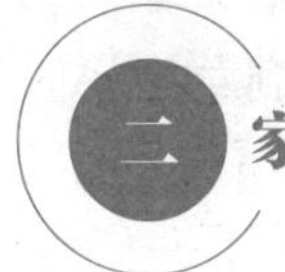

二 家庭结构与功能

（一）家庭结构

家庭结构包括家庭的外在结构和内在结构，外在结构即家庭的类型，内在结构是家庭的主要内涵，是指家庭内在的构成和运作机制。家庭的权力结构、角色、价值观和沟通形式（相互作用模式）形成了家庭的内在动力，每个家庭都有其传统和特点，构成了不重复的家庭。

1．家庭的权力结构

权力是家庭某一个成员影响、控制和支配其他成员现存的和潜在的能力。家庭权力结构反映了谁是家庭的决策者，以及做决策时家庭成员之间相互作用的方式。常见的家庭权力结构有以下 4 种类型。

（1）传统权威型：权力来源于家庭所在的社会文化传统，为约定俗成。如在男性主导社会，父亲通常是一家之主，家庭成员把父亲视为权威人物，而不考虑他的社会地位、职业、收入、健康及能力等。

（2）经济权威型：权力来源于负责供养家庭、掌握经济大权的情况。如父亲下岗而由母亲赚钱供养家庭，权力自然由父亲转移到母亲，母亲被认为是这种家庭的权威人物。子女若能处在这种位置上，也会成为家庭的权威人物。

（3）情感权威型：在家庭感情生活中起决定作用的人被视为权威人物，其他的家庭成员因对他的感情而承认其权威。中国的“妻管严”和“老太君”即为此种类型。

（4）分享权威型：家庭成员分享权力，共同协商决定家庭事务，是现代社会所推崇的类型，这种家庭又称民主家庭。

家庭权力结构并非一成不变，它随家庭生活周期及社会的变迁而改变。家庭权力结构是社区护士进行家庭评估、护理干预的重要参考资料。

2. 家庭角色

家庭角色是指家庭成员在家庭中所占的特定地位。在家庭中，每个成员都扮演着不同的家庭角色，有特定身份。每个人都有几种不同的角色，如儿子、学生、朋友，随着时间的流逝，角色也在不断地变化，如儿子—父亲—爷爷。角色的变换，产生了角色学习、角色期待、角色认知、角色冲突的机制内涵。对角色的认知，帮助我们科学地评价家庭角色的扮演是否成功，如何调适不成功的角色，如何适应角色的变换。

（1）角色学习：角色学习是一种综合性的习得角色的情感、态度，角色拥有的权利和责任的方法。角色学习在人与人的互动和角色互补中进行，传统的角色模式也树立了仿效的榜样。

（2）角色期待：角色期待是指家庭对成员所期盼的特定行为模式。角色期待包含了复杂的综合转变，对家庭、社会的认知，实践体验、情感态度的转变等。家庭的角色期待对成员社会化至关重要，既能符合家庭，又能符合社会规范的角色期待才是理想的角色期待。

（3）角色认知：角色认知是指角色扮演者对社会地位、作用及行为规范的实际认识和对社会其他角色关系的认识。

（4）角色冲突：角色冲突是指当个体在扮演角色中不能适应其角色期待，会感到左右为难、心理困惑、矛盾。

3. 家庭沟通

家庭沟通是指家庭成员间在情感、愿望、需求、意见等方面进行交换的过程。家庭内保持良好的沟通是家庭功能良好，维持和谐家庭的前提。

家庭沟通是通过发送者（S）、信息（M）和接收者（R）这一传递轴完成的。因此，家庭内的沟通是否正常是了解家庭功能的标志，它形成了家庭特有的“相互作用模式”。例如，发送者没有清楚地表达出信息，这个信息可能是模棱两可的，或者接收者似乎没有听清楚或没有理解这个信息，最终对信息产生了误解。

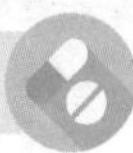

知识拓展

爱波斯坦（Epstein）等描述了家庭的3种水平沟通内容和方式：①根据沟通的内容是否与感情有关分为情感性沟通与机械性沟通；②根据沟通时表达信息的清晰程度分为清晰性沟通与模糊性沟通；③根据沟通时信息是否直接指向接收者分为直接沟通与间接沟通。

4．家庭的价值观

家庭的价值观是指家庭成员对家庭活动的行为准则及生活目标的思想、态度和信念。家庭中的健康信念及价值观相互影响，彼此具有一致性。随着社会的进步，健康的价值观会随着潮流潜移默化地改变，使个人以科学的态度改变健康观，指导行为获得健康。只有了解了家庭的价值观，特别是健康观，社区护士才能确认健康问题在家庭中受重视的程度，制订出切实可行的护理计划，有效地解决健康问题。

（二）家庭功能

家庭功能是指家庭成员在家庭生产和社会生活中发挥的有效作用，主要功能是满足成员生理、心理和社会的基本需要，维护家庭的完整性。

1．情感功能

情感功能指满足家庭成员情绪精神上需求的功能，是形成和维持家庭的重要基础。家庭成员以血缘和情感为纽带，通过彼此的关爱和支持满足爱与被爱的需要，可以使家庭成员有归属感和安全感。

2．生殖养育功能

生殖养育功能指家庭具有繁衍后代、养育子女和赡养老人的功能。家庭是人口再生产的唯一社会单位，它体现了人类作为生物世代延续种群的本能与延续种群的需要。

3．社会化功能

社会化功能指家庭具有将其家庭成员培养成合格社会人员的功能。家庭为家庭成员提供教育，培养子女适应社会并走向社会，学会承担社会角色，提高社会适应能力；根据法规和民族习俗，约束家庭成员的行为，给予文化素质教育，培养正确的人生观、价值观。

4．经济功能

经济功能指家庭有提供经济资源，满足家庭成员在衣、食、住、行、教育、医疗、娱乐等多方面需求的功能。

5．健康照顾功能

健康照顾功能指家庭成员间相互照顾与支持，维护家庭成员健康的功能。家庭不仅有促进和保护家庭成员健康的功能，还有在成员患病时能提供各种所需照顾和支持的功能。主要包括提供合理饮食、适宜衣物、保持有益于健康的环境，提供保持健康的卫生资源等。

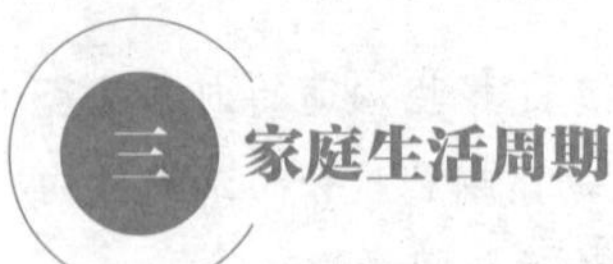

三 家庭生活周期

家庭生活周期（family life cycle）是指家庭遵循社会与自然的规律产生、发展和消亡的整个过程。美国 Duvall 的家庭生活周期理论将家庭生活周期分为 8 个阶段，以提供不同时段、不同特点的周全服务，见表 7-1。

表 7-1　Duvall 家庭生活周期表

阶段	定义	主要发展任务
新婚期	男女结合	建立家庭，双方适应及感情沟通；生活方式和性生活协调；制订家庭计划，包括计划生育；建立和处理好新的亲戚关系
第一个孩子出生期	第一个孩子 0~30 个月	适应父母的角色，稳定婚姻关系；母亲产后的恢复；承担增大的经济开支；养育和照顾婴幼儿
有学龄前幼儿期	孩子 30 个月 ~6 岁	抚育孩子，注意孩子的身心发育及安全防护，孩子上幼儿园
有学龄儿童期	孩子 6~13 岁	促使孩子身心发展及社会化，孩子上学问题，青春期卫生问题
有青少年期	孩子 13~20 岁	青少年的教育与沟通，青少年的性教育及与异性交往、恋爱，青少年的社会化问题
中年期	最大到最小的孩子离家	父母与子女之间的关系转为成人间的关系，父母逐渐感到孤独，孩子开始自立，家庭继续提供支持
空巢期	孩子离家至夫妻退休	恢复夫妻两人的生活，重新适应及巩固婚姻关系，计划退休后的生活，适应与新家庭成员的关系，与孩子的沟通及给予各方面的支持
退休期	退休至死亡	适应正在衰退的体力，适应经济收入的减少及生活依赖性的增加，建立舒适的生活节奏，适应丧偶的压力

（1）新婚期。新婚时期，由于男女双方来自不同的家庭，存在各自不同的家庭观念和习俗，因此家庭常面临以下新问题：适应环境问题、人际关系问题、性生活与家庭计划等。社区护士应预先了解双方对婚姻的态度和适应情况，以指导生育计划、孕期保健及检查，并指导双方做好为人父母的心理准备。

（2）第一个孩子出生期。第一个孩子出生期是指从孩子出生到生后 30 个月的阶段。这一阶段，家庭主要围绕婴幼儿的哺育问题进行探索，且应注意防止意外事故发生。社区护士应指导父母处理婴幼儿的喂养问题。

（3）有学龄前幼儿期。有学龄前幼儿期是指孩子从出生后 30 个月 ~6 岁的阶段。此阶段的任务是促进小儿的成长发育和躯体健康发展，同时加强安全防范及环境卫生。

（4）有学龄儿童期。有学龄儿童期是指孩子 6~13 岁的阶段。此阶段孩子到了入学年龄，开始学习知识、社会规范、道德价值及人际关系，认知能力和社会能力不断提高，自我为中心

的行为渐渐减少。但孩子常会出现适应障碍、学习障碍、行为障碍，社区护士应协助家长鼓励儿童努力学习，使其从中获得满足，逐渐形成顽强的毅力和强大的意志，促使儿童精神成长。

（5）有青少年期。有青少年期是指孩子 13~20 岁的阶段。此阶段是孩子身心变化最显著的阶段，其父母已 40 岁左右。社区护士在这一阶段担负双重责任，需让家长定期体检，同时监测青少年的健康。

（6）中年期（最大到最小的孩子离家）。中年期指子女因求学、创业、结婚等离开父母的阶段。此阶段父母不宜过多约束成年子女，而应给予子女精神支持。社区护士多进行家庭宣教、筛查和防治工作，并指导家长开始培养自我兴趣及社交，以调节空虚和寂寞，告诫配偶之间多加关心。

（7）空巢期。空巢期是指子女皆成人离家到夫妻退休的阶段。此阶段常出现心理社会障碍，易患焦虑、失眠、忧郁，女性多发生骨质疏松、腰酸背痛，多有不适。

（8）退休期。夫妻双方均已步入了老年期，身体老化显著，疾病增多。社区护士应多上门随访、指导服药、检查安全、营养咨询和教导合理活动，照顾老人的安全及疾病问题，协同子女处理老人诸多的躯体、心理疾病，并做好临终关怀照顾，使家庭生活周期画上完满的句号。

实际上，并非每个家庭都经历家庭生活周期的所有阶段。如婚后夫妇双方选择不要孩子的家庭，就不会按照该发展过程进行。社区护士将家庭作为服务对象时，应了解家庭的发展阶段，预测和识别在每一发展阶段可能出现或已经出现的问题，并及时提供健康咨询，进行健康教育，采取必要的预防和干预措施，预防家庭危机的产生。对不经历所有家庭生活周期的家庭，社区护士更应给予特别注意。

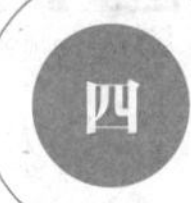

四 家庭对健康的影响

家庭关系失调、家庭功能失调、家庭结构不完整等都会影响家庭成员健康，如近年来报道的家庭暴力对躯体和精神健康的严重影响，如丧偶、离婚是家庭结构严重破坏的重要因素，对健康损害也最大。家庭对个人健康的影响是多方面的，主要概括为以下几点。

（1）遗传的影响。遗传病大多来自家庭，包括生物、心理行为、精神的遗传。家族性遗传病包括血友病等。一些慢性病也有家族遗传倾向，如高血压病、癌症、糖尿病等。

（2）对疾病传播的影响。传染病及呼吸道疾病在家庭更易传播，如肝炎、艾滋病呈家庭聚集现象。0~5 岁孩子下呼吸道感染就与不利家庭因素（不良居家环境、过分拥挤、母亲照顾不良等）有关。

（3）对康复治疗的影响。慢性病患者的生活质量及预后与家庭支持相关，如对糖尿病儿童的调查显示，被家庭关注的患儿大部分病情可以得到控制，发育正常，而不被家庭关注的患儿则并发症多，甚至中途夭折。

（4）对生长发育的影响。据国外研究表明，父母的长期高应激状态对子女智力和行为都有影响。家庭暴力对躯体、精神有严重影响，并会留有心理创伤。儿童的自杀情节、抑郁情绪、社会病理人格，与父母亲情的长期剥夺有关。

（5）对求医行为、生活方式的影响。家庭成员的健康观和生活方式往往相互影响。一个成员的求医行为、生活方式会受到另一成员或整个家庭的影响，继而影响到家庭对卫生资源利用的频度。慢性病诱因大部分与不良生活方式、饮食习惯、行为和心理相关，而这些诱因多来自家庭。家庭成员的频繁就医和对医护人员的过分依赖往往是家庭功能障碍的表现，不良的生活方式可能成为所有家庭成员的通病，明显影响家庭成员的健康。

（6）婚姻的影响。夫妻相亲相爱、家庭稳定、具有凝聚力和良好的家庭氛围促使机体生理、心理平衡，孩子健康成长。而家庭破裂可导致青少年发育迟缓、出现行为问题、焦虑、自杀等。

总之，家庭是影响个体健康的重要环境，对疾病的发生、发展起关键作用。社区护士了解家庭与健康之间的关系，可以适时适宜地指导家庭预防和解决家庭问题。

第二节　家庭健康护理

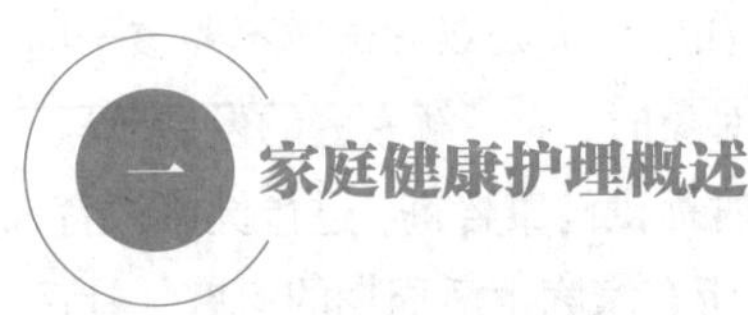

一　家庭健康护理概述

（一）家庭健康护理的概念

家庭健康护理

1. 家庭健康

家庭健康（health of family）还没有一个统一的概念，护理专家弗里德曼（Friedman）认为，家庭健康指家庭运作有效，即家庭存在变化、团结和个性化的动态平衡。纽曼（Neuman）认为，家庭健康是指家庭系统在生理、心理、社会文化、发展及精神方面的一种完好的、动态变化的稳定状态。WHO 提出，家庭健康的概念为“作为基本社会单元的家庭能正常行使其职责”。总之，家庭健康以家庭为单位进行评价，家庭健康不等于家庭成员没有疾病，而是处于复杂的、各方面健全的动态平衡状态。

2. 家庭健康护理

家庭健康护理（family health nursing）是以家庭为单位的护理，指社区护士为帮助家庭成员预防、应对和解决家庭各阶段的健康问题，适应家庭发展任务，获得健康的生活周期而提供的帮助。

（二）家庭健康护理的内容

圆满的、健康的家庭是家庭成员身心健康的重要条件，家庭健康护理的内容一般包括以下几个方面。

（1）交流氛围融洽。家庭成员间能彼此分享感觉、理想，相互关心，能使用语言和非语言交流方式促进相互间的了解，并能化解冲突。

（2）促进家庭成员的发展。家庭给各成员足够的自由空间和情感支持，使成员有成长机会，能够随着家庭的改变而调整角色和任务的分配。

（3）能积极地面对矛盾及解决问题。家庭成员对家庭负责任，并积极解决问题。遇到解决不了的问题，不回避矛盾并寻求外援。

（4）有健康的居住环境及生活方式。能认识到家庭内的安全环境、饮食的营养均衡、适度运动和充足的休息时间等对每位成员的重要性，并能合理安排。

（5）家庭整体健康与社区的关系。保持联系、不脱离社会，充分运用社会网络和社区资源满足家庭成员的需要。

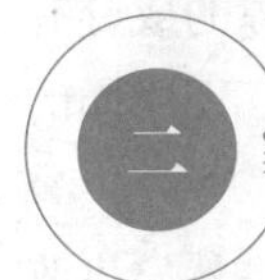

二 家庭健康护理程序

家庭健康护理程序包括 5 个步骤：家庭健康护理评估、家庭健康护理诊断、家庭健康护理计划、家庭健康护理实施和家庭健康护理评价，如图 7-1 所示。

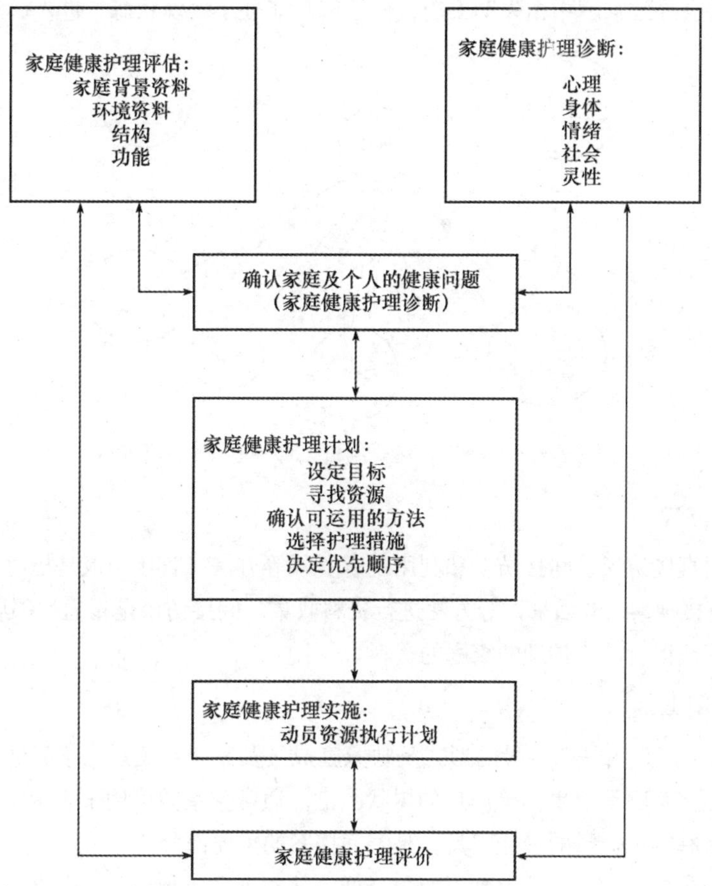

图 7-1 家庭及个人护理程序的步骤

（一）家庭健康护理评估

家庭健康护理评估即为确定家庭健康问题而收集资料的过程，为进行家庭健康护理提供依据。其目的是了解家庭的结构和功能状况，分析家庭与个人健康之间的相互作用，确认家庭存在的健康问题的来龙去脉及潜在的健康问题，为鉴别与解决个人和家庭的健康问题提供依据。

1．评估的内容

评估的内容包括家庭一般资料、家庭结构、家庭功能、家庭资源和家庭生活压力事件等。家庭一般资料、家庭结构、家庭功能可以通过家系图了解，在此仅叙述家庭资源和家庭生活压力事件。

（1）家庭资源：家庭资源包括家庭的内在资源和外在资源。家庭资源的评估一般采用问卷法，利用多层排序进行评估。家庭的外在资源还可用图 7-2 表示。调查家庭外资源的成分有无与多少，记录各种资源与家庭的联系强度，然后进行归纳分析，对家庭进行评估。图中圈的大小表示资源的多少，不同的连线表示联系的强度。

（2）家庭压力事件：家庭压力指的是家庭的状态、成员的关系、成员的角色等突然发生改变，或有家人罹患重病，即家庭发生重大生活改变的时候，便会产生家庭压力，使家庭失去平衡，影响家庭成员的健康。家庭压力事件会造成成员强烈的心理刺激和伤害，甚至难以愈合。严重的压力事件会导致家庭中枢失助失衡，使家庭功能处于瘫痪状态，进入病态危机。

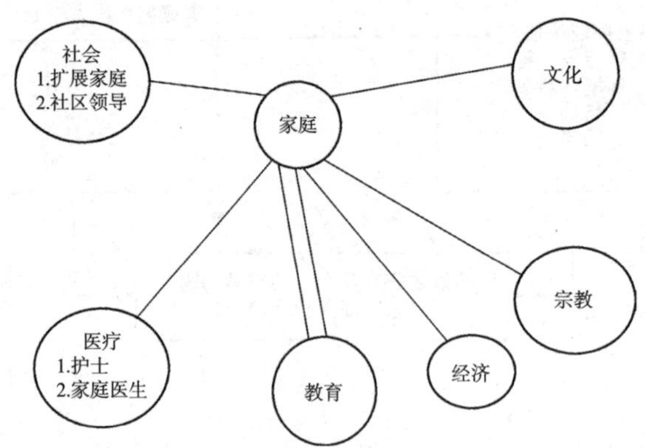

图 7-2　家庭的外在资源 ECO-MAP（关系图）

2．评估的方法

评估可采用直接访谈、间接访谈和利用现有资料等方法。直接访谈是指对所需要护理的家庭通过家访、直接观察、电话采访等方法进行资料收集。间接访谈是指通过邻居、亲戚、朋友、社区管理人员等获得所需要护理的家庭的资料。

3．评估常用工具

（1）家系图：家系图是以符号的形式反映家庭成员及其相互关系、家庭健康史、家庭成员疾病有无遗传性及家庭重要事件等信息的树状图谱。通常家系图可用来表示整个家庭的构成及结构，是了解家庭客观资料的最佳工具，是家庭档案的重要部分。

家系图至少包含三代人，从上到下辈分降低，从左到右年龄降低，夫妻一般男左女右，相互之间以线连接。每个成员的姓名、婚姻状况、出生或死亡日期、健康状态等资料及职业、文化程度、家庭的决策者、照顾患者的人及家庭重大生活事件等可根据需要在图上表示出来。常用于家系图的符号说明，如图 7-3 所示。

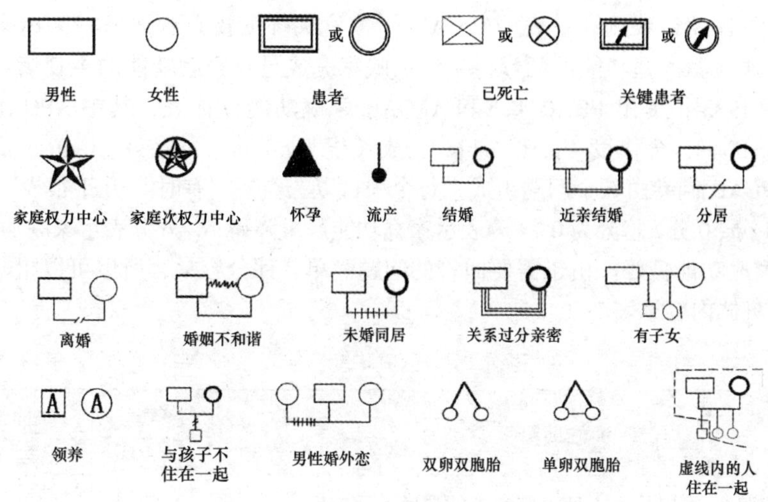

图 7-3　家系图象征符号

以李明的家庭为例，其家系图如图 7-4 所示。

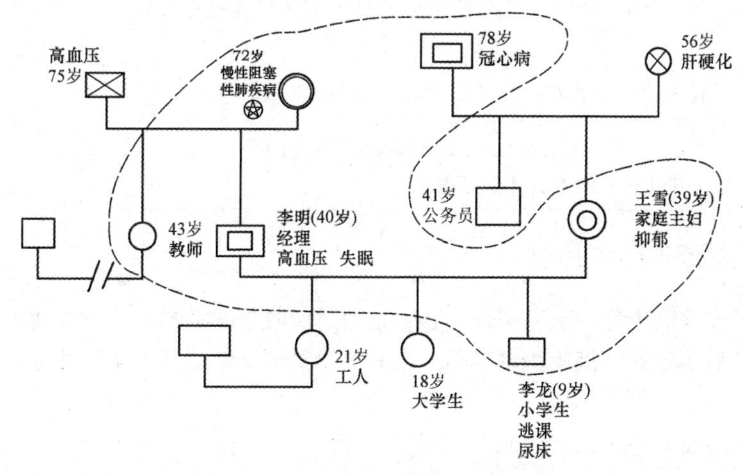

图 7-4　家系图

（2）家庭圈：家庭圈的绘制由每个家庭成员在 5 分钟内独立完成，其绘制方法为大圈代表家庭，大圈中小圈代表家庭角色，小圈的大小代表地位，小圈的距离代表关系亲密程度，如图 7-5 所示。

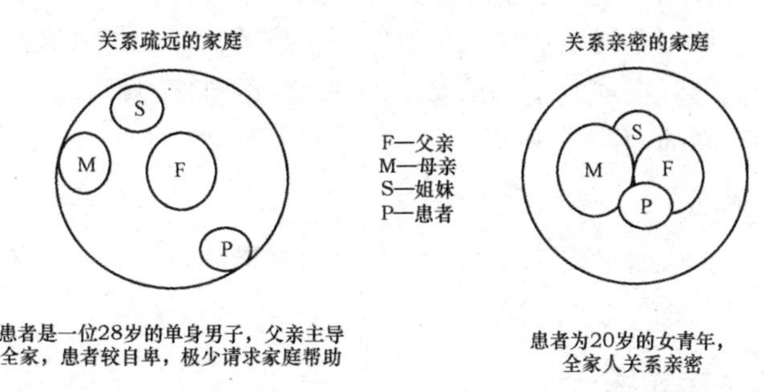

图 7-5　家庭圈

（3）家庭关怀度指数测评量表（APGAR）：家庭关怀度指数测评量表又称家庭功能评估表，是用来快速检测家庭功能的问卷，主要反映家庭成员对家庭功能的主观满意度。加拿大麦吉尔大学于1983年提出PRACTICE和APGAR家庭功能评估表，其中APGAR分别代表：适应度（adaptation）、合作度（partnership）、成长度（growth）、情感度（affection）和亲密度（resolve）。APGAR问卷由5个问题组成，每个项目以“经常”“有时”“几乎很少”来选择结果，分别记2分、1分、0分，总分为0~3分表示家庭功能严重障碍；4~6分表示家庭功能中度障碍；7~10分表示家庭功能良好。由于需要回答的问题简单，评分容易，所以可以粗略、快速地评价家庭功能，具体内容见表7-2。

表7-2　家庭功能评估表

评估项目	经常（2分）	有时（1分）	几乎很少（0分）
1. 当我遇到问题时，可以从家人处得到满意的帮助（适应度）	□	□	□
2. 我很满意家人与我讨论事情及分担问题的方式（合作度）	□	□	□
3. 当我想从事新的活动或发展时，家人都能接受且给予支持（成长度）	□	□	□
4. 我很满意家人对我表达感情的方式及对我情绪（如愤怒、悲伤等）的反应（情感度）	□	□	□
5. 我很满意家人与我共度时光的方式（亲密度）	□	□	□

（二）家庭健康护理诊断

家庭健康护理诊断也称为家庭护理问题，是通过所收集的资料，分析并找出家庭目前存在的健康问题，然后确定家庭健康护理诊断。家庭健康护理诊断的基本步骤和陈述格式同社区护理程序。

（三）家庭健康护理计划

家庭健康护理计划是以家庭健康护理诊断为依据，确定家庭健康护理目标的过程及选择家庭健康护理措施的指南。

1. 设定护理目标

制订家庭健康护理计划时应注意设定以具体个案为中心的目标，要考虑与家庭需要解决的问题联系性和可能性，而不是设定护理人员所希望达成的目标。与家庭共同设定目标是计划有效的基础，同时还应能够观察或测量其结果。护理目标的排序应以家庭的优先顺序为考量的主要依据，亟待解决的排在前面。

2. 制订护理计划

家庭健康护理计划的制订应考虑任务、时间、可利用的资源，以及采用什么方法、在什么范围内进行评价等。

（四）家庭健康护理实施

家庭健康护理实施是包括家庭及其成员与护理人员、其他健康照护小组成员等共同将家庭

健康护理计划付诸行动的过程。护理人员在家庭健康护理实施过程中可能会遇到许多困难，如被怀疑、应对冷淡、家庭执行无效等，应全面分析原因，并运用各种方法解决困难，使护理方法有效实施，顺利达成护理目标。

（五）家庭健康护理评价

家庭健康护理评价是指家庭护理计划付诸行动后，对其进行全面的检查与控制，其贯穿于家庭健康护理活动的全过程。

1. 护理过程的评价

主要评价护理活动是否符合护理程序要求。如评价收集的资料是否完整，评价护理诊断是否客观地、全面地反映了家庭主要健康问题，评价护理诊断与收集的资料是否统一，评价制订的护理计划是否具有可行性，评价护理计划执行的准确性及效果等。

2. 护理效果的评价

评价家庭的健康问题是否得到解决，确定患病家庭成员的健康状况是否达到预期目标。效果评价主要包括目标实现的程度，分为目标完全实现、目标部分实现、目标未实现 3 种。分析目标未能实现的原因，常见原因主要有原始资料不充足、诊断不确切、目标不恰当、护理措施设计不当或执行不得力等。

第三节　家庭访视

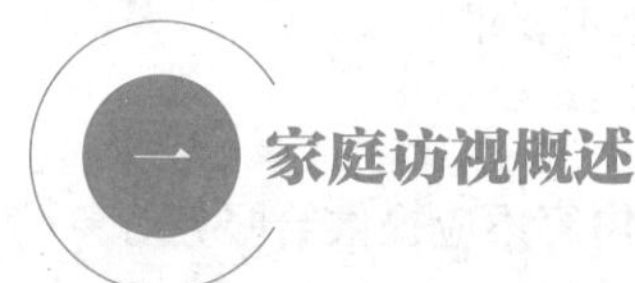

一　家庭访视概述

（一）家庭访视的概念

家庭访视（home visiting）亦称访视护理，简称家访，是指在服务对象家庭环境里，为了维护和促进个人、家庭和社区的健康而提供的护理服务活动。

家庭访视是家庭健康护理的重要方法，也是社区护士开展社区护理工作的重要手段。社区护士通过家庭访视可以了解服务对象的家庭环境、家庭成员情况、家庭结构和家庭功能，从而发现家庭成员和家庭整体现存和潜在的健康问题，合理利用家庭内、外资源，实施护理活动，解决家庭及其成员的健康问题，促进家庭健康。另外，社区护士也可以通过访视管理管辖区域的家庭，了解和发现社区的健康问题，掌握该社区的新生儿、残疾人、精神患者、传染性疾病患者、因患慢性病需要照顾者、体弱多病且需要照顾的老年人的家庭状况。

（二）家庭访视的对象

社区内的所有家庭都是被访视的对象，但由于家庭访视所需的时间和费用较多，社区护士很难对所有的家庭进行访视。因此，访视的对象主要是存在健康问题和有潜在健康问题的个人及其家庭成员。主要包括：①健康问题多发家庭；②有慢性病且缺少支持系统的家庭；③具有遗传危险因素或有残疾者的家庭；④家庭功能不完善的家庭；⑤不完整家庭；⑥特困家庭。

（三）家庭访视的类型

根据家庭访视的目的不同，家庭访视可分为 4 种类型。

1. 评估性家访

对家庭成员及环境等各方面进行全面评估，为制订护理计划提供依据，常用于有老年体弱、残疾人士或存在家庭危机、心理问题的家庭。

2. 预防、保健性家访

此类家访主要是预防疾病和促进健康，一般用于妇幼保健性家访和计划免疫工作。例如，产后家访、新生儿家庭访视。

3. 急诊性家访

急诊性家访是对患者出现的紧急情况或临时问题进行处理的家访。

4. 连续照顾性家访

连续照顾性家访也称居家护理，为有后续护理照顾需求的患者提供连续性的护理服务，如出院返家的患者，虽然病情稳定，但仍有特定的健康问题，需要专业护理人员给予定期性的护理服务。主要用于慢性病患者、康复期患者、临终患者及家属的居家护理。

（四）家庭访视的原则

1. 保密原则

社区护士应对被访家庭的相关资料进行保密，这是职业道德的基本要求。

2. 规范服务原则

社区护士应按社区护理职责和要求提供健康服务，职责以外的内容不应提供给服务对象，特别不能做有害于服务对象的事情，如向服务对象推销药品等。

3. 协同原则

社区护士应与家庭共同制订护理计划并付诸实施。

4. 资源共享原则

社区护理与医院护理的区别之一是可利用资源的供应渠道、供应条件、供应机会等的不同，社区护士应充分利用和开发家庭和社区资源。

5. 安全原则

消除家庭环境中不安全的或致病的因素，确保家庭环境的健康。另外，社区护士在访视时还应确保家庭成员及自身的安全。

6. 三级预防原则

按照疾病发展的自然史以三级预防为原则进行疾病控制。

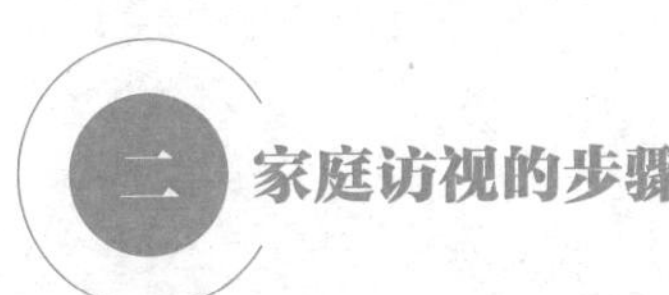

二 家庭访视的步骤

家庭访视流程

家庭访视可分为初次访视和连续性访视，主要包括访视前的准备阶段、访视阶段及访视后的评价。

（一）访视前的准备阶段

（1）确定访视对象，熟悉家庭一般情况及家访的目的。

（2）通过电话与家庭联系，核实访视时间、确切地址、路径，并简要了解服务对象的状态。

（3）根据家访目的，确定家访计划后，护士需详细阅读服务对象的健康档案。

（4）根据访视目的准备家访护理箱。常用物品有：体温计、血压计、听诊器、手电筒、量尺、剪刀、止血钳、酒精、棉球、纱布、消毒手套、塑料围裙、口罩、工作衣、地图、家庭护理手册、注射器、针头、常用药物等。

（5）在工作单位留下家访的住户名称及访视时间安排。

（6）访视顺序应依据病情轻重、有无传染性及人数合理排序。患有传染性疾病者的家庭应安排在后，以避免访视护士将病菌带到其他访视对象家中，引起交叉感染；有的访视对象情况紧急，应提前安排访视；一般情况下，访视路线可依交通路线安排，以节约时间。

（二）访视阶段

访视阶段的主要活动一般包括以下几个方面。

（1）建立友好的访视关系，运用交流技巧与家庭成员谈论有关家访的目的。

（2）按护理程序进行访视，先做家庭成员个别评估、家庭的评估，然后制订护理计划，实施护理措施，如健康评估、健康教育、护理操作等。操作应注意避免污染，合理应用箱内的物品，也可借助家里的某些物品，使操作顺利进行。

（3）简要记录访视情况。对访视中计划的实施情况进行记录，供日后评价参考，或作为护士对自我工作评价及改进工作的依据，还可作为科研和教学的资料。记录原则为正确、简洁、有时效性，应使用统一、规范的表格。

（4）整理用物，消毒洗手和补充物品。

（5）根据访视对象健康问题的轻重缓急，预约下次访视时间，并将预约时间记录在病历上，或在访视对象家中的日历上做记号，提醒其准备。实际访视中与访视对象建立良好的关系十分重要，要学会使用交流技巧，处理访视中遇到的各种问题。

（三）访视后的评价

（1）根据家访中收集的有关信息，如有新问题，护士可更改护理计划。

（2）与其他工作人员交流服务对象的情况，如个案讨论、汇报等。

（3）如果现有的资源不能满足服务对象的需求，而问题又不是在社区护士的职责和能力范围内，则为服务对象做转诊安排。

（4）访视后应做总体评价，如健康问题是否得到解决，慢性病是否得到有效控制。评价结果可作为案例讨论和改进家访计划的参考依据。

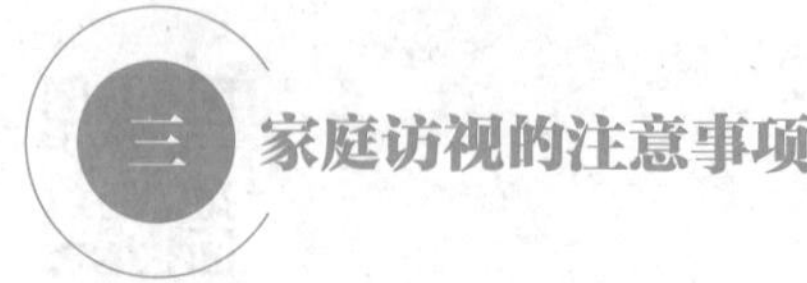

三 家庭访视的注意事项

（一）建立信任关系

家庭访视成功的关键在于与辖区居民建立良好的人际关系，具备确定问题、分析问题、处理和解决问题的能力。

（二）明确目的

家访要有明确的目的，能产生一定的效果和效益，而不是随便串门。一方面，社区护士应合理利用自己的时间，安排过多的、不必要的家访会使自己处于忙乱之中；另一方面，要考虑辖区居民的需求，只有当他们特别需要你的到来时，家访才会受欢迎。

（三）计划周全

家访要有周全的计划，这样可以节省时间，有利于社区护士在最短的时间内达到家访的目的。

（四）正确安排家访时间

家访要选择合适的时间，早上不能太早，晚上不能太迟，不要在吃饭的时间家访。

（五）开门见山

进入家庭要开门见山，说明来意、目的和家访需要的时间，请求家庭给予配合；避免闲聊过多，或者分散家庭成员的注意力。

（六）控制家访时间

严格控制家访的时间，一般为30~60分钟。家访结束前，做一个简短的总结，告诉家庭本次家访的结果，并预约下一次家访的时间。

（七）避免误会

家访时要注意观察每个家庭成员的反应，以便及时发现存在的问题。不要接受家庭馈赠的物品，不能表现出对某一家庭成员特别亲热，以免被误会。如果需要与某个家庭成员单独交谈，可预约到社区医疗机构。

（八）注意自身在家访中的安全

尽管在家访过程中危害护士的个人安全问题并不多见，但安全问题是所有家访护士必须考虑的。

1. 清楚自我保护职责

护士在家访时可能会遇上一些有敌意、正在发怒、情绪反复无常的服务对象，而且对周围的陌生环境不能掌控，这时应采用必要的安全措施：①在家访前尽可能用电话与家庭取得联系，询问地址、方向及如何到达；②穿着合适、得体或按单位规定穿制服，穿舒适的鞋子，必要时能够跑动，不要佩戴贵重的首饰；③随身带上身份证、工作证、零钱及通信工具；④家访前与

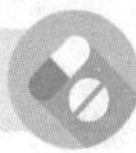

该机构其他人员一道准备好行程计划，包括家访的时间和走访家庭的姓名、地址、电话及交通工具等；⑤护士对家访有斟酌决定的自由，如果觉得不安全可以不去，在特殊情况下，家访前，护士有权要求有陪同人员同行，如果护士在服务对象的家中看到一些不安全因素，如打架、酗酒、有武器、吸毒等，可立即离开；⑥护理箱应放在护士的视野内，不用时盖上，以免小孩或宠物好奇玩弄；⑦只在计划好的工作时间内进行访视，如有例外，应得到机构的同意。

2．注意路途安全

社区护士在家访时应严格遵守交通安全规则，认真做好自我防护措施。

3．掌握在家访过程中应付危险情况的原则

家访中，存在或潜在的危险都可能发生。当护士遇上家庭打架或有人手持武器等不安全情况时，应遵循以下两个原则。①保护自己的安全。当护士觉得自己的存在可能使情形更加恶化时，可以离开这个家庭，同时护士可向走访家庭要求更换家访时间，并向单位通报此事。②保护家庭成员的安全。如果护士在走访家庭途中，遇到有人正在面临危险或已经受伤的情况，必须立即报警，同时通知急救中心。

第四节　居家护理

一　居家护理概述

（一）居家护理的概念和特点

1．概念

居家护理是在有医嘱的前提下，社区护士直接到患者家中，应用护理程序，向社区中有疾病的个人即出院后的患者或长期在家庭疗养的慢性病患者、残障人、精神障碍者，提供连续的、系统的基本医疗护理服务。

2．特点

居家护理的特点是以个案管理的方式提供服务，即由居家护理人员提供个案所需的各项保健照顾服务，并负责长期照顾系统的工作，以减少社区卫生服务机构的风险与成本。

（二）居家护理的目的

1．帮助家庭和患者面对疾病

在家庭成员患病或面对各种压力事件时，为他们提供感情的支持及合理的应对方法。

2．教育和指导家庭经受发展中的改变

当家庭遇到成长发展方面的重要问题时，社区护士应充当教育者的角色，为家庭提供有关正常成长、发展和适应的知识信息，帮助家庭处理现存健康问题，预防潜在的健康问题。

3．发掘并合理利用家庭资源服务于患者

有些家庭缺乏必要的家庭资源，社区护士的重要职责之一就是帮助家庭发现和获得内部的或外部的资源。这些资源既可以是有形的，也可以是无形的。

4．帮助家庭改善环境、促进健康

社区护士通过监督、监测和改变环境中的有害因素来帮助家庭保持健康。

5．提供医疗护理措施

根据病情提供所需的医疗护理措施，将病情变化、治疗护理的过程全部记录在护理病历中。另外，通过社区护士对患者及其家庭成员的教育或指导的护理计划中的部分内容，如饮食护理、清洁护理、体温的测量等，也可由其家属或患者本人来执行并进行记录。

（三）居家护理的对象

（1）出院后返家的患者，虽然病情稳定，但仍有特定的健康问题，需要在他们居住的地方得到专业护理人员定期性的照顾。

（2）家庭中慢性病患者，如心脑血管疾病患者、糖尿病患者等。

（3）家庭中老年患病者。

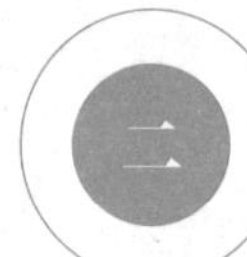

二　居家护理的等级

为提高护理质量和治愈率，突出工作重点，居家护理需制订护理等级。居家护理与医院内的护理等级是有区别的，等级护理是贯穿居家护理全过程中的评价和管理的依据，并依此作为患者或家属对护士服务及收费评价的可行性指标，使家庭护理中的各项护理操作均有章可循、有据可查，见表 7-3。

表 7-3　居家护理等级

居家护理等级	一级居家护理	二级居家护理	三级居家护理
患者自理情况	不能自理或部分自理	部分自理	能够自理
次数	每周 3~5 次或每日 1 次	每周 1~2 次或隔日 1 次	每周 1 次
时间	每次 3 小时内	每次 2 小时内	每次 1 小时内
内容	进行全面的身、心健康整体评估 安全管理 保证“六洁”“五防”“三无”“一管理”的实施 检查患者的遵医行为 健康教育	测量生命体征并记录 指导和教会患者及家属做好各项基础护理中的单项护理 检查患者的遵医行为	测量生命体征并记录 检查患者的遵医行为 健康教育

三 居家护理的形式

居家护理主要有3种形式，包括社区卫生服务中心、家庭病床和家庭护理服务中心，其中社区卫生服务中心和家庭病床是我国常用的居家护理服务形式。

（一）社区卫生服务中心

社区卫生服务中心是我国目前主要的居家护理服务形式，由社区卫生服务中心的社区护士为本社区居民提供护理服务。

（二）家庭病床

家庭病床（home sickbed）是医疗机构为了最大限度地满足社会医疗需求，选择适宜家庭环境中进行检查、治疗和护理的某些患者，在其家庭内建立的病床。随着老龄化社会的到来，许多慢性疾病引起的生活功能障碍，在家庭治疗和护理的人数中越来越多。

1．服务的对象

（1）病情适合在家庭医疗的老年病、常见病、多发病患者。

（2）老、弱、病、残等到医院就诊困难的患者。

（3）经医院住院治疗，在恢复期仍需治疗或正处于康复期的患者。

（4）晚期肿瘤需要支持治疗和减轻痛苦的患者。

（5）其他适合于家庭病床治疗的部分妇科病、传染病、职业病、精神疾病患者。

2．种类

（1）残疾者家庭病床以功能锻炼为主。在社区医护人员指导下，由家属协助或残疾人自己进行长期、合理的功能锻炼，以达到最大限度地功能恢复。

（2）慢性疾病家庭病床以治疗康复为主。社区医护人员定期巡视，制订治疗康复方案，根据病情变化及时调整，家属和患者配合使患者早日康复。

（3）老年人家庭病床以预防保健为主。社区康复系统要进行宣传教育，举办老年活动中心和集体保健操活动点等。

3．作用

（1）桥梁作用：家庭病床在社区卫生服务中承担桥梁和纽带的使命。家庭病床的医护人员深入居民家庭，这种经常性、正规性的联系，形成了一个固定、有效的服务网络。

（2）辐射作用：在登门送医送药的同时，医护人员向患者周围的亲戚朋友宣传卫生知识，普及健康常识，逐步发挥社区卫生服务的辐射作用。

（3）反馈作用：家庭病床的医护人员直接接触服务对象，可有效地反馈信息，倾听群众的呼声和建议，把群众的要求和期望反馈给社区卫生医院领导，便于及时改进和提高服务质量。

4．内容

（1）建立家庭病床病历，制订具体治疗、护理方案。

（2）定期访视，送医送药，提供各种必要的检查、治疗和护理服务。

（3）及时向全科医生报告病情变化，指导制订合理的生活、营养、运动的计划，以促进患者机体的康复。

（4）做好心理护理，帮助患者克服由于疾病的痛苦所造成的心理障碍，并积极争取家属的配合和支持。

（5）开展健康教育，进行卫生防病保健知识宣传。

家庭病床对于特殊人群（如老年人、儿童、妇女、残疾人等）和特殊疾病（如老年病、慢性病、精神病等）的治疗和康复具有方便、经济、有效等特点。一些简单方便、费用上家庭能承受的项目，家庭病床都可以开展，见表7-4。

表7-4 常用家庭病床护理项目

分类	举例
药物治疗	口服、肌注、静注、直肠给药等
饮食疗法	糖尿病、肝脏病、肾脏病等的营养指导
心理咨询治疗	特殊人群和某些疾病的心理咨询和心理护理
中医治疗	针灸、按摩、拔火罐等
物理疗法	热疗、磁疗等

5. 管理制度

（1）建床制度。①凡属列为家庭病床的病员，在征得患者和家属的同意，以及经门诊或社区服务站的全科医生诊治后，认为需连续出诊两次以上并需继续治疗的，可通知家庭病床科（或社区卫生服务站），由主管医生做出决定，开具家庭病床通知单，办理建床手续。②由具体经办人填写家庭病床登记册（登记项目包括社区医疗机构名称、总编号、科床号、姓名、性别、年龄、地址、工作单位、联系人、建床诊断和日期、转归、主管医生、护士的姓名等），并填好家庭病床一览表卡片、索引卡和通知所属科的家庭病床经管医师或全科医生。③同一患者在同一时期内需由两个科以上诊治时，则以主要疾病科作为建床科，另一科配合诊疗，不同时建床。④过去建立过家庭病床的病员再次建床时，可作为一次建床数统计，但总编号为原有号码，不另编号。

（2）撤床制度。①经治疗后，患者病情痊愈、好转、稳定或治疗告一段落，不需要继续观察时，由负责经管医师决定，上级医师同意后，可开具撤床证，予以撤床，到指定部门办理撤床手续。②撤床时，经管医师及护士应向患者及其家属交代撤床后注意事项，做撤床小结，并填好索引卡。③患者病情不宜撤床，而患者或其家属要求撤床，如劝解无效，可办理自动撤床手续，并将自动撤床情况记录于撤床小结中。

（3）查床制度。①经管医师在接到建床通知后，应尽快诊视患者，在24小时内完成建床病史记录，并及时采取处理措施。②根据患者的病情决定查床次数，一般每周1~2次，病情多变或重病者应增加查床次数，疑难或危重患者要及时向上级医师汇报。③二级查床在有条件的单位可分科查床，即由各科的主治医师或高年资医师负责，不具备分科查床的则由家庭病床

科（组）长或社区卫生服务站负责。对新建床在 3 日内要审查经管医师的诊断和治疗计划，指导并修改病历；对原有病床每周查床不得少于 1 次，要了解患者的病情和治疗效果，及时修正和补充诊疗措施，做好质量把关和带教工作。④查床时应仔细、认真询问病情，进行必要的检查与治疗，注意患者的心理、饮食、卫生、环境条件等，并向家属说明注意事项和护理要点。对危重患者，要做好转院的思想准备。⑤做好病情记录、治疗记录和护理记录。

（4）护理工作制度。①社区护士应热情主动为患者服务，认真执行医嘱，及时上门进行各项治疗和护理工作。②社区护士上门服务，应取得患者及家属的配合，并指导患者及家属做好力所能及的日常生活护理。③社区护士按照护理操作常规进行各项护理。执行医嘱和进行各种治疗时，应仔细核对，以免出现差错；要严格执行无菌操作，并向患者及其家属交代注意事项和出现问题时的处理方法，以防发生意外。必要时增加上门巡视次数。④上门进行家庭治疗和护理时，应仔细观察患者病情和心理变化，发现问题应及时通知主管医师进行处理，并配合家属做好患者的心理护理工作。

（5）病历书写和保管制度。①家庭病床病员应建立正式病史资料，内容包括病历、体格检查、有关化验、诊断、治疗记录单等，并签署姓名。主管医生或家庭医生根据病情制订诊疗计划，并掌握治疗主动权。②主管医生在建床后 24 小时内完成病历记录，一律用钢笔书写。病历质量作为考核的依据。③病程记录按病种而不同，一般慢性病每周不少于 2 次，病情变化随时记录，建床满 1 个月应写出病程小结。④会诊、转诊、病例讨论、上级医师的诊疗意见均应及时记录，不得遗漏。各项检查单等应妥善粘贴。⑤如病员死亡，在 24 小时内写好死亡记录并上报。⑥病员撤床后，病历由病历室归档保存。⑦家庭病床病历应保持完整、清洁、整齐。⑧诊疗期间的病历应集中于科（或社区卫生服务站）内，分科分户保管，查床后及时集中，不要个人保管，以免损坏或遗失。⑨撤床后或病员死亡后，应按规定格式整理，完整后回收，归档由专人保管。需要参考时，要办理借阅手续。

（6）双向转诊制度。①社区卫生服务中心（站）应与上级医院有关部门、科室订立双向转诊协定。②家庭病床的病员在病情变化需转诊时，由主管医师开具双向转诊单，并与上级医院有关科室联系，经同意后由接受单位（部门）签具转院证。③由家庭病床转入的患者，应优先入院。④家庭病床的患者经住院诊治后，若病情有好转，可转入家庭病床继续诊治。

6. 注意事项

（1）护士应了解疾病的原因、临床表现和治疗原则，按护理程序制订科学的护理计划并认真实施。

（2）详细收集有关疾病的各种资料，如既往史、现病史、家族史及生活方式或生活习惯等，同时将服务对象的症状、体征、治疗康复过程等详尽地向医生和其他医务工作者介绍，以利于诊断、治疗和康复。

（3）根据护理目标评价结果及时调整护理计划或更改护理措施。

（4）做好各种护理记录，并归入家庭档案管理之中。

（三）家庭护理服务中心

家庭护理服务中心（family nursing care center）是为家庭中需要护理服务的人提供护理的机构。目前在美国、日本等发达国家已设立了该机构，并被积极推广，已成为居家护理的发展方向。在设立家庭护理中心方面，我国还处在初步发展的阶段。

1. 机构设置

家庭护理中心由社会团体、医院或民间组织等构成。经费主要来源于保险机构，少部分由服务对象承担。服务人员组成有：主任 1 名，医生 1~2 名，社区护士数十名，护理员和家政服务员数十名，康复医生数名，心理咨询医生 1 名，营养师 1 名。

2. 服务方式

（1）需要的家庭，首先到家庭护理中心申请。

（2）护理中心接到申请后，对申请家庭进行评估，评估可从以下几个方面考虑：该家庭目前需要哪些方面的护理？是否需要医生的诊查？家庭环境情况如何？是否需要康复医生的介入？是否需要心理咨询医生的治疗？

（3）明确居家患者的健康问题，制订居家护理计划，选择有针对性的护理措施并实施，最后评价结果是否达到预期目标。

3. 注意事项

（1）护士只能定期到患者家中进行护理和指导，其余时间的照护主要依靠患者自身和家属，故其家中必须有能担当起照顾责任的人。

（2）家庭护理中心要有明确的经营方向和资源管理方法，并且应将护理费用纳入相关保险，这样才能使其得到发展和推广。

（3）与家庭病床护理一样，需建立健全的双向转诊制度。

知识拓展

居家护理协议书

为了避免医疗纠纷及其他难以预见的问题，社区护士在从事居家护理时，由于患者的病情及工作环境较为复杂，签订协议书是护士自我保护的手段之一。社区护士与患者或家属签订的协议，主要作用是明确护患双方应承担的责任和义务，协议书可作为互相监督和法律的依据。

例：

社区卫生服务中心（站）家庭输液治疗协议书

医学权威指出，任何药物都有不良反应。为了避免各种药物对身体的损害，我们治疗疾病给药的原则是：能口服用药者不必采用肌内注射，能肌内注射者不必采用静脉输液（打点滴）。当必须采用静脉输液时，由于存在输液反应等危险的可能，原则上应在医院内或社区卫生服务站内进行，以确保安全。如患者坚决要求在家庭内进行静脉输液，为确保双方权益，特订此协议书。望双方密切合作，以保证用药安全和治疗成功。

1. 护士应履行以下职责

（1）严格执行无菌操作及查对制度。

（2）保证按时对预约患者进行治疗。

（3）输液穿刺完毕后观察 15 分钟以上，无异常后方可离去。

（4）冬季避免使用低温液体。

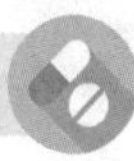

（5）不在患者家庭内使用需作皮试类药物治疗，不执行非处方药物。

（6）耐心向有关人员交代输液注意事项使其做到听清、记住，并能照做。

2. 患者及家属应认识到输液可能会出现的问题

问题包括药物反应，如药物过敏（含迟缓反应）、药物的不良反应（出血、药物对血管的刺激造成的无菌性感染等），严重时可能危及生命。

3. 患者及家属应配合护士做好以下事项

（1）按预约治疗时间提前做好各项准备工作。

（2）严禁自行改变输液滴数（滴速），防止因过快输液引起的急性左心衰竭。

（3）如出现心慌、胸闷、寒战等过敏反应或皮下组织水肿，应立即停止输液并与护士联系。

（4）认真倾听护士对输液注意事项的讲解，对不清楚之处应及时提出询问直至明白，并能按照要求做。

（5）输液完毕，右手固定穿刺针，左手的中指和食指轻放于输液贴上并对准敷贴下的皮肤穿刺点和血管穿刺点，不要施压，右手快速拔针后，左手立即按压，力度适中，压迫5~10分钟。

患者签名：

家属签名：

全科医生签名：

社区护士签名：

社区卫生服务中心（站）（盖公章）

年　月　日

（本协议书一式二份，分别保存于社区医疗机构与患者处）

实践——社区家庭护理

【目的】

1. 初步掌握家庭访视的全过程及注意事项。
2. 正确评估访视对象和其家庭成员的健康问题。
3. 学会应用家庭健康护理程序。

【内容】

1. 根据案例进行家庭健康评估，找出家庭健康问题。
2. 确定访视目的，制订家庭访视计划。
3. 通过角色扮演的方法模拟演练家庭访视，包括访视三阶段的工作。

【过程与方法】

1. 准备。

（1）案例准备：根据教学需要准备相关案例，如单亲家庭、核心家庭等。

（2）学生分组准备：课前将学生分组，6~8人/组，每组推选1名组长负责组织活动，根据具体访视任务策划访视内容，编排访视过程，并根据案例分配角色进行课前演练。

（3）物品准备：根据教学案例准备访视物品。

2. 模拟演练。根据案例，各组按照访视计划进行角色扮演并随机抽签展示，学生互相点评。

3. 小组讨论。学生以小组讨论家庭访视的方案，找出问题，并提出解决措施。

4. 教师点评总结。教师对学生的演示过程进行点评并归纳总结。

5. 书写实践报告。学生总结访视情况并写出实践报告。

【注意事项】

1. 物资要备齐。

2. 分组要合理。注意组间同质，组内异质。

3. 注意隐私保护。

思考与练习

一、名词解释

1. 家庭访视

2. 家系图

3. 家庭健康护理

二、填空题

1. 家庭权力结构的4种类型是：__________、__________、__________和__________。

2. 家庭访视可分为__________、__________、__________和__________4类。

三、单项选择题

1. 下列不属于家庭基本功能的是（　　）。

A. 情感功能　　B. 生育功能　　C. 经济功能　　D. 调节功能

E. 健康照顾

2. 根据杜瓦尔的家庭生活周期，最需要妇幼保健指导的阶段是（　　）。

A. 新婚期家庭　　B. 生产期家庭　　C. 学龄前家庭　　D. 学龄期家庭

E. 青少年家庭

3. 关于家庭圈的说法，正确的是（　　）。

A. 每个圈只代表他认为重要的人，不包括自己

B. 圈的大小代表亲疏程度

C. 圈之间的距离代表权威性或重要性的大小

D. 家庭圈反映患者对家庭的看法，在家庭中的地位

E. 家庭圈代表患者对家庭的看法，一般不需要修正

4. 家庭健康评估的内容不包括（　　）。

A. 家庭功能　　B. 家庭发展阶段　　C. 家庭成员的隐私　　D. 家庭成员间互动

E. 家庭健康问题

四、简答题

1. 试述家庭的结构与类型。

2. 试述家庭访视的注意事项。

3. 简述居家护理的目的和对象。

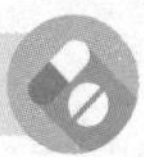

4．张女士，46岁，已婚，某高中学校教师，患卵巢肿瘤2年；丈夫，赵先生，47岁，某企业经理；儿子，17岁，高三学生。张女士是独生女，与父母住同一城市，父母均72岁高龄，独立生活。丈夫老家在外省，排行老二，兄妹4人均已成家，平常联系少。目前张女士自我照顾能力下降，丈夫为主要照顾者，最近其丈夫感觉头痛、全身无力、疲乏，明显消瘦。

问题：

（1）该家庭属哪种类型的家庭？

（2）绘制该家庭的家系图。

第八章 社区重点人群的健康管理与护理

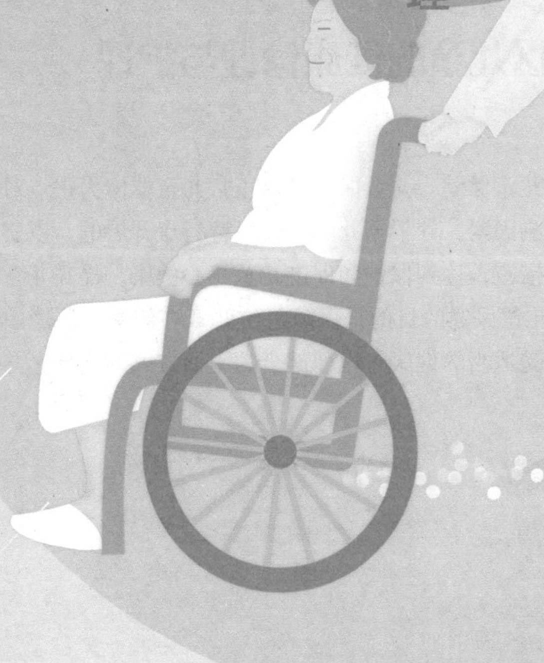

学习目标

知识目标：了解社区重点人群保健的意义；熟悉社区重点人群生理、心理特点；掌握社区儿童、妇女、老年人的健康管理与护理。

技能目标：能合理安排新生儿家庭和产后家庭访视时间，并能为新生儿及产妇提供健康管理与护理。

案例导入

张女士，29岁，4天前在市医院妇产科顺利产下一男婴，出生时母婴均平安，昨天下午出院回家。社区护士已与家属取得联系，定于今天上午进行家庭访视。

问题：

1. 社区护士应对张女士进行几次家庭访视？分别在什么时间？
2. 该男孩属于儿童年龄分期的哪一期？其日常护理有哪些？
3. 社区重点人群家庭访视的内容有哪些？

社区重点人群是指社区保健服务的特殊人群，包括儿童、妇女、老年人等。在社区人群中，儿童、妇女和老年群体具有特殊的生理、心理特点，且相对脆弱，容易受到各种危险因素的侵袭而影响健康，社区护士应将这些群体纳入重点人群进行健康管理与护理。

第一节　社区儿童的健康管理与护理

社区儿童健康管理的实质是实施儿童保健。儿童保健是以正常儿童群体为重点对象，研究儿童各年龄阶段的生长发育规律及影响因素，并根据儿童生长发育特点开展的，以实施促进健康、预防疾病，防治结合为主的干预措施，达到保护和促进儿童身心健康，提高儿童生命质量的一种基本卫生服务。WHO 指出，儿童保健的目的是保障每位儿童在健康的环境中成长，有爱及安全感，能得到足够的营养，接受适当的健康管理和健全的生活方式的指导，并能得到合理有效的医疗保健护理。

一　儿童的健康管理

（一）定期健康检查

社区护士应对社区内所有新出生的婴儿建档注册，并使用儿童生长发育监测图，有计划、定期、连续地评估儿童生长发育的情况和健康状况。通过评判儿童生长发育和健康状况，及早发现健康问题并采取相应的干预措施，以促进和保护儿童健康成长，防止疾病的发生。

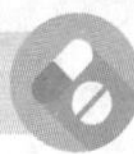

1. 健康检查的频度

0~7 岁的儿童应做 421 体检，即 1 岁以内的婴儿分别在 3 个月、6 个月、9 个月和 12 个月时做体格检查 1 次（每年 4 次）；1~3 岁每半年做 1 次检查（每年 2 次）；3~7 岁每年 1 次检查（每年 1 次）。

2. 健康检查的内容

（1）询问个人史及既往史。①生长发育史：生长发育史包括动作和语言发育。动作发育评估何时抬头、翻身、独坐、爬行、站立、行走、上台阶、跑跳；语言发育评估何时会笑、认人、认物、讲话、有无运动感觉障碍等。②喂养史：喂养史包括喂养方式，奶量是否充足，喂养习惯，辅食添加的时间、种类和数量，是否补充鱼肝油或维生素 D、钙粉等。③预防接种史：预防接种的种类和次数。④疾病情况：是否患病，患病的时间、类型、康复情况等。

（2）体格发育测量及评价。测量指标包括身高、体重、头围、囟门、胸围、坐高、中上臂围、皮下脂肪厚度等，根据评价标准评价小儿的生长发育情况。每次检测最好固定测量时间、测量用具和方法。体格检查的同时评估婴儿是否有夜惊、多汗、烦躁、枕秃。

（3）全身各系统检查。①头部：检查是否有颅骨软化，测量前囟宽度，眼睛有无斜视和沙眼，耳的听力情况，鼻有无异常，口腔黏膜有无异常，出牙的时间、颗数和龋齿情况。②胸部：检查有无鸡胸、漏斗胸、串珠、肋外翻等，听心率、心脏杂音及呼吸音。③腹部：检查肝、脾大小，腹膨隆及包块。④外生殖器：有无畸形，男婴有无包茎，隐睾、鞘膜积液、疝气；女婴检查外阴有无异常及分泌物。⑤脊柱和四肢：检查脊柱有无畸形，有无O形腿、X形腿，有无先天性髋关节脱位。

（4）智力筛查。每年检查 1 次，常用丹佛智力筛查实验。

（5）实验室检查。一般于出生后 6 个月、12 个月检测血红蛋白，1 岁以后每年检查 1 次及早发现并纠正儿童贫血。根据儿童具体情况选择性地做血钙、血磷和碱性磷酸酶等检查。

（二）预防接种及计划免疫

儿童计划免疫

1. 预防接种与计划免疫的概念

预防接种是把预防某种传染病所用的生物制品通过注射或口服的方法，接种到人体，刺激人体产生对抗相应细菌或病毒的特异性免疫力，从而达到预防该种传染病的目的。预防接种是预防、控制传染病的主要措施之一。

计划免疫是根据小儿的免疫特点和传染病发生的情况制定的免疫程序。其目的是通过有计划地使用生物制品进行预防接种，以提高人群的免疫水平，达到控制和消灭传染病的目的。其获得的方式分主动免疫和被动免疫两种。计划免疫是预防传染病的一种重要有效的手段。

我国目前计划免疫的对象主要是 7 岁以下的儿童。免疫程序是根据儿童年龄和各种传染病的流行规律制定的。免疫程序规定了所需接种疫苗的种类、接种对象、接种的年龄、疫苗接种的先后顺序和全程接种的次数及接种间隔时间等。只有严格按照免疫程序进行预防接种，才能使儿童达到和维持较高的免疫水平，有效地预防、控制相应传染病的发生。我国原卫生部制定的现阶段儿童基础免疫为“五苗防七病”，婴幼儿必须在 18 个月完成基础免疫，具体程序见表 8-1。除此以外，各地可根据当地传染病流行情况进行计划外预防接种，如流行性乙型脑炎、甲型肝炎、流行性腮腺炎、流行性感冒疫苗等。

表8-1　国家免疫规划疫苗儿童免疫程序表

疫苗种类		接种年（月）龄														
名称	缩写	出生时	1个月	2个月	3个月	4个月	5个月	6个月	8个月	9个月	18个月	2岁	3岁	4岁	5岁	6岁
乙肝疫苗	HepB	1	2					3								
卡介苗	BCG	1														
脊灰灭活疫苗	IPV			1												
脊灰减毒活疫苗	OPV				1	2								3		
百白破疫苗	DPT				1	2	3				4					
白破疫苗	DT															1
麻风疫苗	MR								1							
麻腮风疫苗	MMR										1					
乙脑减毒活疫苗或乙脑灭活疫苗1	JE-L								1			2				
	JE-I								1、2			3				4
A群流脑多糖疫苗	MPSV-A							1		2						
A群C群流脑多糖疫苗	MPSV-AC												1			2
甲肝减毒活疫苗或甲肝灭活疫苗2	HepA-L										1					
	HepA-I										1	2				

资料来源：摘自《国家基本公共卫生服务规范（第三版）》预防接种服务规范。

2. 预防接种的管理和实施

《国家基本公共卫生服务规范（第三版）》对预防接种的管理要求如下。

（1）及时为辖区内所有居住满3个月的0~6岁儿童建立预防接种证和预防接种卡（簿）等儿童预防接种档案。

（2）采取预约、通知单、电话、手机短信、网络、广播通知等适宜方式，通知儿童监护人，告知接种疫苗的种类、时间、地点和相关要求，在边远山区、海岛、牧区等交通不便的地区，可采取入户巡回的方式进行预防接种。

（3）每半年对辖区内儿童的预防接种卡（簿）进行1次核查和整理，查缺补漏，并及时进行补种。

3. 预防接种的实施

（1）接种前的工作：接种工作人员在进行对儿童接种前应查验儿童预防接种证（卡、薄）或电子档案，核对受种者姓名、性别、出生日期及接种记录，确定本次受种对象、接种疫苗的品种。询问受种者的健康状况及是否有接种禁忌等，告知受种者或其监护人所接种疫苗的品种、作用、禁忌、不良反应及注意事项，可采用书面或（和）口头告知的形式，并如实记录告知和询问的情况。

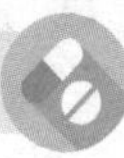

（2）接种时的工作：接种工作人员在进行接种操作时再次查验并核对受种者姓名、预防接种证、接种凭证和本次接种的疫苗品种，核对无误后严格按照《预防接种工作规范》规定的接种月（年）龄、接种部位、接种途径、安全注射等要求予以预防接种。接种工作人员在接种操作时再次进行“三查七对”，无误后予以预防接种。“三查”即检查受种者健康状况和接种禁忌证，查对预防接种卡（薄）与儿童预防接种证，检查疫苗、注射器外观与批号、效期；“七对”即核对受种对象姓名、年龄、疫苗品名、规格、剂量、接种部位、接种途径。

（3）接种后的工作：告知儿童监护人，受种者在接种后应在留观室观察 30 分钟。接种后及时在预防接种证、卡（簿）上记录，与儿童监护人预约下次接种疫苗的种类、时间和地点，有条件的地区将接种记录录入计算机并进行网络报告。

4. 预防接种的注意事项

（1）接种后观察小儿 15~30 分钟，无异常反应后方可离开。

（2）开启的疫苗应尽快使用，因其在室温下放置 2 小时左右会失去活性。对已启封但未用完的疫苗应焚烧处理。未打开的疫苗应始终存放于冰箱冷藏保存，并在有效期内使用。

（3）接种活疫苗、菌苗时不能用碘酊消毒。

5. 预防接种的禁忌证

发热、患急性传染性疾病小儿的可缓种，待症状消失或完全康复可接种。湿疹、化脓性皮肤病、结核菌素试验阳性、中耳炎及水痘、心脏病、肾炎病人不接种卡介苗。患有血液病、自身免疫性疾病、急慢性严重心、肝、肾及脑部疾病的小儿，不进行任何生物制品的预防接种。

6. 预防接种的反应及处理

（1）一般反应。预防接种使用的活疫苗对人体是一种轻度感染，而死疫苗对人体是一种异物刺激。因此，接种后会有不同程度的局部或全身反应。①局部反应：发生于接种后数小时至 24 小时，接种的局部出现红、肿、热、痛，有时还伴有局部淋巴结肿大或淋巴管炎。红晕直径≤ 2.5 cm 为弱反应；红晕直径 2.6~5 cm 为中反应；红晕直径≥ 5 cm 为强反应。这些症状一般持续 2~3 天。②全身反应：一般于接种后 24 小时内出现不同程度的体温升高，多为中、低度发热，持续 1~2 天。体温在 37.5 ℃左右为弱反应；37.5~38.5 ℃为中等反应；≥ 38.6 ℃为强反应。若是活疫苗需经过一定潜伏期（5~7 天）才有体温升高，有时伴有头晕、恶心、呕吐、腹泻、全身不适等反应。多数儿童的局部或全身反应是轻微的，无须特殊处理，注意适当休息、多饮水即可。重度反应可对症处理，如局部红肿继续扩大，高热持续不退，应到医院诊治。

（2）异常反应。异常反应主要有过敏性休克、晕针、过敏性皮疹、全身感染。①过敏性休克：个别儿童在接种疫苗后几秒钟、几分钟甚至 1~2 小时内，会发生过敏性休克。表现为烦躁不安、面色苍白、口唇青紫、四肢湿冷、呼吸困难、脉细数、血压下降、惊厥、大小便失禁，甚至出现昏迷等。应立即使患儿去枕平卧，给予保暖、吸氧，并立即皮下或静脉注射 1 ∶ 1 000 肾上腺素 0.5~1.0 mL，以及实施其他抗过敏性休克的抢救措施。②晕针：儿童由于空腹、疲劳、紧张或恐惧等原因，在接种时或接种后几分钟内，出现头晕、心慌、面色苍白、全身冷汗、四肢冰凉、心跳加快等症状。应立即使患儿平卧，头稍低，保持安静，饮少量热开水或糖水，一般可恢复正常。③过敏性皮疹：以荨麻疹最为常见，一般于接种后几小时至几天内出现，经服用抗组胺药物后即可痊愈。④全身感染：有严重原发性免疫缺陷或继发性免疫功能遭受破坏者，接种活菌（疫）苗后可扩散为全身感染。

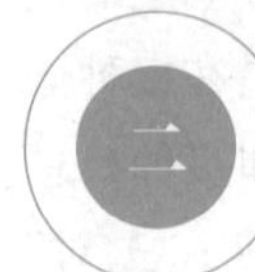

二 儿童各期特点与护理

（一）胎儿期特点与护理

从受精卵形成到胎儿出生的时期称为胎儿期，时长约40周。

1．特点

临床上把胎儿在子宫内的发育过程分为3个时期，即胚胎期、胎儿中期和胎儿晚期。胚胎期：自受精卵形成至未满13周；胎儿中期：自满13周至未满28周；胎儿晚期：自满28周至胎儿娩出。胎儿的生长发育极易受母亲及环境因素的影响，若不注意极有可能导致胎儿发育畸形、母亲流产、临产死胎等。

2．护理措施

胎儿期护理是通过对孕妇的保健，达到保护胎儿宫内健康发育生长，直至安全娩出的目的。胎儿期护理的重点在于预防。

（1）加强孕妇营养。胎儿生长发育所需的营养物质完全依赖孕妇供给。孕妇长期营养缺乏，会影响胎儿的生长发育并易导致胎儿营养不良。孕妇在孕后期更应加强营养供应，保证胎儿生长发育及分娩后授乳营养的储备。

（2）预防先天畸形。指导孕妇避免放射线照射；避免接触铅、汞、苯等化学物质，防止中毒；预防孕期感染，特别是妊娠早期；禁酒、禁烟。

（3）预防遗传性疾病。应避免近亲结婚，有遗传性疾病家族史者怀孕后可通过遗传咨询，预测风险率和产前诊断，以决定是否保留胎儿。

（4）预防早产。必须重视定期产前检查，发现危险因素应加强监护，积极处理。

（二）新生儿期特点与护理

从胎儿娩出后脐带结扎到出生后满28天的时期称为新生儿期。

1．特点

此期小儿脱离母体开始独立生存，由于内外环境发生巨大变化及新生儿的机体各系统生理调节能力低下，适应性差，易发生窒息、感染等，死亡率较高。胎龄满28周至出生后7天，称围生期（又称围产期）。

2．护理措施

社区护士应根据孕妇保健卡掌握社区内新生儿的情况，并对新生儿进行登记注册，实施家庭访视。对顺产新生儿应在产后3天、7天、14天和28天进行访视；对剖宫产新生儿应在产后7天、14天和28天进行访视。访视内容包括以下内容。

（1）评估新生儿健康、喂养和患病等情况。

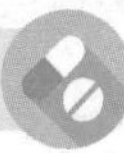

（2）对新生儿进行全面的健康检查，并指导父母按时带新生儿进行预防接种、定期检查和接受生长发育监测。

（3）指导合理喂养。婴儿出生后 2 小时可按需喂养，鼓励和支持母乳喂养，应教授母亲哺乳的方法和技巧。如确系无母乳或母乳不足者，则指导采取科学的人工喂养方法。

知识拓展

人工喂养时奶瓶的选择：选择容易清洗的奶瓶，奶头软硬适中，奶头孔的大小根据小儿的吸吮能力而定。橡胶奶头孔的大小以奶瓶倒置时液体呈滴状连续滴出为宜。1~3 个月每秒流出 2~3 滴乳汁（2 滴之间有空隙）；4~6 个月乳液连续滴出；6 个月以上乳液成线状流出。每次喂养完毕及时清洗奶瓶和奶嘴，并煮沸 5~10 分钟进行消毒。

（4）指导父母做好新生儿脐带、皮肤、保暖等护理。新生儿脐带未脱落前要注意保持清洁干燥。用柔软、浅色、吸水性强的棉布制作衣服、被褥和尿布，避免使用合成制品或羊毛织物，以防过敏。衣服式样应简单宽松，易于穿脱，不妨碍肢体活动。尿布以白色为宜，便于观察大小便的颜色，且应勤换勤洗，保持臀部皮肤清洁干燥，以防臀部发生皮疹。新生儿所在房间的室内温度应为 22~24 ℃，相对湿度为 55%~65%。居室应阳光充足，保持良好的通风。

（5）指导父母预防新生儿常见病和意外伤害。新生儿多见脐部感染。脐带一般在出生后 5~8 天自然脱落。脐带脱落前如果不注意保持脐部的清洁和干燥，脐部周围皮肤红肿、有脓性分泌物，则提示脐部感染，应及时就诊。窒息是新生儿最常见的意外伤害，与溢乳、呕吐物吸入或包裹过紧、过厚、过严等有关。如果发现新生儿发生意外窒息，应迅速去除引起窒息的原因，保持呼吸道通畅；若婴儿心跳呼吸停止，应立即实施心肺复苏，同时送往医院抢救。

（三）婴儿期特点与护理

自出生到满 1 周岁之前的时期称为婴儿期，又称乳儿期。

1．特点

此期是婴儿出生后生长发育的第一个高峰期。机体对热量、营养素、蛋白质的需求量相对较大，由于婴儿消化吸收功能不健全，容易出现消化功能紊乱及营养不良。同时，由于婴儿体内来自母体的抗体逐渐减少，自身免疫功能不完善，所以易患感染性疾病。

2．护理措施

（1）合理喂养。正常婴儿需要在基础代谢、食物特殊动力作用、活动、生长发育、排泄五个方面获得能量的供给，特别是生长发育的需要。4 个月以内的婴儿提倡纯母乳喂养，4 个月以上婴儿要添加辅食。辅食添加的原则包括每次添加一种、由少到多、由稀到稠、由细到粗、由流食到半流食再到软食等。添加辅食顺序见表 8-2。应根据具体情况指导断奶，一般在月龄 10~12 个月时，采用渐进的方式断奶，以春秋季节较为适宜。自添加辅食起，应训练用勺进食；7~8 个月后学习用杯喝奶和水，以促进咀嚼、吞咽及口腔协调动作的发育；9~10 个月的婴儿开始有主动进食的要求，可训练其自己抓取食物的能力。尽早让婴儿学习自己用勺进食，以促进眼、手协调动作的发展，并有益于手部肌肉发育。

表8-2 添加辅食的顺序

月龄	食物状态	添加辅食	供给营养素
4~6	泥状食物	米汤、米糊、粥、蛋黄、豆腐、动物血、菜泥、水果泥	补充能量、蛋白质、铁、维生素、纤维素、矿物质
7~9	沫状食物	粥、饼干、烂面、蛋、肉末、肝泥、鱼	补充能量、蛋白质、铁、锌、维生素
10~12	烂碎食物	稠粥、软饭、面条、馒头、豆制品、碎肉、油	补充能量、蛋白质、维生素、矿物质、纤维素

（2）日常护理。日常护理包括皮肤清洁、衣着、睡眠及口腔保健指导。①每日早晚应给婴儿进行皮肤清洁，如洗脸、洗脚和清洗臀部。②婴儿衣着应简单、宽松、保暖、少接缝，以避免摩擦皮肤和便于穿脱及四肢活动。衣服上不宜有纽扣，可用带子代替，以免婴儿误食或误吸，造成意外伤害。③充足的睡眠是保证婴幼儿健康的先决条件之一。居室光线应柔和，睡前避免过度兴奋。④ 4~10个月乳牙开始萌出，婴儿会有一些不舒服的表现，如吸吮手指、咬东西，严重的会烦躁不安、无法入睡和拒食等。指导家长用软布帮助婴儿清洁齿龈和萌出的乳牙，并给较大婴儿一些较硬的饼干、烤面包片等食物咀嚼，使其感到舒适。

（3）体格锻炼。指导父母多带婴儿进行户外活动，呼吸新鲜空气和晒太阳。有条件的可进行空气、日光、水“三浴”锻炼，以增强体质，提高对外界环境的适应能力和抗病能力。

（4）早期教育。婴儿期早期教育以大小便训练、视听能力训练为主，同时注意动作的发展及语言的培养等。

（5）预防意外事故。此期常见的意外事故有异物吸入、窒息、中毒、跌伤、触电、溺水和烫伤等。应向家长特别强调意外事故的预防。

（6）预防疾病。预防小儿常见病和多发病的发生，如感冒、肺炎、腹泻、佝偻病、营养不良和营养性缺铁性贫血等。

（四）幼儿期特点与护理

自1周岁以后到满3周岁前的时期称为幼儿期，又称学步期。

1. 特点

此期小儿的生长发育速度较婴儿期有所减慢，但智能发育较婴儿期有所突出，语言、动作和社会适应能力发展迅速。此期，小儿好奇心增强，自主活动范围日益扩大，对自身危险的识别能力不足，自身防护能力较弱，加之各种不良因素的影响，易导致疾病的发生和性格行为的偏离。此期应加强对小儿的防护，防止意外事件的发生。

2. 护理措施

（1）合理安排膳食。幼儿期正处于断奶之后生长发育仍较快的时期，应注意供给足够的能量和蛋白质，保证各种营养素充足且均衡。在2~2.5岁以前，乳牙未出齐，咀嚼能力和胃肠消化能力较弱，食物制作要细、烂、软，且经常变换口味，鼓励幼儿自己进食以增进食欲。蛋白质每日40 g，其中优质蛋白质占总蛋白1/3~1/2。

（2）培养良好的生活习惯。①进食习惯：培养独立进餐能力，不吃零食、不挑食、不偏食，

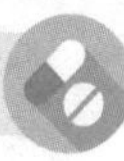

保持愉快、宽松的就餐环境，专心进餐。②排便习惯：1岁以后尽量不用尿布，不尿床，逐步养成独立、定时排便的习惯。③睡眠习惯：幼儿的睡眠时间随年龄的增长而减少。一般每晚可睡10~12小时，白天小睡1~2次。培养正确的睡眠姿势，按时入睡，独立睡眠。

（3）日常习惯。学会饭前、便后、外出回家后洗手，逐步学会穿衣、脱衣和收拾玩具等。3岁后，幼儿应能在父母的指导下自己刷牙，早晚各一次，并做到饭后漱口。定期进行口腔检查。

（4）早期教育。应促进语言和行为的发展，幼儿期是语言形成的关键时期，应经常与幼儿交谈，鼓励其多说话，锻炼幼儿丰富的语言表达能力。在玩耍中鼓励幼儿主动与他人接触，并建立友好的情感，培养良好的情绪和行为。

（5）预防疾病。定期进行预防接种和生长发育监测及健康检查。

（6）预防意外伤害。幼儿神经、心理发育迅速，行走和语言能力增强，自主性和独立性不断发展，但对危险事物的识别能力差，容易发生意外伤害。社区护理人员应传授家长知识，防止意外的发生，如异物吸入、烫伤、跌伤、中毒、电击伤等。

（五）学龄前期特点与护理

自3周岁后到6~7岁入小学前的时期为学龄前期。

1. 特点

学龄前期的小儿体格发育稳步增长，中枢神经系统发育日趋完善，智能发育更加迅速，自我观念开始形成。由于求知欲、好奇心、模仿性强及活动范围扩大，易出现多种健康问题和意外伤害。此期是性格形成的关键时期，应培养儿童良好的道德品质和生活能力，同时注意早期教育，为入学做好准备。

2. 护理措施

（1）合理营养。学龄前期儿童的膳食结构接近成人，随着年龄增长，儿童体表面积增长速度逐渐降低，需提供优质蛋白和必需的氨基酸，以保证身体正常发育。食物的种类、制作力求多样化，做到粗细、荤素、干稀搭配，保证热量和蛋白质的摄入。

（2）日常保健。重点是培养儿童的自理能力和养成良好的生活习惯。加强口腔保健指导，学龄前儿童应纠正不良习惯，如吸吮手指、咬唇或物，预防错颌畸形。养成每天早晚刷牙的好习惯，有条件者每餐后刷牙，每次2~3分钟，以预防龋齿。

（3）学前教育。在游戏中学习遵守规则，学习与人交往、与人相处。培养儿童关心集体、遵守纪律、团结协作、热爱劳动等好品质。在日常生活中锻炼他们的毅力和独立生活能力，培养自尊、自强、自信的品格。

（4）预防疾病和意外。每年健康检查和体格检查1~2次，筛查与矫正近视、弱视、龋齿、缺铁性贫血、寄生虫病等常见病，继续监测生长发育，预防接种可在此期进行。对学龄前儿童开展安全教育，采取相应的安全措施，以预防外伤、溺水、中毒、交通事故等意外的发生。

（六）学龄期特点与护理

自入小学（6~7岁）到青春期开始之前的时期称学龄期。

1. 特点

此期儿童体格生长发育相对缓慢，智能发育趋于成熟，除生殖系统外，各系统器官的发育接近成人水平。此期孩子求知欲强，综合、理解、分析能力逐步增强，认知和心理社会发展非常迅速，同伴、学校和社会环境对其影响较大。学龄期是接受系统科学文化教育的重要时期，但要注意养成有规律的生活习惯，以保证充分的营养和休息。

2. 护理措施

（1）平衡膳食。膳食要求营养充分而均衡，食物种类要多样，搭配要合理，以满足儿童体格生长、心理和智力发育、紧张学习和体力活动等需求。要重视早餐和课间加餐，同时要特别重视补充含铁食品，以降低贫血发病率。

（2）加强体育锻炼。根据不同年龄特点进行体操、跑步、跳跃活动，侧重于反应、柔韧能力的培养，提高儿童的健康水平及学习能力。

（3）预防疾病。保证充分的睡眠和休息，定期进行健康检查，继续按时进行预防接种，宣传传染病的知识，预防传染病，并对传染病做到早发现、早报告、早隔离、早治疗。此期学校和家庭还应注意培养儿童的良好习惯及正确的坐、立、行走等姿势。

（4）防止意外事故。学龄期常发生的意外伤害包括中毒、溺水、交通事故，以及在活动时发生擦伤、挫伤、割伤、扭伤或骨折等。对儿童进行法制和安全教育，使其掌握交通规则和意外事故的防范知识，以减少意外事故的发生。

（七）青春期特点与护理

从第二性征出现到生殖功能基本发育成熟，身高停止生长的时期称为青春期。女孩自11~12岁到17~18岁，男孩自13~14岁到18~20岁为青春期。

1. 特点

青春期是从儿童到成人的过渡时期，是儿童生长发育的最后阶段，是一生中决定体格、体质、心理、智力发育和发展的关键时期。此期儿童的生长发育再次加速，体重、身高增长显著。在性激素作用下，生殖系统发育趋于成熟，第二性征逐渐明显，男性肩宽、肌肉发达、声音变粗、长出胡须；女性骨盆变宽、脂肪丰厚、乳房发育；在青春期，女孩出现月经来潮，男孩有遗精现象。该期以成熟的认知能力、自我认同感的建立为显著特征。

2. 护理措施

（1）供给充足营养。青春期是生长发育的第二个高峰期，体格生长迅速，男孩身高平均每年增长9~10 cm，女孩增长8~9 cm。脑力劳动和体力运动消耗大，必须增加热能、蛋白质、维生素及矿物质等营养素的摄入。

（2）日常护理。①保持生活规律，注意劳逸结合，保证充足睡眠，养成早睡早起的睡眠习惯。②加强体育锻炼，以增强体质。③不吸烟、不酗酒、远离毒品，防止药物依赖。④端正学习态度，掌握正确的学习方法，注意用脑卫生。

（3）生殖护理。①女性：指导少女做好初潮准备，认识月经是女性的一种正常生理现象，防止来潮时的惊慌失措与恐惧。在经期保持生活规律、精神愉快，不吃刺激性食物，避免受凉、剧烈运动及重体力劳动，注意会阴部卫生，避免盆浴和游泳。②男性：男孩进入青春期后，随

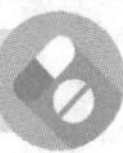

着体内激素水平的提高，性意识觉醒。有关性内容的各种感觉、思维、想象及局部的直接刺激，都会使阴茎勃起，在睡眠时会出现性梦和遗精，均属于正常生理现象。社区护士应指导青春期男性对此现象坦然处之，避免出现不必要的焦虑和紧张。

（4）心理保健护理。①性心理：青春期是性生理发育迅猛、性意识觉醒的时期。部分青春期个体对正常的性生理出现困惑、矛盾，甚至自责、焦虑、恐惧等情绪，也有的放纵自己，出现过早性行为，导致少女怀孕、性疾病传播等，影响身心健康。因此，社区护士应指导青少年正确认识自身的性生理、心理发展，坦然面对产生的性冲动、性幻想，学会控制自己，不过分沉溺其中。引导其与异性正常交往，不早恋，不过早发生性行为，并自觉抵制黄色书刊、录像等的不良影响。②社会交往：受独立意识的影响，青少年的人际交往更多地转向社会，喜欢与同龄伙伴交往。家长若过分溺爱或要求严格，会导致其疏远家庭及成年人，与父母关系紧张，与同龄人拉帮结派，甚至走上犯罪道路。社区护士应指导青少年发展积极的人际交往能力，学会处理在家庭、学校遇到的挫折或危机，形成健康的心理、健全的人格、乐观的情绪及较强的环境适应能力，防止行为偏离。

（5）预防疾病和意外。青春期应重点防治结核病、风湿病、沙眼、近视、龋齿、肥胖、神经性厌食、月经不调和脊柱侧弯等，可通过定期检查早期发现、早期治疗。意外创伤和事故是青少年尤其是男性青少年常见的问题，应继续加强安全教育。

第二节　社区妇女的健康管理与护理

做好社区妇女的健康管理与护理工作，保护妇女身心健康，直接关系到子孙后代的健康和民族素质的提高。女性一生要经历性发育、结婚、妊娠、生育、绝经等特殊生理过程，社区护士要根据妇女生理特点运用现代医学和护理学知识及科学技术，为妇女进行健康管理和护理工作。

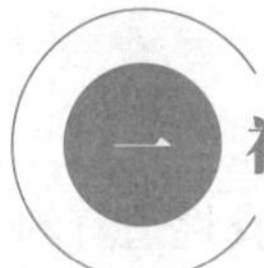

一　社区妇女的健康管理概述

（一）妇女健康管理的基本概念

妇女健康管理是指针对女性不同阶段的生理、心理特点，以群体为对象，通过采取以预防为主、以保健为中心、防治结合等措施，促进妇女的身心健康，降低孕产妇死亡率，控制疾病的传播和遗传病的发生，从而提高妇女的健康水平。

（二）社区妇女健康管理的目的

社区妇女健康管理的目的就是要做好生殖调节以保证母婴安全，预防疾病，降低妇科疾病的发病率和死亡率，从而促进妇女的身心健康。

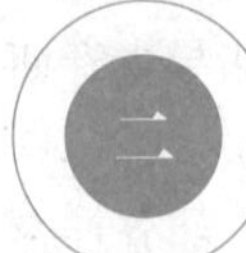

二 孕前妇女的健康管理与护理

孕前妇女的健康管理是在结婚前后为保障婚配双方及其下一代健康所进行的一系列管理措施。此期的工作重点为优生优育和受孕前避孕指导，目的是促进母婴健康和提高人口质量。

（一）优生优育

1．配偶选择

婚姻不仅是两性的结合，而且会孕育出新的生命。下一代的素质会受到夫妻双方很多因素的影响，如遗传因素、健康状况等。优生始于择偶，择偶不仅要有感情基础，还要有科学的态度，要考虑遗传因素、健康因素和其他因素的影响。

（1）近亲不相恋：《中华人民共和国婚姻法》第七条规定，直系血亲和三代以内的旁系血亲之间禁止结婚。原因是其具有共同的遗传基因，影响下一代的优生。

（2）健康状况：夫妻双方的健康是优生的根本条件，青年男女在交朋友时就应首先相互了解并介绍健康状况。如患遗传性精神病者就不宜结婚和生育，患急性肝炎、肾炎、性病、活动性肺结核、心脏病等疾病者在治愈前是不应结婚的，其家族或近亲中有严重的遗传病或遗传致病基因者也不宜结婚和生育。

2．婚前准备

（1）婚前检查：婚前检查的目的是通过一些全身和专项检查，以确定有无影响结婚和生育的疾病。婚检时向婚检者提出医学建议，如是否可以结婚、是否可以生育和应注意的问题，可防止遗传性疾病在后代中延续，提高人口素质。婚前检查的内容包括严重遗传性疾病，《中华人民共和国传染病防治法》中规定的传染病，有关的精神疾病，影响生育的心、肝、肺、肾等重要器官疾病，生殖发育障碍或畸形等。

（2）新婚性教育：介绍生殖系统解剖及性生理知识，指导性生理卫生，进行婚前指导，包括如何防病、如何达到性和谐、纵欲的危害及新婚避孕的方法等知识。

3．适宜的生育年龄

女性生殖器官一般在20岁以后才发育成熟，骨骼的发育成熟要到23岁左右。女性适宜的生育年龄一般为21~29岁，男性生育年龄在23~30岁。研究表明，青年夫妇结婚后2~3年生育，有利于控制人口增长，有利于夫妇健康、学习和工作，在经济和精力上不至于过分紧张，无论是对个人还是对家庭，婚后都有一段缓冲时间。

4．适宜的受孕时机

（1）身体及经济状况：选择夫妇双方工作和学习都不紧张的时期，在双方生理、心理方面处于最佳状态及家庭有了一定积蓄后再安排受孕。

（2）避免有害物质：要注意受孕前工作或生活环境，是否接触过放射线、化学物质等对胎儿有害的物质，需与有害物质隔离一段时间再受孕。如服用避孕药者，应先停服药物，改用工具避孕半年后受孕为宜。

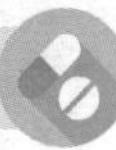

（3）季节的选择：受孕春天较适宜，此时期春暖花开，气候宜人，男女双方精神饱满，精子、卵子细胞发育较好；而且有多种新鲜蔬菜水果可供孕妇选择，为胎儿的发育提供有利条件。一般不选择冬末春初，此时期是风疹、流感、腮腺炎等多种病毒性疾病的多发季节，孕妇一旦感染后很容易造成胎儿畸形。

（二）受孕前避孕指导

避孕是指用科学的方法使妇女暂时不受孕。如采用药物避孕者在受孕前一段时期需改为工具避孕；口服避孕药时间较长者，应停药改用工具避孕 6 个月以后再受孕。

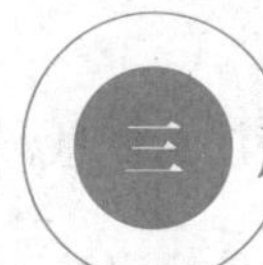

三　产前妇女的健康管理与护理

产前妇女健康管理的内容是加强母儿监护，预防和减少孕产期并发症，确保孕妇和胎儿在妊娠期间的安全、健康。其主要有以下的措施。

（一）产前检查

建立孕妇保健手册，定时进行产前检查。产前检查的频率根据孕龄的大小而决定，初查在妇女怀孕第 12 周前开始；复查在妇女怀孕第 12 周后，每 4 周 1 次，28 周后每 2 周 1 次，36 周后每 1 周 1 次。

（二）孕期护理

（1）营养指导：原则是营养全面、合理调配。孕早期尤其要注意优质蛋白的补充，同时也要补充富含矿物质、维生素的饮食。不饮酒、不喝茶及含碳酸、咖啡因类的饮料。对食欲不振的孕妇，可选用清淡、易消化的食物，少量多餐。孕中期时注意预防贫血，多补充含铁多的食物，如黑木耳、动物血及肝脏。孕晚期体重增长过多的孕妇，应注意控制饮食的量。

（2）卫生保健指导：应勤洗澡、勤换衣，禁止盆浴，以淋浴为好，避免上行感染。衣服宜宽松、柔软、舒适、方便、透气性好，不穿紧身衣、不束胸，腰带不宜过紧，不穿高跟鞋。

（3）劳动与休息指导：指导健康的孕妇可从事一般的日常工作、家务劳动、散步等体育活动，但应避免强体力劳动或接触有害物质的工种。保持充足睡眠，睡眠宜采取左侧卧位。

（4）乳房护理指导：从妊娠 20 周开始，就应进行乳房护理，为哺乳做准备。应每日用温水擦洗乳头，以增加乳头皮肤厚度和耐磨力；乳头凹陷者可用手指将乳头拉出，并轻轻地按摩乳头。

（5）避免影响胎儿发育的因素指导：孕妇不能吸烟、饮酒，并尽量避免被动吸烟，应避免接触铅、汞、放射线等有害物质。

（6）性生活指导：妊娠 12 周内及 28 周后应尽量避免性生活。

（7）胎儿情况的自我监护指导：指导孕妇及家属自己数胎动、听胎心音。胎动监护的方法是自妊娠 30 周开始，每日数胎动 3 次（早、中、晚各 1 次），每次 1 小时，并记录。每日 3 次总和乘 4，即 12 小时的胎动次数，如在 30 次以上，反映胎儿情况良好，如不足 30 次或继续减少，多有胎儿宫内缺氧。如果胎动次数异常或消失，或感觉胎动过于剧烈，应及时到医院就诊。听胎心音的方法是每日定时听胎心音并记录，正常胎心率为110~160次/分，>160次/分或<110次/分均属异常，应及时到医院就诊。

（三）孕期常见的健康问题及护理

（1）恶心、呕吐：在妊娠早期，由于绒毛膜促性腺激素的作用，约有半数的孕妇会出现不同程度的恶心、呕吐及食欲不振等早孕反应，一般于妊娠12周左右消失。对于早孕反应厉害的孕妇，可给予清淡、富含营养、少油的食品。

（2）消化不良及便秘：饮食宜少量多餐，多吃富含维生素和纤维素的蔬菜和水果，少吃高脂肪食物及甜食，多饮水，养成定时排便的习惯。

（3）下肢水肿及静脉曲张：多见于妊娠末期，此时孕妇不宜长久站立或久坐，应注意休息，休息时可抬高下肢，严重者应卧床休息，宜取左侧卧位。

（4）腰背痛：孕妇常感腰背痛，其原因是妊娠期间关节韧带松弛，子宫增大，腰椎向前突使背伸肌处于持续紧张状态。疼痛轻微者应注意休息，穿软底、轻便的平跟鞋。严重者应卧床休息，可局部热敷或轻轻按摩疼痛部位，适当增加钙摄入量，并在医生指导下服用止痛药。

（5）小腿痉挛：常在妊娠后期发生小腿腓肠肌痉挛，以夜间发作多见。痉挛发作时，应慢慢伸直痉挛的下肢，并保持足背屈，轻轻按摩腓肠肌或热敷腓肠肌。日常生活中注意补钙。

（四）产前教育

社区护士还应对孕妇及其丈夫进行产前教育，通过讲课，座谈，观看录像、幻灯片及科普小品等方式讲解有关妊娠、胎儿发育、分娩、产后的有关知识及注意事项。

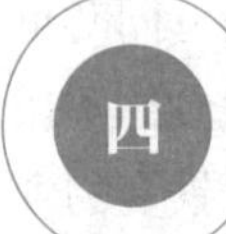

四 产后妇女的健康管理与护理

产后妇女一般在医院恢复1~7天后即可出院休养。产妇要恢复至孕前状态约需6周的时间。产褥期是产妇身体各器官恢复的时期，但此期产妇还要抚育婴儿，加之产后角色的改变，其心理压力较大。故产后妇女的健康管理与护理十分重要。社区护士主要通过家庭访视对产后妇女提供良好的保健和护理。

（一）产后访视时间

产后访视至少3次，如有异常，可酌情增加访视次数，并给予及时指导。第1次访视在产妇出院后3天内，第2次在产后第14天，第3次在产后第28天。产后42天，产妇应去医院做产后健康检查。

（二）产后访视的内容

1．产褥期检查

（1）子宫收缩情况：产褥期第一天子宫底平脐，以后每天下降1~2 cm，产后10~14天降

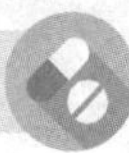

入骨盆，耻骨联合上方扪不到子宫底，无压痛。

（2）恶露：产后随子宫蜕膜的脱落，含有血液及坏死蜕膜组织经阴道排出的液体称为恶露。血性恶露持续 3~7 天，浆液性恶露 7~14 天，白色恶露 14~21 天。产后 3 周左右干净，血性恶露持续 2 周以上，说明子宫复旧不良。如恶露有臭味且持续时间长可能有产褥感染。

（3）腹部、会阴伤口愈合情况：检查伤口有无渗血、血肿及感染情况，如有异常需到医院就诊。

（4）产后生命体征的观察：体温在产后 24 小时内稍有升高，一般不超过 38 ℃。产后 3~4 天因乳房肿胀，有时可达 39 ℃，持续数小时，最多不超过 16 小时。如产后体温持续升高，需查明原因，将其与产褥感染鉴别。产妇脉搏较慢但规律，呼吸深慢，一般为 14~16 次 / 分，应注意心、肺的听诊，如有异常应及时报告。初次与第二次访视中均应测血压，发现产后血压升高应给予处理。

（5）产后排尿功能的检查：剖宫产、滞产、产钳助产的产妇要特别注意排尿功能是否通畅，预防尿路感染，社区护士应指导产妇多饮水。

（6）乳房检查：检查乳头是否有皲裂，乳腺管是否通畅，乳房有无红肿、硬结及乳汁的分泌量。

2. 产后保健及护理

产褥期保健

（1）环境与休息：产妇应在安静、舒适、温湿度适宜、空气清新的环境中休息。产后 24 小时内需卧床休息，产后 2 天可在室内走动并可按时做健身操，活动量由小到大，由弱到强。1 周后可开始做健身保健操，促进腹壁及盆底肌肉张力的恢复，恢复正常排尿、排便，预防静脉栓塞的发生。

（2）合理饮食：饮食应易于消化、营养丰富、多汤汁，以促进乳汁分泌。

（3）注意个人卫生：每天用温热水漱口、刷牙、沐浴，勤换衣被，保持外阴的清洁，应每日冲洗外阴，用消毒会阴垫，保持会阴部清洁，预防感染。

（4）健康指导：宣传母乳喂养的好处，介绍母乳喂养知识并指导乳房护理及母乳喂养方法。开始哺乳前，母亲用乳头刺激婴儿面颊部，当婴儿张大口时将乳头及大部分乳晕送进婴儿口中，这样婴儿可大口地吸进乳汁，促进乳汁分泌。要注意吸吮的含接及喂养姿势是否正确，一般哺乳姿势应是母亲和婴儿体位舒适，母亲的身体与婴儿相贴近，母亲的脸应与婴儿的脸相对，防止婴儿鼻部受压。喂奶的次数可不固定，应按需哺乳，夜间坚持哺乳。对乳房有凹陷、损伤、肿胀、硬块等情况，应及时进行哺乳指导，一旦发生乳腺炎应及时去医院就诊。

（5）计划生育指导：产褥期不宜进行性生活，哺乳期虽无月经，但仍要坚持避孕。避孕工具以安全套为好。

知识拓展

WHO 推荐的婴儿期最佳喂养方式：①出生后 4 个月内坚持母乳喂养；② 6 个月的婴儿均应添加辅助食品；③继续母乳喂养，可以维持到婴儿 2 岁。

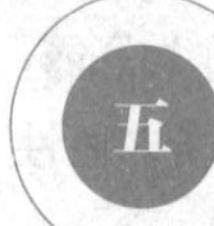

五 围绝经期妇女的健康管理与护理

围绝经期是指妇女从接近绝经时出现与绝经有关的内分泌、生物学和临床特征至绝经后1年内的时期。绝经年龄一般在45~55岁，平均持续4年。由于在围绝经期内性激素的减少会引发一系列躯体和精神心理症状，故围绝经期保健的主要目的是提高围绝经期妇女的自我保健意识和生活质量。

（一）围绝经期妇女的生理特点

1. 生殖器官的改变

随着年龄的增长，卵泡逐渐萎缩，子宫也随之变小。阴毛稀疏、阴阜及大小阴唇呈萎缩状，阴道干燥，盆底松弛。

2. 内分泌的改变

内分泌的改变主要表现为雌激素水平下降。原因之一是因卵巢功能减退致内分泌改变，二是由机体自然老化所引起。前者作用更大。

3. 骨质疏松

绝经后的妇女由于雌激素水平下降，导致骨质吸收快于骨质生成，骨质变得疏松。骨小梁减少，引起骨骼压缩使其体积变小，严重者导致骨折。

4. 绝经

一般妇女年龄超过45岁，月经停止1年以上称为绝经。绝大多数为自然绝经。

（二）围绝经期妇女的心理特点

围绝经期妇女的心理特点主要包括能力与精力减退，注意力不集中，易激动，情绪波动大，紧张、焦虑、自我封闭、固执，内心有挫折感、自责等；同时还伴有失眠、头痛、头晕、乏力等躯体不适。这些症状是多变的，没有特异性，有波动，不持续存在。

（三）围绝经期妇女的健康管理与护理

1. 健康教育

社区护士应有针对性地对围绝经期妇女进行保健指导，使其了解围绝经期是一个正常的生理阶段，可通过神经内分泌的自我调节达到新的平衡，症状就会自然消失，解除其不必要的顾虑。指导此期的妇女合理安排生活，加强营养，适度运动，并保持心情愉悦。指导其保持外阴部清洁，防止感染。同时，还应对其家属介绍围绝经期妇女内分泌改变所引起的不适，谅解妇女出现的急躁、发怒、焦虑、忧郁等消极情绪，提供心理支持，协助其渡过困难时期。

2. 指导正确用药

围绝经期使用雌激素替代疗法可减轻围绝经期症状，预防骨质疏松症。护士应向围绝经期

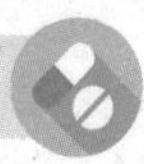

的妇女介绍用药的目的、剂量、方法及可能出现的不良反应，并督促长期使用者定期接受随访，以便随访时接受指导，调节用药至最佳剂量，防止发生不良反应。

3. 饮食指导

因此时期的妇女易患骨质疏松，故应多食用含钙丰富的食物；同时应多到户外活动，多晒太阳，注意补充足够蛋白质，以减慢骨钙的丢失。

4. 妇科普查

此期是妇科肿瘤的多发年龄，应每1~2年定期进行1次妇科常见疾病和肿瘤的筛查。其重点筛查内容包括乳腺癌及宫颈癌筛查，测量血脂、血糖，胸部X线透视等。

第三节　社区老年人的健康管理与护理

随着社会科学技术的进步，医疗保健事业的发展，人民生活水平的提高及保健意识的增强，社会保障体系不断完善，世界范围内人口出生率和死亡率逐步下降，人均寿命不断增长，人口老龄化已成为社会发展的必然趋势。老龄化社会对卫生保健的需求急剧增加，给社会带来巨大的经济负担和压力。开展社区老年健康管理与护理，做好老年保健工作，为老年人提供满意和适宜的医疗保健服务，既有利于老年人健康长寿和延长生活自理的年限，提高老年人的生活质量，又可以促进社会的稳定与发展。

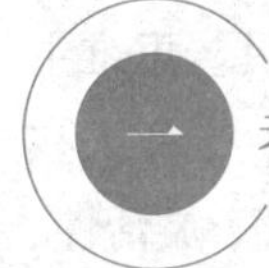

一　老年人的特点及评估

老年人的生理特征

（一）老年人的划分

从老年医学角度上讲，“老年期”是人类生命过程中细胞、组织与器官不断趋于衰老，生理功能日渐衰退的一个阶段。一般来讲，发达国家把65岁以上（含65岁）的人群作为老年人，而发展中国家多以是否超过60岁以上（含60岁）为划分老年人的标准。

WHO提出老年人的划分新标准为：44岁及以下人群为青年人，45~59岁为中年人，60~74岁为年轻老人，大于和等于75岁为老年人，大于90岁为长寿老人。我国目前划分老年期的标准是：60~89岁为老年人，90岁以上为长寿老人，100岁以上为百岁老人。

（二）老年人的生理及心理特点

1. 生理特点

人体的衰老是一个随年龄增长而逐渐演变的过程。老年人的生理特点有以下几个方面。

（1）外形改变：老年人的须发变白，脱落稀疏；皮肤变薄，皮下脂肪减少；结缔组织弹性降低以致皮肤出现皱纹；骨质疏松，关节活动不灵；身高降低，体重减轻；等等。

（2）功能下降：人体在成熟期以后，器官的生理功能一般是随年龄增长而下降。如视力、听力下降，嗅觉减退，肺活量、胃酸分泌量、心脏排血量下降等。

（3）调控降低：老年人的动作和学习速度减慢，操作能力和反应速度降低，免疫功能衰退等。

2. 心理特点

老年人由于衰老产生的生理变化和环境变化，导致心理也相应发生一系列变化，主要表现在记忆、智力、思维和人格 4 个方面。

（1）记忆：记忆是一种重要的心理活动过程。记忆过程可分为 4 个阶段，即识记阶段、保持阶段、回忆阶段和再认阶段。在心理学上，识记阶段又称为初级记忆，保持阶段、回忆阶段和再认阶段又称为次级记忆。随着年龄的增长，老年人的初级记忆基本上没有变化，或变化很小；而次级记忆则发生较大的变化。

老年人记忆的特点是随年龄的增长而减退。一般来说，老年人远期记忆的保持相对比近期记忆的保持较好；再认能力比回忆能力好；理解能力变化不大，但死记硬背能力减退，所以逻辑记忆比机械记忆好。

（2）智力：智力是一种综合能力，可分为液态智力和晶态智力两种。液态智力是指获得新观念、洞察复杂关系的能力，如知觉整合能力、近期记忆力、思维敏捷度及反应力和反应速度等。晶态智力是指通过学习和掌握社会文化经验而获得的智力，如词汇、理解力和常识等。液态智力主要与神经系统的生理结构和功能有关，所以一般随年龄的增长而明显减退；而晶态智力主要与后天的知识、文化、经验的积累有关，所以并不一定随年龄的增长而明显减退，甚至还有可能提高，直至 70~80 岁，才出现缓慢减退。

（3）思维：思维是人脑对客观现实概括的、间接的反应。语言是思维的主要工具。思维主要包括概括、类比、推理和问题解决 4 个方面的能力。伴随感知和记忆能力的衰退，老年人在概括、逻辑推理和问题解决方面的能力有很大的下降，特别是思维的敏捷度、流畅性、灵活性、独特性及创新性较其在青年时期有很大的减退。

（4）人格：人格是以人的性格为核心，受先天素质、教育、家庭及社会环境的影响，逐步形成的气质、能力、兴趣、爱好、习惯及性格等心理特征的总和。老年人的人格一般不随年龄的增长而变化。但伴随生理功能和环境的变化、社会和家庭角色的改变，老年人按照其不同的人格模式分别会采用整合良好型、防御型、被动依赖型、整合不良型 4 种适应方式。

（三）老年人患病特点

（1）临床症状及体征不典型。由于感受性下降，老年人对疾病的反应一般不敏感，往往不易及时发现疾病，延误治疗。

（2）病程长、恢复慢。老年人患病后一般比成年人的病程长、病情重，且恢复慢、容易出现并发症。

（3）多种疾病共存。由于老年人全身各系统生理功能出现不同程度的衰退，因而容易同时患多种疾病。

（4）病情变化快。老年人病情发展迅速或变化突然，容易出现意识障碍，甚至猝死，需及

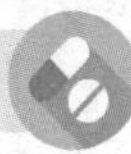

时发现和处理。由于平衡代偿和耐受性降低，老年人在患病过程中也更容易出现水、电解质紊乱。

（5）并发症多，病死率高。常见的并发症有水、电解质紊乱和酸碱平衡紊乱，各种感染，血栓和栓塞，心理障碍，等等。

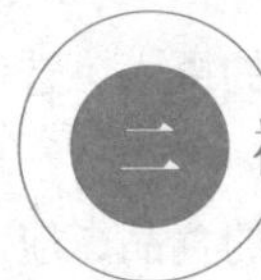

二 社区老年人的健康问题及护理

（一）营养与饮食护理

1. 老年人的营养需求

老年人应针对其特殊需求，全面、适量、均衡地摄入营养，以延缓衰老、抵抗疾病、维护健康。

（1）热量：老年人因体力活动减少与基础代谢降低，其热量的消耗也相应减少，故每日总热量的摄入量必须加以控制。每日热量摄入控制在 6.72~8.4 MJ；其中 60%~70% 由膳食中的碳水化合物提供，20%~25% 由膳食中的脂肪提供，10%~15% 由膳食中的蛋白质提供。

（2）蛋白质：由于老年人体内代谢过程以分解代谢为主，且蛋白质的合成能力差，因此对蛋白质的摄入要求质优量足。老年人每日每千克体重蛋白质供给量为 1.0~1.2 g，占总热量的 12%~15% 为宜。过多摄入蛋白质会加重肝、肾负担。应注重选择一部分含优质蛋白质的食品，如奶类、豆类、鱼虾类、肉类、蛋类等。

（3）碳水化合物：人体对碳水化合物的代谢调节能力随年龄增长而下降，由于糖类代谢功能下降，摄入过多糖类容易导致老年人肥胖、糖尿病、高脂血症等；但摄入过少，又会增加蛋白质的分解。建议老年人膳食中碳水化合物的供给控制在供热比 65% 左右。

（4）脂肪：由于胆质酸减少、脂酶活性降低，老年人对脂肪的消化能力下降，因此脂肪的摄入量不宜过高。老年人每日脂肪摄入量以 50 g 为宜，应减少膳食中饱和脂肪酸和胆固醇的摄入量，以富含不饱和脂肪酸的植物油为主；即减少猪油、牛油、羊油等动物性脂肪的摄入，适当摄入花生油、豆油、玉米油和菜籽油等植物性脂肪。

（5）矿物质和微量元素：在各种矿物质中，以钙和铁对老年人最为重要。老年人容易发生骨质疏松，血红蛋白合成能力也开始降低，钙和铁的补充应适当充足。我国营养学会建议老年人每日钙的供给量为 800 mg。老年人应保持低盐饮食，以每天 5~6 g 为宜。

（6）维生素：老年人生理功能下降，特别是抗氧化功能和免疫功能下降，故应摄入富含维生素的饮食，以增强机体抵抗力、延缓衰老。

（7）水：由于老年人结肠、直肠肌肉萎缩，排便功能减退，容易引起便秘，故应每日保持充足的水供给。老年人饮水应少量多次，一般每日饮水量为 1 000~2 000 mL，以保持尿量在 1 500 mL。但对于患有心脏、肾脏疾病的老年人，每日水分摄入量不宜过多，以免增加心脏和肾脏的负担。

2. 老年人的饮食原则及护理

（1）科学安排饮食。应科学安排饮食的量和时间。早、中、晚三餐食量的比例最好为30%、40%、30%，每日进餐定时定量，切勿暴饮暴食或过饥过饱。

（2）食物种类多样。尽量食用多种食物，在选择食物时，应注意粗粮和细粮的搭配、植物性食物和动物性食物的搭配、蔬菜与水果的搭配。

（3）营养比例适当。应营养均衡，在保证摄入足够蛋白质的基础上，限制热量的摄入，选择低脂肪、低糖、低盐、高维生素及富含钙、铁的饮食。

（4）注意饮食卫生。保持餐具的清洁，少吃腌制、烟熏及油炸食品，不吃变质的食品，应食用健康烹饪方法制作的食品。

（5）进食易缓、暖、软。进食速度宜慢，宜小口进食；食物的温度应适宜，不宜过冷或过热；食物以松、软为宜，有助于消化。

（6）戒烟、限酒、少饮茶。吸烟会使血中二氧化碳浓度增高、血脂升高，过度饮酒会增加脑血栓形成的概率，饮浓茶对胃肠道产生刺激。

（二）休息与睡眠护理

1. 老年人睡眠的特点

（1）睡眠时间减少。随着年龄的增长，个体对睡眠的需要量逐渐减少，睡眠深度也逐渐变浅。老年人一般每日睡眠时间为6~8小时。

（2）睡眠质量下降，容易出现失眠、入睡困难、睡后易醒等睡眠障碍症状。

2. 老年人失眠的表现

（1）入睡困难，常延长1小时以上。

（2）早醒，常提前1小时以上。

（3）睡眠浅，易醒，且醒后不易再入睡。

（4）睡眠时间常少于正常时间，而且伴有睡眠不足所致的不适感觉，如头昏、乏力、疲劳、记忆力减退等。

（5）病态的假性失眠，即个体持续1周以上具有睡眠时间大大减少的主观感觉，但实际睡眠时间并未明显减少，或完全没有减少，此情况又称为缺乏睡眠感。

3. 老年人失眠的护理

（1）尽量找出失眠原因，如生理因素、心理因素、疾病因素、环境和社会因素等，以便针对病因采取措施。

（2）调整卧室环境。卧室的环境不仅会影响老年人睡眠，还会影响睡眠质量。因此，睡前应注意调整好卧室的温度、湿度，将灯光调至柔和、暗淡，尽量排除各种噪声的干扰。

（3）做好睡前准备工作。睡前应保持情绪稳定，不宜进行剧烈活动，观看或阅读兴奋、紧张的电视节目及书籍，饮用兴奋性饮料；晚餐应在睡前两小时完成，晚餐宜清淡，不宜过饱，睡前不再进食；还可以在睡前用热水泡脚，以促进睡眠。

（4）选择舒适的睡眠用品。在选择睡眠用品时床不宜过窄，床垫不宜过硬或过软，枕头高低适度，被褥轻软、透气。

（5）合理安排日间活动。白天积极参与各种有益的社会活动，坚持适当的户外运动或体育

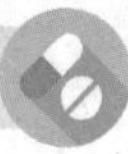

锻炼，有助于入睡并能改善睡眠质量。

（6）采取适当的睡眠姿势，良好的睡眠姿势可改善睡眠的质量。选择睡眠姿势时，以自然、舒适、放松为原则；最佳睡眠姿势为右侧卧位，可避免心脏受压，又有利于血液循环。

（7）合理使用镇静催眠药。当所有促进睡眠的方法均无效时，可遵医嘱服用镇静催眠药。但不宜长时间连续服用或自己随意增减药量，以防产生药物依赖和抗药性。

（三）活动与运动护理

1. 活动与运动的原则

（1）选择适宜，因人而异。一般而言，运动时间以每日 1~2 次，每次 30 分钟为宜，每日运动的总时间不超过 2 小时；运动的场地最好选择在空气新鲜、环境清静、地面平坦的地方；运动的强度应根据老年人运动后心率而定，其计算方法为：运动后心率（次 / 分）=（220 − 年龄）×（50%~70%）。

（2）循序渐进，持之以恒。活动或运动的强度应由小到大逐渐增加，并长期坚持。

（3）自我监护，确保安全。在活动过程中，一定要注意自我感觉。当出现不适感觉时，应立即停止活动；出现严重不适感觉时，应及时就医。

2. 常用的健身方法

（1）散步。根据自身及环境的条件，选择空气新鲜、行走安全的地点，以每分钟 80~90 步，每日步行 30~60 分钟为宜。步行过程中，应注意使自己脉搏保持在 110~120 次 / 分为宜。

（2）跳舞。应根据自己的身体状况，选择适当节奏的舞曲。

（3）太极拳和气功。这两项运动动作柔和、缓慢、协调、动静结合，不仅可以调节老年人的心境，还可以强身健体。

（4）游泳。游泳的姿势不限，但速度不宜过快，时间不宜过长。一般而言，以每日 1 次或每周 3~4 次、每次游程以不超过 500 米为宜。

（5）球类运动。可根据自己的兴趣、身体状况，选择适合的球类运动，如台球、门球、乒乓球、健身球等。

（四）排泄问题与护理

老年人排泄方面常见的健康问题有便秘和尿失禁等。

1. 老年人便秘的护理

老年人的食量和体力活动明显减少，胃肠道功能减退，使食物在肠内停留时间延长，水分被过度吸收引起便秘。其护理措施为以下几种。

（1）养成良好的排便习惯。社区护士应指导老年人选择适合自己排便的时间，养成每天定时排便的习惯，以减少毒素在体内停留的时间，减少肠道对大便内水分的吸收，从而避免便秘的发生。

（2）合理膳食，多摄入富含纤维素的蔬菜、水果和具有润肠作用的食物；养成清晨空腹饮一杯白水或蜂蜜水的习惯；多饮水，病情允许时每日液体摄入量不少于 1 500 mL；适当食用油脂类的食物。

（3）鼓励适当运动，协助老年人制订有规律的活动计划，可根据个人爱好选择运动项目，如散步、做操、打太极拳等。卧床老年人可进行床上活动。对不能自主运动的老年人，社区护士应指导家人每天帮助其进行被动运动。此外，社区护士还应指导老年人进行增强腹肌和盆底部肌肉的运动，以增强肠蠕动和肌张力，促进排便。

（4）指导进行腹部按摩，排便时用手沿结肠解剖位置自右向左环形按摩，可促使结肠的内容物向下移动，并可增加腹内压，促进排便。指端轻压肛门后端也可促进排便。

（5）以上方法均无效时，可使用开塞露，或遵医嘱使用缓泻药物。

2. 老年人尿失禁的护理

尿失禁是老年人泌尿系统最常见的健康问题，原因复杂，可由局部或全身因素引起，如前列腺增生肥大、尿道括约肌无力、盆底支持组织松弛、泌尿系统炎症、神经中枢功能异常、精神因素或环境因素等。其护理措施为以下几种。

（1）给老年人心理支持。无论什么原因引起的尿失禁，都会给老年人造成很大的心理压力，如精神苦闷、忧郁、丧失自尊等。社区护士应充分理解、尊重老年人，给予安慰、开导和鼓励。

（2）摄入适当的液体。指导无液体禁忌证的老人多饮水，每日白天摄入液体量以 2 000~3 000 mL 为宜。多饮水可以促进排尿反射的恢复，还可预防泌尿系统的感染。但睡前限制饮水，减少夜间尿量，以免影响休息。

（3）保持皮肤清洁干燥。指导尿失禁老年人经常用温水清洗会阴部皮肤，勤换衣裤、床单、尿垫等。

（4）指导老年人重建正常的排尿功能，向老年人及其家属说明重建正常排尿功能的目的，并说明训练的方法和所需的时间。①膀胱功能训练：开始阶段每隔 1~2 小时让老年人排尿 1 次，排尿时注意力要集中，即使没有尿意也让其试做一下排尿动作，以培养尿意感。以后间隔时间逐渐延长，以培养膀胱条件反射功能促进排尿功能的恢复。使用便器者，用手掌自膀胱上方持续向下压迫，使尿液被动流出，注意用力要适度。②骨盆底部肌肉锻炼：指导老年人进行提肛练习，具体方法是取立、坐或卧位，试做排尿（排便）动作，先慢慢收紧盆底肌肉，再缓缓放松，每次 10 秒左右，连续 10 遍，每日进行数次，以不觉疲乏为宜。

（五）日常安全的护理

1. 预防跌倒

（1）自身防护。指导老年人动作宜缓慢，如在变换体位时，动作不宜过快，以免发生直立性低血压；外出时避开拥挤时段，同时要严格遵守交通规则；洗浴时间不宜过长，一般不超过 20 分钟；温度不宜过高，水温以 35~40 ℃为宜，提倡坐式淋浴。

（2）室内应光线充足。老年人因视力障碍容易跌倒，所以，老年人居室内的走廊、卫生间、楼梯、拐角等暗处应保持一定的亮度；居室内夜间也应保持一定亮度，以便于老年人起床如厕。

（3）居室布置合理。老年人居室内地面应使用防滑材料，最好选择木质地板；门口地面最好不要有门槛；室内布置尽量无障碍物。

（4）浴室设施合理。老年人浴室的地面及浴盆内应放置防滑垫；浴室及厕所内应设有扶手，沐浴时有穿脱衣服的座椅；浴室及厕所的门最好向外开，以便于发生意外时的救护。

2. 预防呛噎

老年人进食时应注意力集中，尽量采取坐位或半坐卧位。进食时应细嚼慢咽，不宜过快。

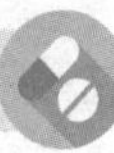

进流食易呛咳者，可将食物加工成糊状；吃干食发噎者，进食时需准备水。

3．预防坠床

应给有意识障碍的老年人加床档；睡眠中翻身幅度较大或身材高大的老年人，应在其床旁用椅子拦挡。

（六）用药护理

1．老年人用药原则

（1）勿滥用药。对老年人疾病应以预防为主，尽量少用药。当必须用药时，应遵医嘱对症治疗，尽量减少用药品种，且以小剂量开始服用。

（2）注意联合用药。老年人往往同时服用多种药物，应特别注意药物的配伍禁忌。

（3）密切关注用药反应。用药后应关注有无各种不良反应，如出现某些异常症状，应高度警惕，首先考虑是否为药物不良反应，必要时停药。

2．常用药物的使用

（1）降压药物：降压药是老年人常用药物之一。老年人在服用降压药时，应注意降压要适度，一般以收缩压下降 10~30 mmHg、舒张压下降 10~20 mmHg 为宜，防止因降压过低、过快而引起心、脑、肾等器官缺血；同时应监测 24 小时动态血压，以确定最佳的用药剂量和服药时间。一般而言，降压药最佳的服用时间为每日 7：00、15：00 和 19：00；睡前不宜服用降压药，以免诱发脑卒中。

（2）解热镇痛类药：由于老年人对解热镇痛类药的作用比较敏感，在服用时宜采用小剂量。同时加强监测，避免诱发消化道出血。

（3）镇静催眠药：应注意采用小剂量，且最好几种镇静催眠药交替服用。长期服用镇静催眠药的老年人不宜突然停药，以免出现失眠、兴奋、抑郁等问题。

（4）抗生素：老年人在服用抗生素时，应注意其剂量和疗程，以免引发肠道菌群失调等问题。

（5）胰岛素：老年人在使用胰岛素过程中，容易出现低血糖反应。因此，应注意监测血糖、尿糖的变化及时调整胰岛素的用量，以免发生低血糖。

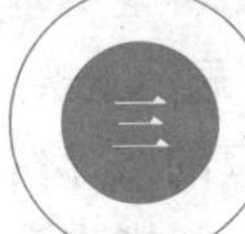

三 老年人社区护理服务体系

随着我国进入老年型国家的行列，老龄化问题日益突出，现代老年人对医疗护理和社会福利需求不断增加，传统的医疗服务体系已不能满足这种需求。为解决老年人的需求，一些城市采取成立老年护理中心、老年护理医院、开设家庭病床等方式，为社区内的高龄、病残、孤寡老年人提供住院服务、上门医疗护理服务、生活护理服务等不同形式的老年护理服务。由于我国人口基数大，老年人口数量多，老年护理起步晚，因而社区内老年护理服务机构还远不能满足需求，服务体系仍需不断完善。

（一）日间老年人护理服务

日间老年人护理服务又被称为“日托”，是指对一些不愿住在老年护理医院、生活自理有困难、白天无人照顾的老年人，提供接送、餐饮、体检、康复等医疗护理服务。此种服务形式既可以使老年人住在家中享受天伦之乐，又可避免家人因照顾老年人而影响工作，比较适合我国国情，是一种值得推广的社区服务项目。

（二）家庭病床

家庭病床是社区医疗服务机构针对一些经住院治疗后病情稳定但仍需继续接受治疗，或因年老体弱、行动不便，到医院就诊有困难的老年患者，派出医护人员到患者家里，让其在熟悉的环境里接受治疗和护理。家庭病床服务可缓解目前我国医院床位数不足、患者多、住院费用上升与老年人医疗支出有限的矛盾，减轻患者及其家庭的经济负担。

（三）老年护理医院或养老机构

老年护理医院以社区内老年人的需求为导向，以解决老年人健康问题为重点，以提高老年人生命质量为目的，集老年医疗、保健、预防、康复、护理为一体，提供方便、经济、综合、连续的基层老年卫生服务。老年护理医院一般收治对象为年龄超过 60 岁的需长期护理的患者、确诊为内科慢性病急性期患者、需要临终关怀的患者，也可根据具体情况收治患有阿尔茨海默病或其他精神科疾病的老年人。老年护理医院的服务内容包括协助丧失生活自理能力老年人的生活活动；协助指导轻症老年人自理，特别是要让老年人自己动手；对于丧失生活自理能力的老年人，护理人员除了料理老年人的生活起居，还应帮助老年人做一些恢复健康的活动，每日指导老年人按时服药，调理饮食，定期检查。同时，要为卧床不起的老年人提供生活和医疗护理。

（四）居家养老护理服务

家庭养老是以血缘关系为纽带，以自我保障和家庭保障为基础的养老模式。在我国，家庭养老仍然是老年人长期护理照料的主要服务形式，尤其在农村更为普遍。这种模式，一方面以血缘关系为纽带，易为人们所接受，具有一定的稳定性；另一方面供养成本低，家庭只需要提供少量的物资就能保障老年人的基本生活和护理需求。居家养老护理服务就是在家庭养老的基础上提供社区护理服务，社区护士可为居家的老年人提供皮肤护理、个人卫生指导、病情观察、药物保管及居家护理安全教育等服务。居家养老护理服务可以有效地节约患者家庭的医疗费用，方便家庭照顾，解决医院床位紧张的问题，是我国社区护理服务应大力推广的服务模式。

实践——对社区新生儿家庭和产妇家庭进行访视

【目的】

1．掌握社区新生儿家庭和产妇家庭访视的全过程，即访视前、访视中和访视后社区护士应做的工作。

2．掌握新生儿家庭和产妇家庭访视的技巧。

3．熟悉新生儿家庭和产妇家庭访视的注意事项。

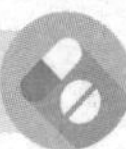

【内容】

1．对社区新生儿家庭和产妇家庭进行访视的步骤。

2．对社区新生儿家庭和产妇家庭访视进行健康指导。

3．针对在社区新生儿家庭和产妇家庭访视中可能存在的问题，制订相应措施并评价。

【过程与方法】

1．访视前的准备。每组3~5名学生，确认一位组长，由组长带领初步评估访视资料、确立访视对象、确定访视目标、准备访视用物，掌握访视时的注意事项，安排访视路线等。学生着装规范。

2．确定访视对象、内容和方法。组织学生向社区卫生服务中心了解有关情况，根据收集到的资料来确定访视的对象、内容和方法。

3．实施访视并记录。实施访视指导的同时观察和收集相关资料，整理分析资料找出其现有的或潜在的健康问题，以便及时采取有效的措施。家庭访视最常用的护理措施是开展健康教育。实际访视完毕，做好访视记录。根据个案问题的轻重缓急，在征求服务对象意见后，预约下次访视时间，双方以适当的方式互留联系方式。

4．撰写实践报告。对社区家庭访视的效果进行评价，确定是否达到预期结果，并及时调整或修改访视计划，提高访视效果。写出实践报告。

5．教师评价。教师总结此次实践的总体情况。

【注意事项】

1．遵守社区卫生医院和社区的各项规定，遵守纪律。

2．保护患者隐私，爱护患者，保护患者财产。

3．注意安全。

思考与练习

一、名词解释

1．新生儿期

2．婴儿期

3．幼儿期

4．青春期

5．计划免疫

6．围绝经期

二、单项选择题

1．小儿出生后，生长发育最快的阶段是（　　）。

A. 新生儿期　　B. 婴儿期　　C. 幼儿期　　D. 学龄前期

E. 学龄期

2．正常婴儿开始添加辅食的年龄是（　　）。

A. 1~2个月　　B. 3~4个月　　C. 5~6个月　　D. 7~8个月

E. 9~10个月

3．小儿出生至满1岁前称为（　　）。

A.新生儿期　　B.婴儿期　　C.幼儿期　　D.学龄前期

E.学龄期

4. 患儿，女，出生后5天，已按时完成疫苗接种，体格检查正常，准备出院。家长询问第二次接种乙肝疫苗的时间，回答正确的是（　　）。

A.1个月后　B.2个月后　C.3个月后　D.4个月后　E.5个月后

5. 孕妇睡眠最好采取（　　）。

A.仰卧位　B.俯卧位　C.右侧卧位　D.左侧卧位　E.头低足高位

6. 产妇应于产后（　　）去医院做产后健康检查。

A.70天　B.30天　C.42天　D.28天　E.14天

7. 产后访视应在（　　）。

A.产妇出院后3天内、产后14天　B. 产后14天和28天　C.产妇出院后3天、产后28天　D. 产妇出院后3天内、产后14天和28天　E.产妇出院后3天内、产后28天和42天

8. 老年人虽然死记硬背的能力减弱，但理解能力变化不大，保持比较完好的记忆是（　　）。

A.近期记忆　B.远期记忆　C.机械记忆　D.逻辑记忆　E.次级记忆

9. 老年人患病的特点是（　　）。

A.病程短　B.病情轻　C.恢复快　D.临床症状典型　E.易发生意识障碍

10. 李某，男，68岁，身体素质良好，运动后老人最适宜的心率应在（　　）。

A.100次／分　B.105次／分　C.110次／分　D.120次／分　E.125次／分

三、简答题

1. 简述新生儿家庭访视的时间和内容。

2. 简述孕期常见健康问题及护理。

3. 简述围绝经期妇女的健康管理与护理。

4. 老年人的患病特点有哪些?

5. 某婴儿，男，5个月，母乳喂养，小儿生长发育良好，婴儿的母亲准备给婴儿添加辅食。

问题：

（1）请指导婴儿的母亲如何添加辅食。

（2）添加辅食的原则有哪些?

6. 胡某，66岁，退休干部，身高171 cm，体重85 kg，平时在家爱看报纸和电视，不爱运动，喜欢吃“大油大盐”的食物。有吸烟史30余年，平均每天1包。饮酒史20余年，平均每天饮白酒100 mL。

问题：

（1）该老年人存在哪些方面的健康问题?

（2）请为其制订一份健康教育计划。

第九章 慢性非传染性疾病患者的社区管理与护理

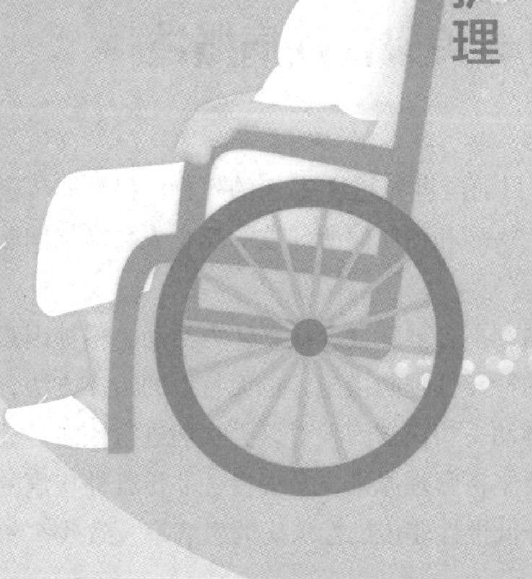

学习目标

知识目标：了解慢性非传染性疾病的病因及危险因素；熟悉慢性非传染性疾病患者的临床特点；掌握慢性非传染性疾病患者的社区管理与护理。

技能目标：能对慢性非传染性疾病患者进行社区护理、管理及健康教育，能协助医生对社区慢性非传染性疾病的急症进行急救。

案例导入

某患者，男，46 岁，出租车司机，近一年来，经常在开车时感觉头晕，去医院检查，血压：170/120 mmHg，确诊为高血压。给予口服降压药治疗，卡托普利 50 毫克/次，每日 3 次，但该患者由于多种原因经常漏服药物，血压控制始终不理想。其父患有糖尿病 10 年，母患高血压 15 年。

问题：此种疾病的危险因素有哪些？社区护士应对该患者进行怎样的管理和护理？

慢性非传染性疾病（noninfectious chronic disease，NCD），简称慢性病，是一类起病隐匿，病因复杂不明，病程长且病情迁延不愈，缺乏明确的传染性病因证据的疾病的概括性总称。慢性非传染性疾病重点是指那些发病率、致残率、死亡率高和医疗费用昂贵的，并有明确预防措施的疾病，主要包括心脑血管疾病、糖尿病、恶性肿瘤、慢性阻塞性肺疾病、肥胖症、精神心理性疾病等。WHO 报告，在发展中国家慢性非传染性疾病死亡已成为 15 岁以上人口死亡的主要原因，对社会和经济的发展造成巨大的影响和损失，慢性非传染性疾病不仅是发达国家的，而且是发展中国家的重要公共卫生问题，已经成为威胁人类健康的首要疾病。

第一节　慢性非传染性疾病概述

据《2020 年世界卫生统计报告》显示，目前全世界超过 2/3 的死亡由慢性非传染性疾病所导致。心脑血管疾病、癌症、慢性呼吸系统疾病和糖尿病所导致的死亡人数增加问题引起了全球关注。

慢性非传染性疾病的发生与吸烟、酗酒、不合理膳食、缺乏体力活动、精神因素等有着密切关系。慢性非传染性疾病既无切实有效的特异性预防措施，也无特效的治疗方法，只能通过有效的危险因素控制，同时加强和（或）调动一切保护因素对该类疾病进行预防。社区医护人员是慢性非传染性疾病防治的中坚力量，要坚持管理原则，掌握慢性非传染性疾病的社区综合防治知识和技能，实施护理和康复指导，降低慢性非传染性疾病的患病率、致残率和死亡率。

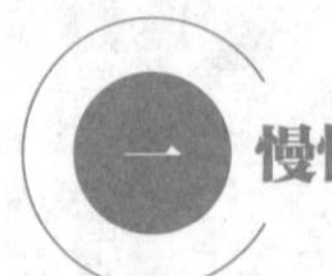

一　慢性非传染性疾病的特点

（1）病因复杂。与急性传染病不同，慢性非传染性疾病的病因较复杂，大多数是多因素联

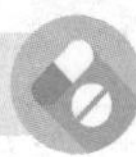

合致病，有些慢性非传染性疾病的病因至今不明。

（2）发病隐匿，潜伏期长。慢性非传染性疾病的早期症状和体征往往比较轻，同时易被忽视，在病因的长期作用下器官损伤逐步积累，直至急性发作或症状较为严重时才被发现。

（3）病程长。大多数慢性非传染性疾病的病程长，可达数年或数十年，甚至是终生患病。

（4）可预防。与慢性非传染性疾病相关的一些因素是可以避免的，如吸烟、肥胖等。改善环境、改变生活方式等也可预防或减缓疾病的发生、发展。

（5）病理改变不可逆。大多数慢性非传染性疾病的病因复杂或不明，病理改变不可逆转，在目前的医疗条件下是不可治愈的，主要采用对症治疗，良好的健康管理和护理，以减轻症状，控制疾病发展，预防伤残和并发症。

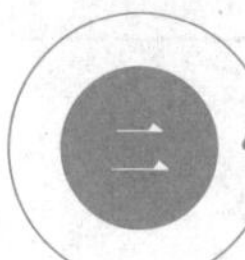

二　慢性非传染性疾病的流行现状

（1）患病率高。按2010年我国人口的数量与结构推算，我国有超过2亿高血压患者、1.2亿肥胖症患者、9 700万糖尿病患者、3 300万高胆固醇血症患者、2 000万慢性阻塞性肺疾病患者，其中65%以上为18~59岁的劳动力人口。

（2）发病增长速度快。高血压和糖尿病的患病率不断上升，恶性肿瘤的发病率和死亡率也一直呈上升趋势。

（3）死亡率高。据2020年WHO发布的世界卫生统计报告显示，慢性非传染性疾病已经发展成为当今世界最大的致死病因，2016年全球有4 100万人死于慢性非传染性疾病，占所有死亡人数的71%。其中心血管疾病占这类死亡的43.6%，癌症占21.9%，慢性呼吸系统疾病占9.27%，糖尿病占3.90%。

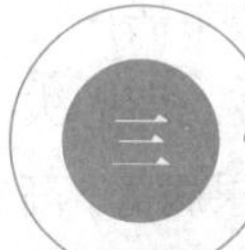

三　慢性非传染性疾病的危险因素

体内外存在的使疾病发生和死亡概率增加的诱发因素，如个人特征、环境因素、生理参数、症状等被称为危险因素。慢性非传染性疾病的主要危险因素可分为行为因素、环境因素及不可改变因素3大类。其中，行为因素和环境因素为可改变的危险因素，年龄、性别、种族和遗传等为不可改变的危险因素。主要慢性非传染性疾病的共同危险因素见表9-1。在各种共同的危险因素中，WHO确认了烟草、酒精、不合理膳食、体重指数、血脂和血糖异常是导致慢性非传染性疾病增加的主要因素。

表9-1　共同的危险因素导致的主要慢性非传染性疾病

危险因素	心脑血管疾病	糖尿病	肿瘤	慢性呼吸道疾病
吸烟	√	√	√	√
不合理膳食	√	√	√	

续表

危险因素	心脑血管疾病	糖尿病	肿瘤	慢性呼吸道疾病
缺乏体力活动	√	√	√	√
过量饮酒	√	√		
肥胖	√	√	√	√
高血压	√	√		
血糖异常	√	√	√	
血脂异常	√	√	√	

（一）行为因素

1. 吸烟

烟草中含有尼古丁、苯、焦油等 3 800 种有害物质。①吸烟引起的病理生理改变：烟草中的尼古丁可促使神经末梢及肾上腺髓质释放肾上腺素和去甲肾上腺素，引起血压一过性升高，心率加快，心肌耗氧量增加。长期吸烟可导致慢性一氧化碳中毒和缺氧，使红细胞增多、血黏稠度增加，损伤血管内皮细胞、激活一系列的凝血机制，导致血栓形成。②吸烟与慢性非传染性疾病的关系：吸烟可导致慢性阻塞性肺疾病、心血管疾病、胃肠道疾病、脑卒中和各种恶性肿瘤，引起老年痴呆，加重糖尿病。吸烟可致不孕不育，孕妇吸烟影响胎儿的正常发育。吸烟者心脑血管疾病的发病率比不吸烟者高 2~3 倍，吸烟量越大，吸烟起始年龄越小，吸烟史越长，对身体的损害越大。

2. 不合理膳食

根据国家统计局有关数据显示，至 2000 年我国肉类和食用油消费持续上升，城市居民饮食中脂肪热量已接近总热量的 30%，谷类消费持续下降，其热量低于总热量的 50%。营养失衡与一些慢性非传染性疾病发病密切相关，如长期高热量膳食可引起肥胖和 2 型糖尿病等；高脂肪、高胆固醇饮食可引起冠心病、缺血性脑卒中等，并增加对胰岛素吸收的抵抗，增加糖尿病发病的危险；高钠饮食可引起高血压；缺乏维生素 A 可引起乳腺癌、肺癌、胃癌、肠癌等多种癌症；缺乏膳食纤维可引起结肠癌；长期食用腌制和烟熏食物等含亚硝酸胺类食物，可导致肝癌、膀胱癌；霉变食物可致肝癌。

3. 缺乏体力活动

静坐生活方式是全球死亡的第 8 个主要危险因素。人群中 11%~24% 属于静坐生活方式，31%~51% 体力活动不足，大多数情况下每天活动不足 30 分钟。运动量不足，热量消耗减少，导致体重超重或肥胖，体内胆固醇和脂肪增加，可导致冠心病、高血压病、缺血性脑卒中、2 型糖尿病、乳腺癌、大肠癌、骨质疏松、情绪低落及关节炎等疾病。

4. 过量饮酒（酗酒）

每日饮酒量超过 4 个标准杯（1 个标准杯相当于 12 g 酒精，约合 360 g 啤酒，或 100 g 葡

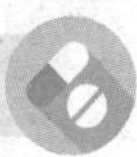

萄酒），每周饮酒超过5次，即为过量饮酒。过量饮酒可引起冠心病、原发性高血压、肝硬化、脑萎缩；过量饮酒也使脑卒中的发病率增高；过量饮酒可引起肝癌、喉癌、食管癌和口腔癌等，以及抑郁障碍、精神错乱、糖尿病、性无能等。

5．精神、心理因素

不良心理因素和情绪反应是致病的主要危险因素。在现代社会中，随着经济的发展，人们生活节奏的加快，竞争压力也日渐增大。愤怒、恐惧、焦虑等情绪虽是适应环境的必要反应，但压力的强度过大或时间过久，可引起长期或过度的精神紧张、内分泌失调、机体免疫力下降、血压持续升高等，进而引起某些器官、系统的疾病。如不良情绪增加心脑血管疾病的发病机会，也是恶性肿瘤、糖尿病的诱发或促进因素。

（二）环境因素

1．自然环境

环境污染破坏了生态平衡和人们的正常生活条件，对人体健康产生直接或间接的有害影响。汽车尾气、工业废气等空气污染，噪声污染，水源污染及室内装修和厨房油烟等生活环境污染，都是导致肺癌、白血病等恶性肿瘤及慢性阻塞性肺部疾病的危险因素。

2．社会环境

国家的卫生法规、医疗保健服务体系、社会风俗习惯、人口的构成与流动状况、个人的受教育程度、社会经济地位等都不同程度地影响着人们的健康。

（三）不可改变因素

不可改变因素包括年龄、性别、种族及遗传因素，这些因素在目前的医疗条件下不可改变。许多慢性非传染性疾病如糖尿病、原发性高血压、冠心病、精神分裂症等都有遗传倾向；某些慢性非传染性疾病的发病率与年龄成正比，年龄越大患病率越高。

第二节　高血压患者的社区管理与护理

原发性高血压（primary hypertension）是指病因未明的、以体循环动脉血压增高［收缩压≥140 mmHg和（或）舒张压≥90 mmHg］为主要临床表现的综合征，常伴有心、脑、肾等器官病理性改变的全身性疾病。

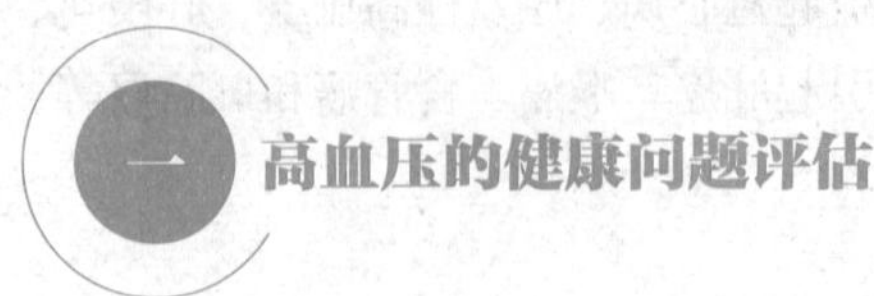

一 高血压的健康问题评估

(一)流行病学特点

据《2020年世界卫生统计报告》显示，全球1/4的成年人患有高血压，这种病症的死亡人数约为卒中和心脏病所导致的总死亡人数的一半，已成为人类健康的头号杀手。90%以上的高血压患者起病隐匿，病因不明，为原发性高血压；5%左右的高血压患者为继发性高血压。在我国高血压人群中，轻、中度高血压占90%，轻度高血压占60%以上。我国人群理想血压(＜120/80 mmHg)所占比例不到1/2。血压正常高值水平人群占总成年人群的比例不断增长，尤其是中青年，是我国高血压患病率持续升高和患者数剧增的主要来源。根据2015年中国心血管病报告，我国18岁以上居民原发性高血压患病率达25.2%，全国高血压患者约2.7亿人，是患病率最高的慢性病且呈明显上升趋势。我国的高血压患病有"三高三低"的特点。"三高"即患病率高、致残率高、死亡率高；"三低"即知晓率低、治疗率低、控制率低。我国居民对高血压的知晓率、治疗率、控制率分别只有30.2%、24.7%、6.1%。

(二)血压水平分级

18岁以上成人的血压按不同水平分级，见表9-2。

表9-2 血压水平的定义和分级

级别	收缩压/mmHg	舒张压/mmHg
正常血压	＜120	＜80
正常高值	120~139	80~89
高血压	≥140	≥90
1级高血压(轻度)	140~159	90~99
2级高血压(中度)	160~179	100~109
3级高血压(重度)	≥180	≥110
单纯收缩期高血压	≥140	＜90

注：本表摘自2018年版《中国高血压防治指南》，以成人在未服用抗高血压药的情况下2次或2次以上非同日多次血压测定所得的平均值为依据。若患者的收缩压与舒张压分属不同级别时，则以较高的分级为准。单纯收缩期高血压也可按收缩压水平分为1、2、3级。

(三)原发性高血压的危险因素

1. 遗传

父母有高血压者，子女高血压的发病率要比血压正常父母的子女高血压发病率高50%，但并不是每个子女都会患高血压，环境因素也起着重要的作用。

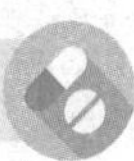

2. 超重和肥胖

超重和肥胖将成为我国高血压患病率增长的又一重要危险因素。身体的脂肪含量与血压水平呈正相关。人群中体重指数（BMI）与血压水平呈正相关，BMI 每增加 3 kg/m^2，4 年内发生高血压的风险，男性增加 50%，女性增加 57%。我国 24 万成人随访资料的汇总分析显示，BMI ≥ 24 者发生高血压的风险是体重正常者的 3~4 倍。身体脂肪的分布与高血压的发生也有关。腹部脂肪聚集越多，血压水平就越高。腰围增加者（男性≥ 90 cm，女性≥ 85 cm）发生高血压的风险是腰围正常者的 4 倍以上。

3. 高钠、低钾膳食

高钠、低钾膳食是我国大多数高血压患者发病最主要的危险因素，高钠盐摄入导致血压升高常有遗传因素的参与。WHO 发布的标准是每人每天钠盐的摄入量不超过 5 g。钠盐（氯化钠）摄入量与血压水平和高血压患病率呈正相关，而钾盐摄入量与血压水平呈负相关。膳食中钠/钾比值与血压的相关性更高。我国 14 组人群研究表明，膳食中钠盐摄入量平均每天增加 2 g，收缩压和舒张压分别增高 2.0 mmHg 和 1.2 mmHg。我国大部分地区，人均每天钠盐摄入量在 12~15 g。在盐与血压的国际协作研究中，反映膳食钠/钾量的 24 小时尿钠/钾比值，我国人群在 6 以上，而西方人群仅为 2~3。

4. 大量饮酒

过量饮酒是高血压发病的危险因素，人群高血压患病率随饮酒量的增加而升高。男性持续饮酒者比不饮酒者 4 年内发生高血压的危险增加 40%。长期大量饮酒还容易引起顽固性高血压。如果每天平均饮酒＞ 3 个标准杯（约 2 瓶啤酒，或 300 g 葡萄酒，50 g 56 度白酒），收缩压与舒张压分别平均升高 3.5 mmHg 与 2.1 mmHg，且血压上升幅度随着饮酒量增加而增大。饮酒还会降低降压治疗的疗效，而过量饮酒可诱发急性脑出血或心肌梗死。

5. 吸烟

吸烟是公认的心脑血管疾病发生的重要危险因素。烟雾中的有害物质（如尼古丁）可损伤动脉内膜，引发动脉粥样硬化，并刺激交感神经引起小动脉收缩，使血压一过性升高、降低服药的依从性并增加降压药物的剂量。吸烟者高血压患病率明显高于非吸烟者。

6. 心理因素

长期工作劳累、精神紧张、睡眠不足、焦虑、恐惧和抑郁都可能引起高血压。

7. 其他

高血压患病率随年龄增长而增高，男性高于女性；也可能与气候条件、环境噪声有关。血液中过量的胆固醇和脂肪会引起动脉粥样硬化，广泛的动脉粥样硬化又导致高血压。高血压发病的其他危险因素还包括缺乏体力活动、糖尿病等。

知识拓展

体重指数（BMI）及理想体重的算法：

BMI= 体重（kg）/［身高（m）］^{2}

标准：＜ 18.5　　消瘦

18.5~23.9　　正常

24~27.9　　　　体重超重

＞27.9　　　　肥胖

理想体重（kg）=［身高（m）］^{2}×22（±10%为正常体重范围）

（四）身体状况评估

高血压起病隐匿，进展缓慢，早期缺乏特异性症状，偶于体检时发现血压升高，少数患者在出现心、脑、肾等并发症后才被发现。常见症状有头痛、头昏、头胀、耳鸣、失眠、乏力等，其症状与血压水平不一定一致，可自行缓解。

高血压急症症状：头痛、头晕、眩晕（与头晕的区别是眩晕视物有旋转感）、呕吐、说话不清、步态不稳、某个肢体无力等。

身体评估应评估有无继发性高血压线索和靶器官损害情况。评估内容：正确测量血压和心率，必要时测定立卧位血压和四肢血压；测量体重指数（BMI）、腰围及臀围；观察有无库欣面容、神经纤维瘤性皮肤斑、甲状腺功能亢进性突眼征或下肢水肿；听诊颈动脉、胸主动脉、腹部动脉和股动脉有无杂音；触诊甲状腺；全面的心肺检查；检查腹部有无肾脏增大（多囊肾）或肿块；检查四肢动脉搏动和神经系统体征。

（五）辅助检查

1. 基本项目

血生化（钾、空腹血糖、血清总胆固醇、甘油三酯、高密度脂蛋白胆固醇、低密度脂蛋白胆固醇、尿酸、肌酐）；全血细胞计数、血红蛋白和血细胞比容；尿液分析（尿蛋白、糖和尿沉渣镜检）；心电图。

2. 推荐项目

24小时动态血压监测（ABPM）、超声心动图、颈动脉超声、餐后血糖（当空腹血糖≥6.1 mmol/L时测定）、尿蛋白定量（用于尿常规检查蛋白阳性者）、眼底检查、胸片、脉搏波传导速度（PWV）及踝臂血压指数（ABI）等。

（六）高血压危险分层

高血压危险分层见表9-3。

表9-3　高血压危险分层

其他危险因素和病史	血压/mmHg		
	1级高血压	2级高血压	3级高血压
无	低危	中危	高危
1~2个其他危险因素	中危	中危	很高危
≥3个其他危险因素，或靶器官损害	高危	高危	很高危
临床并发症或合并糖尿病	很高危	很高危	很高危

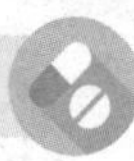

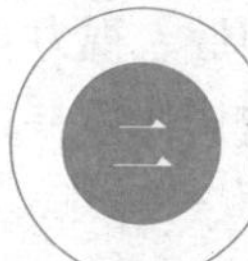

知识拓展

高血压与心血管风险：血压水平与心血管的风险均呈连续、独立、直接的正相关关系。脑卒中仍是我国高血压人群最主要的并发症，冠心病事件也明显上升，其他并发症包括心力衰竭、左心室肥厚、心房颤动、终末期肾病。

二 高血压患者的社区管理

高血压患者社区管理的服务对象是社区内35岁及以上原发性高血压患者。

（一）筛查

（1）对社区内35岁及以上常住居民，每年在其第一次到乡镇卫生院、村卫生室、社区卫生服务中心（站）就诊时为其测量血压。

（2）对第一次发现收缩压≥140 mmHg和（或）舒张压≥90 mmHg的居民在去除可能引起血压升高的因素后预约其复查时间，非同日3次血压高于正常，可初步诊断为高血压。如有必要，建议转诊到上级医院确诊，2周内随访转诊患者，对已确诊的原发性高血压患者将其纳入高血压患者健康管理。对可疑继发性高血压患者及时转诊。

（3）建议高危人群每半年至少测量1次血压，并接受医务人员的生活方式指导。

（二）随访评估

对原发性高血压患者，每年要提供至少4次面对面的随访。

（1）测量血压并评估是否存在危急情况，如出现收缩压≥180 mmHg和（或）舒张压≥110 mmHg；意识改变、剧烈头痛或头晕、恶心呕吐、视力模糊、眼痛、心悸、胸闷、喘憋不能平卧及处于妊娠期或哺乳期同时血压高于正常水平等危急情况之一，或存在不能处理的其他疾病时，须在处理后紧急转诊。对于紧急转诊者，乡镇卫生院、村卫生室、社区卫生服务中心（站）应在2周内主动随访转诊情况。

（2）若不需紧急转诊，询问患者上次随访到此次随访期间的症状。

（3）测量体重、心率，计算体重指数（BMI）。

（4）询问患者疾病情况和生活方式，包括心脑血管疾病、糖尿病患病程度、吸烟、饮酒、运动、摄盐情况等，并了解患者服药情况。

（三）分类干预

（1）对血压控制满意（收缩压＜140 mmHg且舒张压＜90 mmHg）、无药物不良反应、无新的并发症或原有并发症无加重的患者，预约下一次随访时间。

（2）对第一次出现血压控制不满意，即收缩压≥140 mmHg和（或）舒张压≥90 mmHg，或出现药物不良反应的患者，结合其服药依从性，必要时增加现用药物剂量、更换或增加不同类的降压药物，2周内随访。

（3）对连续两次出现血压控制不满意或药物不良反应难以控制，以及出现新的并发症或原有并发症加重的患者，建议其转诊到上级医院，2周内主动随访转诊情况。

（4）对所有患者进行有针对性的健康教育，与患者一起制订生活方式改进目标并在下一次随访时评估进展。告诉患者出现哪些异常时应立即就诊。

（四）健康体检

对原发性高血压患者，每年进行一次较全面的健康检查，可与随访相结合。内容包括体温、脉搏、呼吸、血压、身高、体重、腰围、心脏、肺部、腹部等常规体格检查，并对口腔、视力、听力和运动功能等进行粗测判断。具体内容参照《城乡居民健康档案管理服务规范》健康体检表。

（五）服务流程

（1）高血压筛查流程如图 9-1 所示。

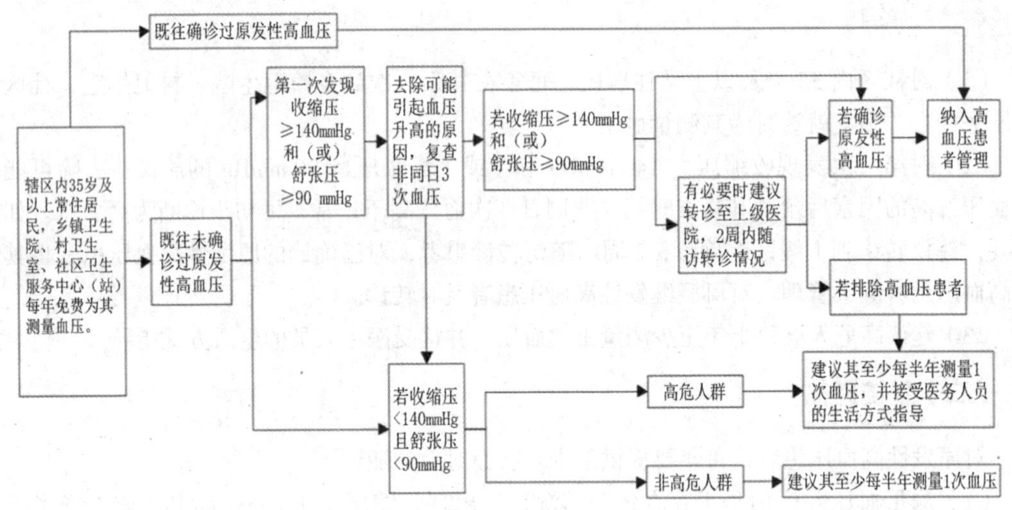

图 9-1 高血压筛查流程

（2）高血压患者随访流程如图 9-2 所示。

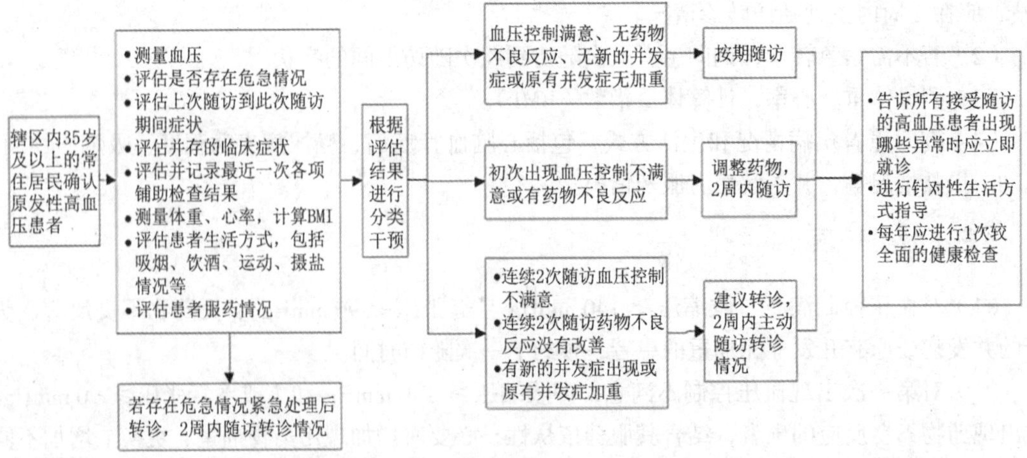

图 9-2 高血压患者随访流程

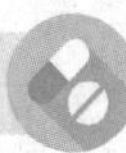

（六）服务要求

（1）高血压患者的健康管理由医生负责，应与门诊服务相结合。对未按照管理要求接受随访的患者，乡镇卫生院、村卫生室、社区卫生服务中心（站）医务人员应主动与患者联系，保证管理的连续性。

（2）随访可采用多种方式同时进行。常用的方式有患者到医院的诊所随访、定期到居民比较集中的社区站点随访、患者自我管理教育后的电话随访、对行动不便患者的入户随访及对中青年高血压人群的网络随访。最符合成本效益的是电话随访，注意在电话随访前，患者应接受血压监测方法的培训。

（3）乡镇卫生院、村卫生室、社区卫生服务中心（站）可通过本地区社区卫生诊断和门诊服务等途径筛查和发现高血压患者。有条件的地区，对人员进行规范培训后，可参考《中国高血压防治指南》对高血压患者进行健康管理。

（4）发挥中医药在改善临床症状、提高生活质量、防治并发症中的特色和作用，积极应用中医药方法开展高血压患者健康管理服务。

（5）加强宣传，告知服务内容，使更多的患者和居民愿意接受服务。

（6）每次提供服务后及时将相关信息记入患者的健康档案。

（七）考核指标

（1）高血压患者健康管理率=年内已管理高血压人数 ÷ 年内辖区内高血压患者总人数×100%。

注：辖区内高血压患者总人数估算公式为辖区内常住成年人口总数 × 成年人高血压患病率[通过当地流行病学调查、社区卫生诊断获得或是选用本省（市、区）或全国近期高血压患病率指标]。

（2）高血压患者规范管理率 = 按照规范要求进行高血压患者管理的人数 ÷ 年内管理高血压患者人数×100%。

（3）管理人群血压控制率 = 最近一次随访血压达标人数 ÷ 已管理的高血压人数×100%。

高血压的血压控制达标是指收缩压< 140 mmHg 和舒张压< 90 mmHg，即收缩压和舒张压同时达标。血压达标可分为时点达标和时期达标两种评估方法。时点达标指高血压患者最近一次血压控制在 140/90 mmHg 以下；时期达标指选定时期（一般选用 1 年）内不同时段测量的血压值，同一患者 70% 以上血压值控制在 140/90 mmHg 以下。

（4）高血压知晓率 = 知道自己患有高血压的人数 ÷ 辖区高血压人数 × 100%。

（5）高血压服药率 = 已服降压药的高血压人数 ÷ 辖区高血压人数 × 100%。

（八）分类随访管理

（1）随访建议，可根据最初基线血压来决定，具体内容见表 9-4。

表 9-4　根据最初基线血压的随访建议

最初基线血压范围 /mmHg	随访建议
<130 / 85	2 年内复查
130 / 85~139 / 89	1 年内复查
140 / 90~159 / 99	2 个月内复查
160 / 100~179 / 109	1 个月内评估或就诊
≥180 / 110	根据情况立即或 1 周内评估、就诊

随访监测记录说明。①血压监测：医院、社区站（中心）测量或患者自测血压均可；血压不稳定者增加随访和测压次数；鼓励患者自测血压。②其他监测项目：社区站（中心）或医院监测均可。③辅助监测的频率为基本要求：根据需要可增加监测次数。

血压测量方法

（2）随访管理措施。①定期随访，定时、定点（或上门）免费测量血压，填写"高血压患者随访表"。②科学管理随访资料，有条件的可以用电脑进行动态管理。③强化服药的依从性和认真做好服药记录与血压记录。④动员家属参与，为患病亲人调整生活方式提供支持，同时督促患者认真执行治疗、保健方案。⑤组织高血压病友俱乐部，通过经验交流，提高自我管理能力和战胜疾病的信心。⑥对 3 级高血压患者，除坚持健康的生活方式外，还应强调长期、规律、按医嘱正确服药，不随意停药。对病情较重、伴有并发症的患者，治疗复杂，应积极建议患者住院，纳入家庭病床或到专科门诊进行检查治疗。⑦对患者的高血压相关变化进行监测，对治疗、保健和管理效果进行评价，并根据评价结果调整和完善相应方案，使其更加具有针对性、个体性和可行性。

（九）原发性高血压的转诊

（1）转出指标（从社区卫生服务机构转至综合性医院）：初诊高血压者、血压控制不良者、病情恶化者。

（2）转回指标：诊断明确、治疗方案确定且病情稳定后可从综合性医院转回社区卫生服务机构。

（十）原发性高血压的三级预防

（1）一级预防：其目的是避免或推迟高血压的发生，倡导健康生活方式。如合理膳食，适量运动，保持心态平衡，戒烟限酒，每年至少应测量 1 次血压，可以早期发现、早期诊断高血压。对高危人群，实施危险因素筛查和监测，如测量血脂、体重指数等；开展行为干预，如指导戒烟、减轻体重等。

（2）二级预防：对已患有高血压的人通过建立健康档案、定期随访、用药指导和健康教育等手段，进行规范化治疗和管理，防止高血压病情加重，预防并发症。对高血压人群的血压动态变化、影响因素变化、认知情况变化、行为变化等进行监测。社区护士可以培训社区血压测量员义务为居民测量血压。

（3）三级预防：以坚持治疗、有效预防并发症、减轻靶器官损害和防止残障为主，同时进

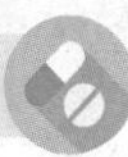

行康复治疗。对于高血压患者，除坚持健康的生活方式外，遵医嘱服药也非常重要。在高血压患者当中存在着三大误区，即不愿服药、不难受不服药、不按医嘱服药。除了少数早期发现，病情轻，又能遵照科学生活方式生活的患者外，绝大多数的高血压患者都需终生服药。一旦停药，血压就会升高，反反复复，不仅损害心、脑、肾等靶器官，而且会使治疗难度加大。正确的方法是在医生指导下，根据病情、季节、工作情况调整药物用量。提高患者的服药依从性是社区护士的重要工作。

社区高血压分级管理具体内容见表 9-5。

表 9-5　社区高血压分级管理内容

项目	一级管理	二级管理	三级管理
管理对象	低危患者	中危患者	高危 / 极高危患者
建立健康档案	立即	立即	立即
非药物治疗	立即开始	立即开始	立即开始
药物治疗	可随访观察 3 个月，≥ 140/90 mmHg 即开始	可随访观察 1 个月，≥ 140/90 mmHg 即开始	立即开始
血压未达标或不稳定，随访测血压	3 周 1 次	2 周 1 次	1 周 1 次
血压达标且稳定后，常规随访测血压	3 个月 1 次	2 个月 1 次	1 个月 1 次
测 BMI、腰围	2 年 1 次	1 年 1 次	6 个月 1 次
检测血脂	4 年 1 次	1 年 1 次	1 年 1 次
检测血糖	4 年 1 次	2 年 1 次	1 年 1 次
检测尿常规	4 年 1 次	2 年 1 次	1 年 1 次
检测肾功能	4 年 1 次	2 年 1 次	1 年 1 次
心电图检查	选做	选做	选做
超声心电图	选做	选做	选做
转诊	必要时	必要时	必要时

注：摘自 2011 年版《中国高血压防治指南》。

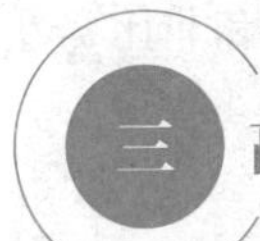

三　高血压患者的社区护理

高血压患者的居家护理

（一）高血压急症自救指导

当患者出现头痛、头晕、眩晕、呕吐、说话不清、步态不稳、某个肢体无力等时，家属或患者自己应立即联系社区卫生服务中心并自测血压，如果收缩压超过 200 mmHg，立即含服硝苯地平 1 片，一般含服 3~5 分钟就能起效。

（二）休息与活动指导

高血压患病初期可适当休息，保证足够睡眠，安排合适的运动，如散步、打太极拳、气功等，不宜登高、提重物、跑步等。血压较高、症状较多或有并发症的患者需卧床休息，生活料理需他人协助。对于易激动的患者，做好家属工作，减少不良刺激，保证患者有安静舒适的休养环境。

（三）降压治疗及护理

（1）治疗目标：一般高血压患者，应将血压（收缩压 / 舒张压）降至 140/90 mmHg 以下；65 岁及以上的老年人的收缩压应控制在 150 mmHg 以下，如能耐受还可进一步降低；伴有慢性肾脏疾病、糖尿病、病情稳定的冠心病或脑血管病的高血压患者治疗更宜个体化，一般可以将血压降至 130/80 mmHg 以下；伴有严重肾脏疾病或糖尿病，或处于急性期的冠心病或脑血管病患者，应按照相关指南进行血压管理；舒张压低于 60 mmHg 的冠心病患者，应在密切监测血压的情况下逐渐实现降压达标。

（2）非药物治疗的护理：非药物治疗主要指生活方式干预，即去除不利于身体和心理健康的行为和习惯。它不仅可以预防或延迟高血压的发生，还可以降低血压，提高降压药物的疗效，从而降低心血管风险，适合于各级高血压患者。1 级高血压患者若无糖尿病和靶器官损害即以此为主要治疗。非药物治疗护理的具体内容如下。

①饮食护理：宜适当控制总热量，多食富含维生素和蛋白质的食物。避免高胆固醇、含饱和脂肪酸及含钠高的食物，一般每天摄入食盐量以不超过 5 g 为宜。戒烟限酒，不吃刺激性食物，增加蔬菜、水果、高纤维素食物的摄入，可减轻心脏负荷，防止水、钠潴留，减少外周血管阻力，预防便秘，使血压降低，摄入足量的钾、镁、钙。

②限制饮酒：长期大量饮酒可导致血压升高，限制饮酒量则可显著降低高血压的发病风险。每日酒精摄入量男性不应超过 25 g，女性不应超过 15 g。不提倡高血压患者饮酒，如饮酒，则饮入白酒、葡萄酒（或米酒）与啤酒的量应分别少于 50 mL、100 mL、300 mL。

③减肥、控制体重：超重和肥胖是导致血压升高的重要原因之一，而以腹部脂肪堆积为典型特征的中心性肥胖还会进一步增加高血压等心血管与代谢性疾病的风险，适当降低体重，减少体内脂肪含量，可显著降低血压。

④体育运动：一般的体力活动可增加能量消耗，对健康十分有益。而定期的体育锻炼则可产生重要的治疗作用，可降低血压、改善糖代谢等。因此，每天应进行 30 分钟左右的体力活动；每周应有一次以上的有氧体育锻炼，如步行、慢跑、骑车、游泳、做健美操、跳舞和非比赛性划船等。

知识拓展

典型的体力活动计划包括三个阶段：① 5~10 分钟的轻度热身活动；② 20~30 分钟的耐力活动或有氧运动；③约 5 分钟的放松阶段，逐渐减少用力，使心脑血管系统的反应和身体产热功能逐渐稳定下来。运动的形式和运动量均应根据个人的兴趣、身体状况而定，避免过度疲劳。适当参加体育锻炼和体力活动能解除精神紧张，调节生活。

⑤心理健康：减轻精神压力，保持心理平衡。心理或精神压力会引起心理应激（反应），即人体对环境中心理和生理因素的刺激做出的反应。长期、过量的心理反应，尤其是负性的心理反应会显著增加心血管风险。应采取各种措施，帮助患者预防和缓解精神压力及纠正和治疗病态心理，必要时建议患者寻求专业的心理辅导或治疗。

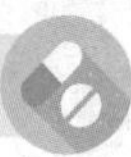

（3）降压药物的应用及护理：常用的降压药物包括钙通道阻滞剂、血管紧张素转换酶抑制剂（ACEI）、血管紧张素受体阻滞剂（ARB）、利尿剂和受体阻滞剂五类，以及由上述药物组成的固定配比复方制剂。

药物使用一般从小剂量开始，2~3 周后若血压未能得到满意的控制，可遵医嘱调整剂量或换用其他药，必要时可用 2 种或 2 种以上药物联合治疗，不可自行增减或突然撤换药物，多数患者需长期服用；注意降压不宜过快过低，尤其是老年患者；某些降压药物有体位性低血压反应，应指导患者改变体位时动作不宜太快、过猛；患者外出活动时应有人陪伴以防晕倒引起外伤；预防便秘；沐浴时水温不宜过高。当出现头昏、眼花、恶心、眩晕时，应立即躺平，抬高下肢以增加回心血量。

（四）心理护理

长期的抑郁或情绪激动、急剧而强烈的精神创伤可使交感—肾上腺素活动增加，血压升高。因此保持患者的良好心理状态十分重要。可通过了解患者性格特征及有关社会心理因素进行心理疏导，说明疾病过程，教会患者训练自我控制能力，消除紧张和压抑的心理。

（五）健康指导

（1）劳逸结合，保持良好的身心状态。根据血压情况合理安排休息和活动，当血压升高时应卧床休息、减少活动，以免运动使心率增加、血压升高。平时可制订一个运动计划，如每天早晨散步、打太极拳、养花养草或读书看报、写字作画，从事有兴趣的娱乐活动以放松身心、减少压力，使身心得到良好休息。

（2）适应治疗饮食。坚持低盐、低脂、低胆固醇饮食，宜食清淡、少量多餐、避免过饱及刺激性食物，合理饮食对高血压防治起着重要作用。

（3）指导患者坚持服药治疗。帮助患者做好长期治疗的思想准备，必须按时遵医嘱服药，不可根据自己的感觉随意增减或停服降压药物，只有坚持治疗才能控制血压，减少并发症。提醒患者注意药物的不良反应，学会自我观察及护理。

（4）避免各种诱发因素。情绪激动、紧张、身心过劳、精神创伤等可使颅内压增高，病变血管易于破裂而发生脑出血，应使患者懂得控制情绪的重要性；严寒刺激可使血管收缩、血压升高，冬天外出应严加保暖，室温不宜太低；保持大便通畅，避免剧烈运动和用力咳嗽等；环境宜安静舒适，避免噪声刺激和引起精神高度兴奋的活动。

（5）教会患者或家属定时测量血压并记录，定期随访血压，病情出现变化时立即就医。

第三节 冠心病患者的社区管理与护理

冠状动脉粥样硬化性心脏病（coronary atherosclerotic heart disease）简称冠心病，是指冠状动脉粥样硬化使血管腔狭窄、阻塞，导致心肌缺血缺氧而引起的心脏病，又称缺血性心脏病。其患病率和死亡率高，严重威胁着健康。社区护士不仅要掌握其临床表现、院前急救、康复护理情况，更要控制危险因素以预防冠心病的发生与发展。

根据冠状动脉病变部位、范围、血管阻塞程度和心肌供血不足的发展速度、范围和程度的不同，冠心病可分为五种类型，即隐匿型冠心病、心绞痛型冠心病、心肌梗死型冠心病、缺血性心肌病型冠心病、猝死型冠心病。临床以心绞痛型冠心病和心肌梗死型冠心病最为常见。

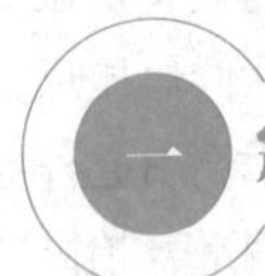

一 冠心病的健康问题评估

（一）流行病学特点

冠心病多发生在40岁以后，男性多于女性，脑力劳动者多于体力劳动者，城市多于农村。随着生活方式的改变，冠心病的发病率和死亡率逐年增高并呈现出年轻化的趋势。在所有因心脏病死亡的病例中占最大比例的是冠心病，据统计，2012年以来，我国冠心病死亡率持续上升，2015年我国城市居民冠心病的死亡率为110.67/10万，农村居民冠心病的死亡率为110.91/10万。因此，冠心病的防治已成为全社会关注的焦点。

（二）冠心病的危险因素

1. 不可干预的因素

（1）年龄：40岁后患病率增加，每增加10岁，其患病率约递增1倍。

（2）性别：50岁之前，男女性别之间有显著差别，男女比为（2~5）：1，女性在绝经后发病率迅速增加，75岁以上的男女冠心病的发病率是相同的。

（3）家族史：父母均患有冠心病的子女比父母无冠心病的子女发病率高4倍，父母一方有冠心病的子女比父母无冠心病的子女发病率高2倍。

2. 可干预的因素

（1）高血压：高血压是冠心病的主要危险因素之一。血压升高可导致冠状动脉和脑动脉粥样硬化，60%~70%的冠状动脉粥样硬化患者有高血压，高血压患者患冠心病的几率是血压正常者的4倍。

（2）吸烟：烟草中的尼古丁会使心率加快，心肌耗氧量增加，外周血管和冠状动脉收缩，并使血压升高。另外，吸烟还会使血液中一氧化碳的浓度增高，导致血液携氧能力下降，诱发和加重动脉粥样硬化。吸烟者与不吸烟者比较，吸烟者冠心病的发病率和死亡率高2~6倍，且与每日吸烟的支数成正比。

（3）肥胖：体重超重的肥胖者，易患冠心病，尤其是体重迅速增加者。

（4）血脂异常：血脂异常是指由于遗传因素，或脂肪摄入过多，或脂质代谢紊乱使总胆固醇、低密度脂蛋白胆固醇及甘油三酯升高，以及高密度脂蛋白胆固醇降低。无论哪种指标异常都会使冠心病发病率和死亡率增加。

（5）糖尿病和糖耐量异常：糖尿病患者冠心病的发病率是非糖尿病患者的3~5倍。本病在糖耐量降低者中也常见。美国糖尿病协会资料表明，2型糖尿病患者中有近80%会发生或死

于心脑血管疾病，其中65％死于冠心病、脑卒中。糖尿病对全身的血管都有破坏作用。

（6）其他：缺乏锻炼、长期精神紧张、饮食不当等。

（三）身体状况评估

1．心绞痛的评估

心绞痛（angina pectoris）是一种以胸、颈、肩或臀部不适为特征的综合征。其典型表现为胸部不适常为绞痛、紧缩、有压迫或沉重感，并非刀割或针刺样痛；部位在胸骨后但可放射到颈、上腹或左肩臂，持续时间为几分钟；劳累或情绪激动常为诱因；休息或舌下含服硝酸甘油片常在30秒至数分钟内得到缓解。糖尿病患者心绞痛不常见。

心绞痛通常发生在冠状动脉多于或等于1支的大冠脉受累的患者，发作时心电图相应导联常有缺血性改变。然而心绞痛亦可发生于其他心脏病如瓣膜病、心肌肥厚性心脏病等，也可见于冠状动脉痉挛或血管内皮功能紊乱有关的心肌缺血。有时食管、胸壁或肺部等非心血管疾患亦可引起心绞痛。在诊断冠状动脉粥样硬化性心脏病时，对胸痛应予鉴别（表9-6）。

表9-6 胸痛的临床分类

分类	症状
典型心绞痛（明确的）	1．性质和持续时间典型的胸骨后不适感
	2．劳累和情绪激动可诱发
	3．休息或含服硝酸甘油片后可以缓解
非典型心绞痛（可疑的）	具有上述特征中的两项
非心源性胸痛	具有上述特征中的一项或不具备上述特征

2．心肌梗死患者的评估

急性心肌梗死（acute myocardial infarction，AMI）是指在冠状动脉病变的基础上，发生冠状动脉供血急剧减少或中断，使相应的心肌严重而持久缺血、缺氧，导致心肌坏死。本病是一种较常见的、危及生命的严重心脏疾病，属于冠心病的严重类型。

（1）先兆。50％~81.2％的患者在发病前数日有乏力和胸部不适，活动时有心悸、气急、烦躁、心绞痛等前驱症状，其中以新发生心绞痛和原有心绞痛加重最为突出，心绞痛发作较以前频繁。此时使用硝酸甘油疗效差，应警惕出现心梗的可能。

（2）症状。①疼痛最先出现，多发生于清晨，疼痛部位和性质与心绞痛相同，但程度重，持续时间长，可达数小时或更长时间，休息或服用硝酸甘油不能缓解。患者常烦躁不安、出汗、恐惧，可伴有濒死感，少数患者无疼痛，一开始就表现为休克或急性心衰。部分患者疼痛位于上腹部，易被误诊。②有发热、心动过速、白细胞增高和血沉增快等全身症状。发热多在疼痛发生后24~48小时出现，体温多在38 ℃左右，持续约一周。③疼痛剧烈时常伴有恶心、呕吐和上腹胀痛等胃肠道不适，肠胀气亦不少见，重症者有呃逆。④心律失常多发生在起病1~2天，以24小时内最为多见，其中以室性心律失常最多，尤其是室性期前收缩。室颤是心梗早期，特别是入院前的主要死亡原因。房室和束支传导阻滞病状亦为多见。⑤低血压和休克多在起病后数小时至数日内发生，主要为心源性的。⑥心力衰竭主要是急性左心衰竭，可在起病最初几天发生。

（3）体征。心脏体征：心界扩大，心率快，心尖部第一心音减弱，可出现第四心音奔马律，多在 2~3 天有心包摩擦音；心尖区可出现粗糙的收缩期杂音或收缩中晚期喀喇音，为二尖瓣乳头肌功能失调或断裂所致，可有各种心律失常。血压降低，同时可有与心律失常、休克或心衰相关的其他体征。

（四）辅助检查

1. 基本实验室检查

（1）了解冠心病危险因素。做空腹血糖、血脂检查，包括血清总胆固醇（TC）、高密度脂蛋白胆固醇（HDL-C）、低密度脂蛋白胆固醇（LDL-C）及甘油三酯（TG）。必要时查糖耐量。

（2）血常规。了解有无因贫血诱发心绞痛。

（3）胸痛较明显患者，需查血、心肌肌钙蛋白（cTnT 或 cTnI）、肌酸激酶（CK）及肌酸激酶同工酶（CK-MB），以与急性冠状动脉综合征相鉴别。

2. 心电图检查

（1）所有胸痛患者均应进行静息心电图检查。静息心电图正常不能确诊冠心病心绞痛，但如果有心电图 ST-T 改变符合心肌缺血时，特别是在疼痛发作时检出，则支持心绞痛的诊断。

（2）24 小时动态心电图表现如有与症状相一致 ST-T 变化，则对诊断有参考价值。

（3）患有心肌梗死时心电图有特征性和动态性改变。

3. 超声心动图、核素心室造影

对疑有慢性稳定性心绞痛和心肌梗死的患者进行超声心动图或核素心室造影检查。

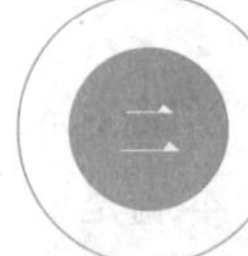

二 冠心病患者的社区管理

对于冠心病患者，社区管理的中心工作是开展健康教育，控制危险因素。管理过程要体现针对性强、可行性高、检查评估方便的特点。

（一）管理方法

（1）筛查建档。对社区筛查发现的冠心病患者及时进行登记，建立冠心病患者档案。

（2）制订并实施干预方案。利用登记档案和相关监测资料，分析、确定不同个体的危险因素，针对性地制订并实施干预方案。

（3）健康教育与健康促进。通过向患者宣传冠心病防治知识，增加患者的自我保健和自我救治的能力，使其坚持药物治疗，控制病情发展；通过行为生活习惯的改变，减少和控制危险因素；动员患者参加社区慢性非传染性疾病健康促进活动，重建健康的生活。

（4）进行效果评价。对管理效果进行及时、准确的评价，根据评价结果及时调整防治方案，确保个体化治疗、保健方案的针对性和可行性。

（二）三级预防

（1）一级预防：一级预防是预防动脉粥样硬化和减少冠心病总体负担的基石。通过体检、门诊检查等找出人群中有危险因素的个体，如高血压、高血脂、糖尿病、长期吸烟和体重超重者，针对危险因素，通过药物和非药物方法控制高血压、高血脂、高血糖。体重超重的人要限制热量摄入，增加体力活动，限制脂肪摄入，低盐饮食，补充足够的钾，保证充足的膳食纤维来减轻体重。预防冠心病要从儿童和青少年入手，培养良好的生活习惯，坚持运动、合理膳食、不吸烟、不酗酒、防止肥胖及高血脂；在成人中宣传吸烟对人体的危害，做到不吸烟或主动戒烟；避免长期精神紧张和情绪过分激动。

（2）二级预防：二级预防的重点是对社区人群进行检查和发病筛查，做到早发现、早治疗。已出现心绞痛及心肌梗死的患者应采取药物或非药物方法预防冠心病复发或加重。如高血脂合并冠心病，首先应治疗原发病，控制高血脂，然后才是冠心病的治疗。冠心病的治疗原则是改善冠状动脉的供血，减轻心肌耗氧，同时治疗动脉粥样硬化。

（3）三级预防：三级预防目标是控制和减少心肌梗死等危险因素，延长或逆转病情进展，防止急性冠状动脉事件的发生。对危重患者，应配合医生进行抢救，预防并发症发生和患者死亡，其中包括康复治疗。对已确诊的患者，通过健康教育和指导，使其坚持药物治疗，控制病情，最大限度地改善生活质量。

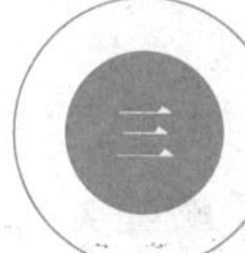

三　冠心病患者的社区护理

（一）患者及家属自救

社区护士应告诉患者只要一感到心跳不正常，就应立刻开始咳嗽。每一次用力咳嗽前，都要先深吸一大口气，然后用力地、深深地、长长地咳一下，似乎要把胸腔深处的痰咳出来一般。每隔 1~2 秒咳嗽 1 次，5 次后能够稍停一下，直到救护车赶到，或者已经感到心跳恢复正常时才能休息。

心绞痛发作时，应立即停止活动，卧床休息，将 1~2 片硝酸甘油片含于舌下，如 10~15 分钟仍未缓解或反复发作，患者及家属应立即拨打急救电话。家属给予患者安慰、支持，家里有氧气的应立即吸氧并加大气流量。若发现呼吸、心跳已经停止，家属应立即实施心肺复苏术。

（二）急性心肌梗死的院前急救

急性心肌梗死患者的死亡时间多在 1 小时内，占 50%~60%，而死亡原因 90% 是室颤。从症状发生到入院的时间大多平均 4~6 小时。院前急救，即发病初期就地抢救，能大大降低急性心肌梗死的死亡率。社区护士应掌握院前急救方法、措施及抢救急性心肌梗死的知识，按医嘱准、稳、快地使用各类药物。一旦患者发生晕厥，应立即就地抢救；患者心室颤动或心脏骤停时，立即施行心肺复苏术。

（三）休息与活动

无并发症的心肌梗死患者，在心肌梗死后平均6~8周可出院回社区，并可缓慢爬楼梯、淋浴、做轻微的家务，适当的轻度户外活动（缓慢散步、轻度的四肢活动等）。10~14周，可从事中等强度的工作和做家务（如铺床、拖地），上下楼梯，提10 kg以下的重物，进行轻至中等度户外活动（步行、体操、打太极拳等）。

活动时的注意事项：在饭后2小时开始运动，遵从运动的三个步骤，即5~10分钟热身活动后，开始适当的运动，5~10分钟凉身活动后停止运动（热身及凉身活动是指轻微的四肢准备活动或慢步走）。监测症状和心率调节强度，尤其是第一次进行新的活动前。每周运动3次，每次15~30分钟。避免用力屏气和高强度或需要爆发力的运动，如游泳、爬山等，以免增加心脏负荷。

（四）饮食护理

应少量多餐、定时定量，宜进清淡、低盐、低脂、无刺激、粗纤维饮食，肥胖者应控制总热量的摄入，进食不宜过快、过饱。养成每天排便的习惯，保持排便通畅，切忌用力排便，可于每日清晨饮20 mL蜂蜜水，必要时于晚间服番泻叶冲剂，促进排便。饭后两小时内不宜进行体力活动。

（五）用药护理

（1）冠心病的常用药物有：①硝酸酯类，如消心痛、鲁南欣康等；②降脂药物，如立普妥；③钙离子阻滞剂，如地尔硫䓬；④ β－受体阻滞剂，如倍他乐克；⑤一般降脂药。硝酸酯类与β－受体阻滞剂需长期服用，不要随便停药、漏服，以稳定血液中斑块，减轻心脏负荷，降低心脏耗氧量。

（2）用药期间要注意监测心率和血压，同时观察有无头昏、头痛、面红、心悸等表现。硝酸酯类药物静脉滴注时会使血压下降，因此用药时应平卧，以防低血压；静脉滴注速度宜慢，尤其是开始滴注时，以免造成低血压；应根据血压和心率调整滴速，不可擅自调节滴速。舌下含服硝酸酯类药物时，舌下应保留一些唾液，让药物完全溶解，不要急于咽下，同时第一次用药时剂量不宜过大，可先含半片，服后宜平卧，尤其是老年人，避免造成低血压。该药应保存在棕色瓶中，置于干燥处。备用药中的硝酸甘油最好6个月换一次，随身携带药片以应急，药应放在容易拿取的地方，用过放回原处。家人应知道药物放置的地方，以便给发作的患者及时取药。指导患者为避免诱因预防性地用药，如在运动前，可先服一片消心痛或先舌下含化一片硝酸甘油片，以预防心绞痛发作。

（六）心理护理

发作时，患者容易产生濒死感，出现恐惧、焦虑、抑郁等心理反应。护理人员应给予心理支持，如耐心向患者介绍病情、治疗方法，解释不良情绪的负面影响等。对患者家属，要及时了解家属的需要，并尽量予以满足，协助患者家属提高应对危机的能力，维持心理健康。抢救工作应忙而不乱，并要保持敏感、沉着，不能以语言或非语言形式流露出抢救失利的信息，要自始至终全力以赴，为排除恐惧，可以通过抚摸、握手等增加患者安全感，使其情绪得以稳定。

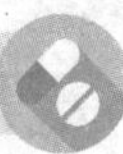

（七）健康指导

（1）根据患者的文化背景和生活习惯用不同的方式讲解发病的有关知识。说明情绪对疾病的影响，当情绪压抑时应自我疏泄或向亲人倾诉；逐渐改变个性，克服不良情绪；遇事冷静，保持情绪稳定，防止疾病再次复发。对家属也要传授有关冠心病的知识，要求家属配合和支持，为患者创造良好的身心修养环境，促进患者的身心康复。

（2）促进身心健康。调整生活方式，缓和工作压力，保证充足睡眠，使心脏能充分恢复。根据气温加减衣服，避免寒冷刺激。避免使用过热的水洗澡，洗澡时间不超过 30 分钟，门不要上锁，以防发生意外。

（3）合理饮食。摄入低热量、低动物脂肪、低胆固醇、低盐（不超过 5~6 g/ 天）、高纤维素、低糖类食物，多吃蔬菜、水果（苹果、甜瓜含糖较多，不宜多吃），保持大便通畅，切忌排便时过度用力，戒烟酒，肥胖者控制体重。

（4）遵医嘱规律服药。控制血压、血糖、血脂，家人主动提醒、督促服药，并自我监测药物的不良反应。外出时随身携带硝酸甘油片，并避光保存，药瓶不应装在衣服兜里，应装在手提袋里，并定期检查药物质量及使用期限及时更换。患者还应随身携带救急卡。

（5）康复治疗。一般分阶段循序渐进增加活动量，提倡小量、重复、多次运动，适当的间隔休息可以提高运动总量而避免超过心脏负荷。活动内容包括个人卫生、家务活动、娱乐活动、步行活动（是最常见的运动方式），避免剧烈活动、竞技性活动、举重或活动时间过长。经 2~4 个月的体力活动锻炼后，可酌情恢复部分工作，以后逐渐增加，但不能从事重体力劳动、驾驶员、高空作业及其他精神紧张或工作量过大的工种。

（6）定期复查，坚持治疗。每 6 个月体检一次，出院后继续常规用药，如扩冠药、降脂药、钙拮抗剂等。

第四节　脑血管病患者的社区管理与护理

脑血管病（cerebral vascular disease，CVD）是由各种血管源性脑病变引起的脑功能障碍。脑卒中又称为中风，是一种突然起病，以局灶性神经功能缺失为共同特征的急性脑血管疾病。脑卒中的发病率、致死率和致残率都非常高。

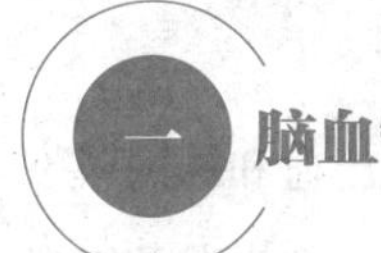

一　脑血管病的健康问题评估

（一）流行病学特点

据 2019 年中国卒中报告显示，2018 年我国城市脑血管病的死亡率为 115.72/10 万；农村地区为 143.73/10 万。存活的患者数（包括已痊愈者）为 600 万~700 万。预计到 2030 年，我国60岁以上的人口将达到3亿以上，而脑血管病首次发病者约有2/3是60岁以上的老年人口。很多人由于缺乏科学的防病保健知识，养成了不健康的生活方式，因此预计脑血管病发病率近期在我国还会继续上升，造成的危害也将日趋严重。脑血管病是致残率很高的疾病。据统计，在存活的脑血管病患者中，约有3/4不同程度地丧失劳动能力，其中重度致残者约占40%。目前，全国每年用于治疗脑血管病的费用估计在100亿元以上，加上各种间接经济损失，每年支出接近200亿元人民币，给国家和众多家庭造成沉重的经济负担。所以进一步加大防治力度，尽快降低脑卒中的发病率和死亡率，已成为当前一项刻不容缓的重要任务。

（二）脑血管病的危险因素

1. 不可控制因素

（1）年龄：脑卒中发病率随年龄增长而增加，55岁后每10年增加1~4倍。

（2）性别：男性脑卒中发病率是女性的1.1~6.2倍。

（3）家族史：阳性家族史是指父母双方直系家属发生脑卒中或心脏病时小于60岁。有报告认为，有阳性家族史的脑卒中发病率比对照组高4倍。

（4）种族：种族与民族也与常见心脑血管疾病的危险有明显关系。我国新疆哈萨克族人群的高血压患病率为当地汉族人群的3倍。

2. 可控制因素

（1）高血压和动脉粥样硬化：这两者是脑卒中的最主要危险因素，血压水平与脑卒中发病危险呈对数关系，基线收缩压每升高10 mmHg，脑卒中发生的相对危险性增加49%（缺血性脑卒中增加47%，出血性脑卒中增加54%）；舒张压每升高5 mmHg，脑卒中发生危险增加46%。

（2）吸烟和饮酒：根据加拿大的回顾性研究结果，吸烟者脑卒中的相对危险性为2.4，吸烟量大的男性发生脑卒中的风险高于不吸烟者，吸烟量和吸烟持续时间与脑卒中发病率成正比。戒烟者发生脑卒中的危险性可减少50%。过量酒精摄入是脑卒中重要的危险因素。

（3）高血脂症：血脂与脑梗死仅在50岁前有关系，在血脂增高者中，脑梗死的发生率为无高血脂者的1.5倍。在血脂增高并伴有高血压者中，发生脑梗死的危险性为既无高血压又无高血脂者的10倍。

（4）肥胖：肥胖者患高血压、冠心病和糖尿病的危险性明显高于体重正常者，而三者又是脑卒中的重要危险因素，因此可以认为肥胖是脑卒中的间接危险因素。

（5）久坐的生活方式：适度锻炼可增加体内脂肪的消耗，并降低动脉粥样硬化水平。

（三）脑血管病的分类

脑血管病按病损的性质可分为出血性脑卒中和缺血性脑卒中，前者包括脑出血和蛛网膜下腔出血；后者包括短暂性脑缺血发作（TIA）、脑血栓形成与脑栓塞等。临床上以脑出血和脑血栓形成多见。

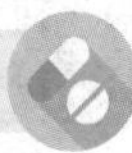

（四）身体状况的评估

1．脑卒中的临床特点

（1）缺血性脑卒中的临床特点：多数在静态下急性起病，动态起病者以心源性脑梗死多见，部分病例在发病前可有短暂性脑缺血发作；病情多在几小时或几天内达到高峰，部分患者症状可进行性加重或波动；临床表现决定于梗死灶的大小和部位，主要为局灶性神经功能缺损的症状和体征，如偏瘫、偏身感觉障碍、失语、共济失调等，部分可有头痛、呕吐、昏迷等全脑症状。

（2）出血性脑卒中的临床特点：多在动态下急性起病；突发出现局灶性神经功能缺损症状，常伴有头痛、呕吐，还伴有血压增高、意识障碍和脑膜刺激征。

2．主要健康问题

社区、家庭中的脑卒中患者多处于康复期，主要有以下几个方面的健康问题。

（1）运动障碍：最常见的障碍之一，多表现为偏瘫。

（2）共济障碍：四肢协调动作和行走时的身体平衡障碍。

（3）感觉障碍：痛觉、温度觉、触觉、本体觉和视觉的减退或丧失。

（4）认知障碍：智力、记忆力障碍。

（5）语言障碍：失语症、构音障碍。

（6）日常生活能力障碍：更衣、进食、清洁、排泄、各种用具的使用等能力障碍。

（7）其他障碍：心理、肩部功能、自主神经、失用综合征及误用综合征。

（五）辅助检查

1．影像学检查

（1）头颅 CT 扫描是诊断脑卒中安全有效的首选方法，脑出血 CT 扫描显示血肿灶为高密度影，边界清楚；脑梗死 CT 扫描显示缺血灶为高密度影。

（2）还可选用头颅核磁共振成像（MRI）检查，但对急性脑卒中的诊断 CT 优于 MRI。

（3）脑血管造影（DSA）是中青年非高血压性脑出血怀疑有血管异常时，应进行的造影检查。

2．腰穿检查

脑出血可见脑脊液呈血性，压力增高；脑梗死的脑脊液正常。

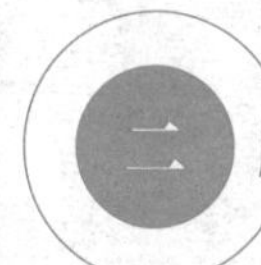

二 脑血管病患者的社区管理

对脑血管病患者的社区管理工作主要是对患者提供心理支持、生活重建和预防再发脑卒中；对中度或重度致残的后遗症患者，应该提供家庭护理和功能康复，延缓生命，提高生存质量。

（一）管理方法

（1）可以借助社区健康档案、计算机数据库等，发现患者，建立健康档案。

（2）通过健康教育，使患者在患病初期能尽快稳定情绪，接受现实，主动配合治疗与护理。

（3）坚持三级预防的原则，做好综合防治。尤其是二级预防，通过健康教育去缩短循证医学指南和实践之间的距离。建立社区医务人员与患者本人的保健合同，为患者提供个体化治疗和保健方案；根据健康档案和保健合同，保持与患者的联系，及时为患者提供保健知识、保健技能和必要的药物；指导患者家属对患者进行家庭护理，预防并发症和其他相关疾病。

（4）指导和动员患者进行肢体功能锻炼，逐步提高生活自理能力；帮助患者树立战胜疾病的自信心，改变不良的生活方式，以科学、乐观的态度，面对现实，重建生活，促进康复。

（5）对管理过程与结果进行客观、公正的评价，根据评价及时调整和完善保健方案，提高方案的针对性、个体性和可行性。特别是对其各种危险因素要加强监测，实施阶段性评价。

（二）三级预防

（1）一级预防：脑血管病的一级预防是指发病前的预防，即在发病前，针对已知危险因素，进行健康教育和健康管理，积极主动地控制各种危险因素，从而达到使脑血管病不发生或推迟发病年龄的目的。从流行病学角度看，只有一级预防才能降低疾病的人群发病率。对于病死率及致残率很高的脑血管病来说，重视并加强开展一级预防的意义远远大于二级预防。通过定期测量血压、血糖、血脂等，做到对早期发现脑血管疾病的高危人群，及早采取有效的干预措施，减少脑卒中的发生。一级预防的具体措施有普查、普治高血压；积极发现短暂性脑缺血发作患者并治疗；积极发现其他“脑卒中倾向个体”，并采取相应的措施，以减少危险因素的损害；保持健康的生活方式。

（2）二级预防：发生过一次或多次脑卒中的患者，脑卒中复发相当普遍，并导致患者已有的神经功能障碍加重，使死亡率明显增加。首次卒中后6个月内是卒中复发危险性最高的阶段，有研究将卒中早期复发的时限定为初次发病后的90天内，所以在卒中首次发病后有必要尽早开展二级预防工作。二级预防的主要目的是预防或降低再次发生卒中的危险，减轻残疾程度。针对发生过一次或多次脑血管意外的患者，通过寻找意外事件发生的原因，治疗可逆性病因，纠正所有可干预的危险因素，这对中青年（＜50岁）患者尤为重要。二级预防措施除一级预防内容外，主要为药物控制和定期健康检查。对已发生脑卒中者选择必要的影像或其他实验室检查，尽可能明确患者的卒中类型及相关危险因素，以便针对病因采用合理的治疗措施。

（3）三级预防：对脑卒中患者实施康复治疗，减少后遗症和并发症的发生，提高生存质量。通过健康教育使患者在患病初期稳定情绪，接受现实，主动配合治疗与护理。

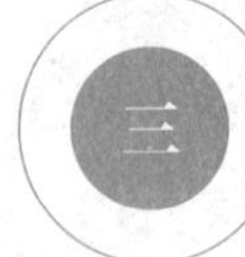

三 脑血管病患者的社区护理

（一）脑卒中的识别

社区医务人员应对辖区内的公众进行健康教育，让公众对脑卒中的常见表现有所了解。脑卒中的常见症状如下：一侧肢体（伴或不伴面部）无力、笨拙、沉重或麻木，一侧面部麻木或口角歪斜，说话不清或理解语言困难，双眼向一侧凝视，一侧或双眼视力丧失或模糊，视物旋

转或平衡障碍，既往少见的严重头痛、呕吐，上述症状伴意识障碍或抽搐。

（二）指导家庭自救

家属如发现患者肢体瘫痪、半身感觉迟钝、口角歪斜、语言不清及神志不清等时，要考虑是否发生了脑血管意外并及时向社区卫生服务中心呼救，送医院诊治。在等待医护人员到来前，家属要做好以下工作。

（1）安慰患者，使之情绪稳定，也可以给其服两片安定。

（2）就地让其平卧，不要随意搬动，家属不要自己送患者去医院，最好等待急救医务工作者来搬运送医。

（3）当昏迷的患者想要呕吐时，应使之侧卧并及时为他清除呕吐物，以免呕吐物进入患者呼吸道，造成窒息。

（4）当患者呼吸、脉搏停止时要立即进行人工呼吸，直至救护人员到来。

（三）院前急救及运送

（1）社区救护人员到达现场后应立即收集有关病史资料并进行简要评估，特别是发病时间的信息尤其重要。

（2）立即送患者至有急救条件（能进行急诊 CT 检查，有 24 小时随诊的脑卒中专业技术人员）的医院及时诊治，最好送至有神经专科医师或脑血管病专科的医院。

（3）运送途中的处理应注意以下几点。

①监测和维持生命体征，必要时吸氧、建立静脉通道及心电监护。

②保持呼吸道通畅，解开患者衣领，有假牙者应设法取出，必要时吸痰、清除口腔呕吐物或分泌物。

③昏迷患者应取侧卧位。转运途中注意车速平稳，保护患者头部免受振动。

④对症处理。

⑤尽可能采集血液标本，以便血常规、生化和凝血功能检查能在到达医院时立即进行。

⑥救护车上的工作人员应提前通知急诊室，做好准备及时抢救。

（四）康复训练

研究显示：脑卒中患者中大约 30% 的幸存者虽然不能达到完全恢复，但是他们的日常活动不需要帮助。另外 20% 的幸存者至少有一项活动需要接受帮助，多数需要医疗机构帮助其康复。康复原则包括尽早进行，循序渐进，强调患者的积极参与，强调全面康复，强调康复的持续性。

1. 急性期或偏瘫迟缓期患者的康复训练

急性期是指病情尚未稳定的时期。急性期应以临床抢救为主，康复措施的介入以不影响临床抢救为前提。脑卒中急性期或偏瘫迟缓期一般持续时间约为 2 周，重症者可达 4 周。

（1）体位及体位变换：在急性期的患者往往不能自主转换体位。因此，从患者入院的第一天开始，就应做好患者床上体位的摆放，保持抗痉挛体位，即体位治疗。床上的体位变换包括翻身、起坐、床上移动等，以防止并发症，如压疮等。早期抗痉挛体位有仰卧位、患侧卧位、健侧卧位三种体位。根据患者的情况来选择体位，预防压疮，在生命体征稳定并确保呼吸畅通的情况下，应每2~3小时变换一次体位。

（2）被动关节活动为主：病后48小时，如患者生命体征稳定，可以对患者进行所有关节的被动运动，以防止关节挛缩，并促进肢体血液循环和增加感觉刺激。关节活动每日2~3次，先从健侧肢体开始，然后参照健侧关节活动范围做患侧练习，活动顺序从大关节到小关节，动作轻柔缓慢。重点做肩关节外展、外旋和屈曲，肘关节伸展，腕和手指伸展，髋关节外展和伸展，膝关节伸展，足背屈和外翻。每个关节做3~5次。

2. 恢复期患者的康复训练

恢复期分为恢复早期、恢复中期和恢复后期。恢复早期，指发病1~3个月；恢复中期，指发病3~6个月；恢复后期，指发病6个月至2年，其中恢复早期和恢复中期是康复治疗和各种功能恢复最重要的时期。具体康复训练见第十二章第三节。

（五）心理护理

观察和交流方法是心理护理的关键。观察的内容包括表情、言语、情绪，及对外界的态度和反应等。交流时谈话应根据护理对象的特点选择其易于接受的方式进行，尤其对有语言障碍的对象更要善于理解对方情感表达的内容和方式。指导家属为患者创造一个适合治疗和休养的环境，尽量满足患者的合理需要；对于心理上否认残疾的患者应进行耐心劝解和疏导，鼓励其参加各种治疗和康复活动；对有依赖心理的患者，需耐心地讲明康复训练的重要性，鼓励其积极训练，达到生活自理或部分生活自理的目标。

患者的康复训练是一个长期的持续过程，特别是患者在急性期后出院回到社区，只有患者坚持积极主动参与和配合康复训练才能收到良好的康复效果。

第五节　糖尿病患者的社区管理与护理

糖尿病（diabetes mellitus，DM）是一种多病因的内分泌代谢疾病，是由于体内胰岛素缺乏和（或）作用缺陷引起的糖、脂肪和蛋白质代谢紊乱的一种综合征。其特点是长期高血糖，临床上以“三多一少”为主要表现，久病可导致眼、肾、心脏、血管和神经等组织、器官的慢性并发症。

糖尿病分为1型糖尿病、2型糖尿病、妊娠糖尿病和其他特殊类型糖尿病，社区糖尿病以2型糖尿病多见。

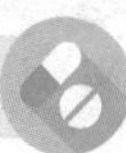

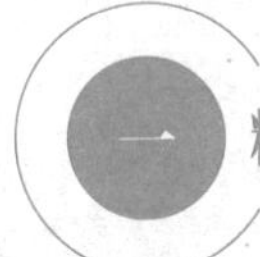

一 糖尿病的健康问题评估

（一）流行病学特点

近些年，我国糖尿病患病率急剧上升，最近10年糖尿病流行情况更为严重。2020年最新糖尿病流行病学调查显示：中国成人糖尿病患病率为12.8%，中国成人糖尿病前期比例为35.2%；糖尿病患者总人数为1.298亿，男性7 040万人，女性5 940万人。糖尿病已经成为发达国家继心血管病和肿瘤之后的第三大非传染性疾病，它给家庭、社会和经济带来了沉重负担，是严重威胁人类健康的世界性公共卫生问题。中华医学会糖尿病学分会慢性并发症调查组报告住院2型糖尿病并发症及相关大血管疾病患病率分别为：视网膜病变31.5%，肾病39.7%，神经病变51.1%，高血压41.8%，冠心病25.1%，脑血管病17.3%，下肢血管疾病9.3%。

知识拓展

糖尿病前期是血糖水平高于正常值，又低于糖尿病诊断标准的时期，就是说我们身体对糖的调节、代谢能力出了问题。包括3种情况：①空腹血糖受损（IFG），餐后两小时血糖正常，6.1≤空腹血糖＜7.0；②糖耐量减低（IGT），空腹血糖正常，7.8≤餐后2小时血糖＜11.1；③同时出现空腹血糖受损、糖耐量异常。

（二）2型糖尿病的危险因素

2型糖尿病的危险因素可以分为可控制的危险因素和不可控制的危险因素两大类。

1. 可控制的危险因素

可控制的危险因素包括不合理膳食（高热量、高脂肪、高胆固醇、高糖、低纤维素食物）、肥胖、吸烟、缺乏体力活动、高血压和高血脂、酗酒、病毒感染、接触化学毒物和某些药物（避孕药、糖皮质激素）、心境不良等。肥胖是2型糖尿病的一个主要危险因素，吸烟会使血糖难以控制，高血压、高血脂又与胰岛素抵抗有关。

2. 不可控制的危险因素

（1）遗传因素：糖尿病有遗传易感性，有明显的家族、种族集聚现象，有糖尿病家族史者的患病率比无糖尿病家族史者高。

（2）年龄：人口老龄化，2007—2008年调查中，60岁以上的老年人糖尿病患病率在20%以上，比20~30岁的人患病率高10倍。在调整其他因素后，年龄每增加10岁，糖尿病的患病率增加68%。

（3）妊娠糖尿病、分娩巨大儿等：曾经被诊断为妊娠糖尿病的女性或分娩了体重4 000 g以上婴儿的女性患糖尿病的机会大。

（三）身体状况评估

糖尿病多起病缓慢，逐渐进展，早期可无症状，仅于健康体检时发现高血糖。

1．典型的“三多一少”症状

多尿、多饮、多食和体重减轻，仅出现于部分患者，大多数症状不典型。

2．其他健康问题

皮肤瘙痒、性欲减退、月经失调、视力模糊及便秘等。

3．急性并发症

（1）糖尿病酮症酸中毒：糖尿病酮症酸中毒是糖尿病最严重的并发症。

（2）高渗性非酮症糖尿病昏迷：多见于2型糖尿病，因患者的严重高血糖致血浆渗透压增高、细胞脱水，而无显著的酮症酸中毒症状。

4．慢性并发症

（1）血管病变：1型糖尿病的主要死因是心脑血管疾病；2型糖尿病的主要死因是糖尿病性肾病。

（2）神经病变：主要是周围神经病变。

（3）视觉器官病变：常见的有白内障、青光眼。

（4）糖尿病足：由于下肢动脉硬化引起下肢缺血坏死、坏疽。

（四）辅助检查

1．尿糖测定

尿糖测定不仅是诊断糖尿病的重要线索，也可作为判断疗效和调整降糖药物剂量的参考。目前多采用尿糖试纸。

2．血糖测定

空腹血糖≥7.0 mmol/L和（或）随机血糖≥11.1 mmol/L，可诊断为糖尿病。

3．口服葡萄糖耐量试验

空腹和餐后血糖升高但未达到糖尿病诊断标准者需做口服葡萄糖耐量试验（OGTT）。口服糖水后采血的时间是30分钟、60分钟、120分钟、180分钟。

4．糖化血红蛋白测定

糖化血红蛋白为葡萄糖分别与血红蛋白（Hb）和血浆白蛋白的非酶化结合而成，且为不可逆反应，其含量与血糖浓度有关。反复测定有助于监测糖尿病病情的控制情况。

（五）诊断标准

目前常用的糖尿病诊断标准和分类有1999年WHO推荐的诊断标准和美国糖尿病学会（ADA）2003年推荐的诊断标准。我国目前采用WHO（1999年）推荐的糖尿病诊断标准（表9-7、表9-8）。

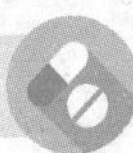

表 9-7 糖代谢分类

糖代谢分类	静脉血浆葡萄糖（mmol/L）	
	空腹血糖（FBG）	餐后 2 小时血糖（PBG）
正常血糖（NGR）	＜6.0	＜7.8
空腹血糖受损（IFG）	6.1~7.0	＜7.8
糖耐量减低（IGT）	＜7.0	≥7.8~11.1
糖尿病（DM）	≥7.0	≥11.1

IFG 和 IGT 统称为糖调节受损（IGR，即糖尿病前期）。

表 9-8 糖尿病诊断标准

诊断标准	静脉血浆葡萄糖（mmol/L）
1. 典型糖尿病症状	
随机血糖	≥11.1
或空腹血糖	≥7.0
或葡萄糖负荷后 2 小时血糖	≥11.1
2. 无糖尿病症状者，需另日重复检查明确诊断	

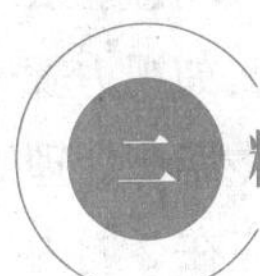

二 糖尿病患者的社区管理

糖尿病患者社区管理的根本目标是预防糖尿病并发症的发生。社区医务工作者要尽可能早期诊断糖尿病，规范糖尿病的治疗和护理，纠正代谢紊乱，预防急性并发症的发生，阻止或延缓慢性并发症的发生、发展，提高糖尿病患者的生存质量。

（一）管理要求

（1）2 型糖尿病患者的健康管理由医生负责，应与门诊服务相结合，对未能按照健康管理要求接受随访的患者，乡镇卫生院、村卫生室、社区卫生服务中心（站）应主动与患者联系，保证管理的连续性。

（2）随访包括预约患者到门诊就诊、电话追踪和家庭访视等方式。

（3）乡镇卫生院、村卫生室、社区卫生服务中心（站）要通过本地区社区卫生诊断和门诊服务等途径筛查和发现 2 型糖尿病患者，掌握辖区内居民 2 型糖尿病的患病情况。

（4）发挥中医药在改善临床症状、提高生活质量、防治并发症方面的作用，积极应用中医药方法开展糖尿病患者健康管理服务。

（5）加强宣传，告知服务内容，使更多的患者愿意接受服务。

（6）每次提供服务后及时将相关信息记入患者的健康档案。

（二）管理方法

（1）对社区筛查发现的糖尿病患者及时进行登记，建立档案。

（2）设计、实施干预方案。根据社区医务人员与患者的保健合同，为患者制订个体化的干预方案，及时为患者提供糖尿病保健知识、保健技能、药物等。

（3）对患者进行健康教育。通过糖尿病健康教育，改变患者的知识、行为和态度，自觉控制饮食，进行有规律的体育锻炼，参加有益的社会活动，调整心理压力，保持乐观精神，提高生存质量。社区护士要让患者懂得糖尿病的危害、危险因素、保健知识、与医务人员联系的重要性，使患者会测血糖，会注射胰岛素，会观察并发症，会对心、脑、眼、足进行自我保健。

（4）关注糖尿病急、慢性并发症，定期随访与复查及进行效果评价。

（三）管理流程

（1）筛查。①目的：早发现、早诊断糖尿病。主要通过健康体检、重点人群筛查及社区医生的诊疗等途径筛查发现糖尿病患者。对工作中发现的 2 型糖尿病高危人群进行有针对性的健康教育，建议其每年至少测量 1 次空腹血糖，并接受医务人员的健康指导。②方法：推荐采用 OGTT，进行 OGTT 有困难的情况下可仅监测空腹血糖，但仅监测空腹血糖会有漏诊的可能性。

（2）评估。对确诊的 2 型糖尿病患者，每年提供 4 次免费空腹血糖检测，至少进行 4 次面对面随访。①测量空腹血糖和血压，并评估是否存在危急情况，如出现血糖≥ 16.7 mmol/L 或血糖≤ 3.9 mmol/L；收缩压≥ 180 mmHg 和（或）舒张压≥ 110 mmHg；有意识或行为改变、呼气有烂苹果味、心悸、出汗、食欲减退、恶心、呕吐、多饮、多尿、腹痛、有深大呼吸、皮肤潮红；持续性心动过速（心率超过 100 次/分钟）；体温超过 39 ℃或有其他的突发异常情况，如视力骤降、妊娠期及哺乳期血糖高于正常等危险情况之一，或存在不能处理的其他疾病时，需在处理后紧急转诊。对于紧急转诊者，乡镇卫生院、村卫生室、社区卫生服务中心（站）应在 2 周内主动随访转诊情况。②若不需紧急转诊，询问患者上次随访到此次随访期间的症状。③测量体重，计算体重指数（BMI），检查足背动脉搏动。④询问患者疾病情况和生活方式，包括心脑血管疾病、吸烟、饮酒、运动、主食摄入情况等。⑤了解患者服药情况。⑥评估糖尿病的控制目标：根据血糖、糖化血红蛋白等结果，糖尿病患者控制目标分为理想、良好、差 3 类（表 9-9）。

表 9-9　2 型糖尿病的控制目标

项目		理想	良好	差
血糖 /（mmol/L）	空腹	4.4~6.1	≤ 7.0	＞ 7.0
	餐后	4.4~8.0	≤ 10.0	＞ 10.0
糖化血红蛋白 /%		＜ 6.5	6.5~7.5	＞ 7.5
血压 /mmHg		＜ 130/80	＞ 130/80~＜ 140/90	≥ 140/90
BMI/（kg/m^2）		＜ 24	＜ 25	≥ 25
胆固醇 /（mmol/L）		＜ 4.5	≥ 4.5	≥ 6.0

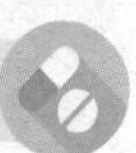

续表

项目	理想	良好	差
甘油三酯 /（mmol/L）	＜1.5	＜2.2	≥2.2
HDL-C/（mmol/L）	＞1.1	1.1~0.9	＜0.9
LDL-C/（mmol/L）	＜2.5	2.5~4.0	＞4.0

（四）分类干预

（1）对血糖控制满意（空腹血糖值＜ 7.0 mmol/L），无药物不良反应、无新发并发症或原有并发症无加重的患者，预约进行下一次随访。

（2）对第一次出现空腹血糖控制不满意（空腹血糖值≥ 7.0 mmol/L）或药物不良反应的患者，结合其服药依从情况进行指导，必要时增加现有药物剂量，更换或增加不同类的降糖药物，在 2 周内随访。

（3）对连续两次出现空腹血糖控制不满意或药物不良反应难以控制及出现新的并发症或原有并发症加重的患者，建议其转诊到上级医院，两周内主动随访转诊情况。

（4）对所有的患者进行针对性的健康教育，与患者一起制订生活方式，改进目标，并在下一次随访时评估进展。告诉患者出现哪些异常时应立即就诊。

根据患者的病情，确定管理级别、随访计划，定期随访、记录。血糖稳定、无并发症或并发症稳定者为一般管理对象，有早期并发症、血糖控制较差、自我管理能力差、有其他特殊情况（妊娠、围手术期、1 型糖尿病患者）、年龄较小及病程较短的患者为强化管理对象（表 9-10）。

表 9-10 糖尿病分类随访管理内容及要求

随访项目	随访内容	一般管理要求	强化管理要求
病情	症状、体征化验指标及治疗情况	至少 1 次 / 季度	至少 10 次 / 年
非药物治疗	饮食、运动治疗	至少 1 次 / 季度	至少 12 次 / 年
药物治疗	合理用药指导	至少 1 次 / 季度	至少 12 次 / 年
	血糖	至少 1 次 / 季度	至少 1 次 / 月
	血压	至少 1 次 / 季度	至少 1 次 / 月
	血脂	1 次 / 年	至少 1 次 / 年
	血红蛋白	1 次 / 年	1 次 / 半年
	尿微量白蛋白	至少 1 次 / 年	至少 1 次 / 年
	心电图	至少 1 次 / 年	至少 2 次 / 年
	尿常规	至少 1 次 / 年	至少 2 次 / 年
	神经系统检查	至少 1 次 / 年	至少 2 次 / 年

续表

随访项目	随访内容	一般管理要求	强化管理要求
药物治疗	眼底检查	1次/年	至少2次/年
	足部检查	1次/年	至少2次/年
	血纤维蛋白原	选做	1次/年
	血小板聚集率	选做	1次/年
	颈动脉超声检查	选做	1次/年

（五）健康体检

对确诊的2型糖尿病患者，每年进行1次较全面的健康体检，体检可与随访相结合。体检内容包括体温、脉搏、呼吸、血压、身高、体重、腰围、皮肤、浅表淋巴结、心脏、肺部、腹部等常规体格检查，并对口腔、视力、听力和运动功能等进行粗测判断。

（六）考核指标

（1）糖尿病患者健康管理率 = 年内已管理糖尿病患者人数 ÷ 年内辖区内糖尿病患者总人数 ×100%。

注：辖区内糖尿病患者总人数估算公式为辖区内常住成年人口总数 × 成年人糖尿病患病率（通过当地流行病学调查、社区卫生诊断获得或是选用本省、本市或本区或全国近期2型糖尿病患病率指标）。

（2）糖尿病患者规范健康管理率 = 按照要求进行糖尿病患者健康管理的人数 ÷ 年内管理糖尿病患者人数 ×100%。

（3）管理人群血糖控制率 = 最近一次随访空腹血糖达标人数 ÷ 已管理的糖尿病患者人数 ×100%。

（七）糖尿病的三级预防

（1）一级预防：糖尿病一级预防的目标是纠正可控制的糖尿病危险因素，预防糖尿病的发生。其内容包括开展群众性的糖尿病知识教育，提高居民对糖尿病及其危害性的认识；提倡科学、健康的生活方式，消除糖尿病的危险因素；定期体检，一旦发现有糖耐量减低（IGT）或空腹血糖受损（IFG）应及早实施干预，减少 IGT 或 IFG 异常者。针对糖尿病高危人群，开展糖尿病教育，强调控制糖尿病危险因素的重要性，如肥胖、缺乏体力活动、不合理的膳食及不健康的生活方式等，并进行生活方式干预，减少糖尿病的发生。

（2）二级预防：二级预防的目标是早发现、早诊断、早治疗糖尿病。对糖尿病高危人群进行筛查，并定期追踪，尽早检出糖尿病。对确诊的糖尿病患者，应确立血糖控制目标，给予及时的治疗和指导，如为患者制订饮食计划、运动计划、血糖监测计划，教会患者如何监测血糖及尿糖等。

（3）三级预防：三级预防的目标是减少糖尿病的并发症，维持糖尿病患者健康状况的稳定，降低致残率和死亡率，提高糖尿病患者的生活质量。督促患者定期进行肾功能、视网膜、周围

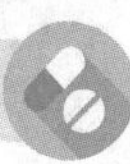

血管、周围神经等检查，发现问题及时处理，减少糖尿病肾病、糖尿病眼病、周围神经病变等慢性并发症的发生，同时帮助患者预防急性并发症如酮症酸中毒、低血糖、出现严重感染等病症的发生。

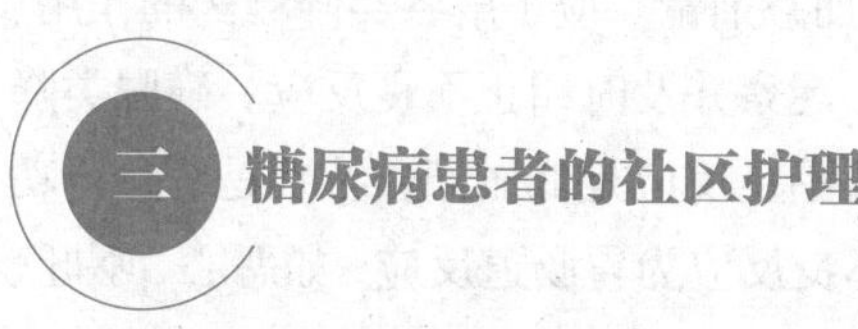

三　糖尿病患者的社区护理

糖尿病饮食指导

（一）饮食治疗与护理

饮食治疗是所有糖尿病治疗的基础，是糖尿病自然病程中预防和控制糖尿病必不可少的措施。

（1）饮食治疗的目的：限制饮食中总热量的摄入，改善胰岛素的敏感性，降低血糖。

（2）饮食治疗的原则：平衡膳食，保证营养需要，达到和维持理想体重。

（3）饮食治疗中的注意事项：①严格按照医师制订的食谱，定时定量进食，避免随意增减食量，对于使用降糖药物的患者尤应注意。②严格控制总热量是饮食治疗的关键，如果患者因饮食控制而产生饥饿感，可增加碳水化合物含量小于5% 的蔬菜，如小白菜、油菜、菠菜、芹菜、黄瓜、西红柿、冬瓜等。③多食富含膳食纤维素的食物；严格限制各种甜食、油炸、油煎食物；烹调宜用植物油，以清淡为主；少食动物内脏、蟹黄、虾子、鱼子等含胆固醇高的食物。④每周测量体重 1 次，如果体重的变化超过 2 kg，应报告医师。⑤患者若生活不规律，应随身携带一些方便食品，如饼干、糖果、奶粉等，以预防低血糖的发生。

（二）运动疗法

根据患者的年龄、性别、体力、病情的情况，指导患者有规律地进行长期适当运动，有利于改善胰岛素抵抗，改善血糖和脂肪代谢紊乱，减轻体重，预防心脑血管并发症，防治骨质疏松。

（1）原则：糖尿病患者运动应循序渐进，持之以恒，因人而异；不宜剧烈活动；应让其选择自已喜爱的运动；运动场地应空气新鲜，地面平整；最好与他人一起运动，发生意外时可得到及时的救助。

（2）运动方式与时间：糖尿病患者以有氧运动为主。运动时间选择饭后 1 小时为宜，每次运动可持续 20~30 分钟，每周不少于 5 次。

（3）运动强度：运动以轻、中度的有氧运动为宜，以身体能耐受、无不良反应为准。中等强度的体力活动包括快走、做广播操、骑车、打太极拳和园艺活动等；较强体力活动包括保健型舞蹈、慢跑、游泳、骑车上坡、有氧健身等。

（4）注意事项：①运动前应对患者进行评估，根据患者的具体情况决定运动方式、持续时间及运动强度；②运动时间应相对固定，穿舒适的鞋袜，运动前做好准备活动；③运动前后应测血糖，随身携带糖果，当出现饥饿感、心慌、出冷汗、头晕及四肢无力或颤抖等低血糖症状时应及时食用，如不缓解应立即就医；④运动中出现胸痛、胸闷症状，应立即停止运动，原地休息，含服硝酸甘油片，并及时就医；⑤天气恶劣，空腹血糖＞ 14 mmol/L，有急性并发症、慢性并发症在进展期等不宜参加运动；⑥随身携带糖尿病急救卡，注明姓名、地址、电话号码。

（三）用药护理

（1）口服降糖药。遵医嘱定时、定量用药，不可随意加减剂量。应了解各类降糖药的作用、剂量、用法、不良反应和注意事项，指导患者正确服用。观察并及时纠正不良反应。磺脲类降糖药治疗应从小剂量开始，于餐前半小时服用，该药主要不良反应是低血糖，特别是肝、肾功能不全者和老年人更易出现不良反应。双胍类药物主要不良反应为胃肠道反应，如恶心、呕吐、厌食、腹泻等，餐中或餐后服药可减轻不良反应。

（2）胰岛素。使用胰岛素的注意事项有：①准确用药。熟悉各种胰岛素的名称、剂型及起效时间与持续时间等作用特点，准确执行医嘱，剂量准确，按时注射。②注射部位的选择与更换。胰岛素采用皮下注射，宜选择皮肤疏松部位，如上臂三角肌、臀大肌、大腿前侧、腹部等，注射部位应交替使用，以免形成局部硬结和脂肪萎缩，影响药物的吸收和疗效。③注意血糖监测。如发现血糖波动过大或持续高血糖，应及时通知医生。④胰岛素应存放在（4~8 ℃）冰箱冷藏，避免日光照射、受热、冷冻。⑤胰岛素的不良反应有低血糖反应（详见并发症的护理）、过敏反应，主要表现为注射部位的瘙痒、荨麻疹样皮疹；注射部位局部硬结和皮下脂肪萎缩。

（四）并发症的护理

（1）低血糖：低血糖是糖尿病治疗过程中常见的并发症。轻度低血糖时会出现头昏、心慌、手抖、饥饿、出冷汗等表现，严重时会昏迷。预防低血糖应注意按医嘱进行药物治疗；定时、定量进食；在控制总热量的前提下，运动前吃一些碳水化合物食物；不要饮酒过多。如出现上述低血糖症状，意识清醒的患者应尽快进食糖水、糖果等或静脉推注 50% 的葡萄糖 20~30 mL，意识不清的患者应立即送医院治疗。要注意检查发生低血糖的原因，对症治疗。

（2）糖尿病足：糖尿病患者因血管病变和神经病变造成足部供血不足，感觉缺失并伴有感染，即糖尿病足。糖尿病足的主要表现有下肢疼痛、皮肤溃疡、间歇跛行和足部坏疽。糖尿病足的预防措施有保持足部清洁，避免感染；每天检查一次双脚，观察有无红肿、水疱、鸡眼、甲沟炎、甲癣等；鞋袜要合适，避免足部受压；正确修趾甲；每天坚持小腿和足部运动 30~60 分钟。对于小伤口应先用消毒剂（如酒精）彻底清洁，然后用无菌纱布覆盖；避免使用碘酒等强烈刺激性的消毒剂；不要使用鸡眼膏等腐蚀性药物，以免发生皮肤溃疡；若伤口 2~3 天仍未愈合，应尽早就医。

（五）心理护理

糖尿病患者常存在紧张、愤怒、悲观、恐惧等心理，对生活及治疗缺乏信心，不配合治疗和护理。社区护理人员应关心体贴患者，及时对患者及其家属进行健康教育，告知糖尿病虽不能根治，但通过饮食控制、运动锻炼等可以预防并控制并发症，糖尿病患者一样能正常生活、长寿。同时，要取得患者家属的支持，使患者获得亲情温暖，鼓励患者树立战胜疾病的信心。

（六）健康教育

健康教育是糖尿病治疗手段之一，良好的健康教育可充分调动患者的主观能动性，使其积

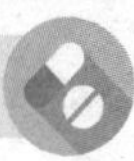

极配合治疗，有利于控制疾病，防止并发症的发生和发展，提高患者的生活质量，是其他治疗成败的关键。具体内容包括疾病的自然进程；糖尿病的表现；糖尿病的危害，包括急、慢性并发症的防治；个体化的治疗目标；个体化的生活方式干预措施和饮食计划；规律运动和运动处方；饮食、运动与药物治疗之间的相互作用；自我血糖监测、尿糖监测和胰岛素注射等具体操作程序；当发生紧急情况，如低血糖、应激和手术时的应对措施；糖尿病妇女受孕前必须制订计划，同时社区护士应进行全程监护。

第六节　慢性阻塞性肺疾病患者的社区管理与护理

慢性支气管炎（chronic bronchitis）是指气管、支气管黏膜及其周围组织的慢性非特异性炎症；以咳嗽、咳痰、喘息反复发作（每年 3 个月以上，连续 2 年）的慢性过程为特征。阻塞性肺气肿是由于吸烟、感染、大气污染等有害因素的刺激，引起终末细支气管远端的气道弹性减弱、过度膨胀、充气和肺容量增大，并伴有气道壁的破坏，最终导致气道产生不可逆阻塞。因大多数阻塞性肺气肿患者同时伴有慢性咳嗽、咳痰病史，难以将阻塞性肺气肿与慢性支气管炎截然分开。因此，将慢性支气管炎和阻塞性肺气肿统称为慢性阻塞性肺疾病（COPD），简称慢阻肺。COPD 是呼吸系统的常见病和多发病，患者数多，发病缓慢，病程时间很长，死亡率高，社会和患者家庭经济负担重，已成为一个重要的公共卫生问题，因此防治 COPD 意义重大。

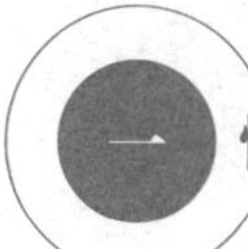

一　慢性阻塞性肺疾病的健康问题评估

（一）流行病学特点

在世界范围内，COPD 的死亡率居所有死因的第四位，占全部死因的 4.2%。2018 年，中国成人肺部健康研究调查结果显示，我国 20 岁及以上成人慢阻肺患病率为 8.6%，40 岁以上人群患病率高达 13.7%，估算我国患者数近 1 亿，提示我国慢阻肺发病仍然呈现高增长态势。根据全球疾病负担调查，慢阻肺是我国 2016 年第 5 大死亡原因，2017 年第 3 大伤残调整寿命年的主要原因。世界卫生组织（WHO）关于病死率和死因的最新预测数字显示，随着发展中国家吸烟率的升高和高收入国家人口老龄化加剧，慢阻肺的患病率在未来 40 年将继续上升，预测至 2060 年死于慢阻肺及其相关疾患者数每年将超过 540 万人。

（二）慢阻肺的危险因素

COPD 发病是遗传因素与环境因素共同作用的结果。

1. 遗传因素

已知的遗传因素为 α 1– 抗胰蛋白酶缺乏。

2．环境因素

（1）吸烟：吸烟是发生 COPD 最常见的危险因素。吸烟者呼吸道症状、肺功能受损程度及患病后病死率均明显高于非吸烟者。被动吸烟亦可引起 COPD 的发生。

（2）职业性粉尘和化学物质：当吸入职业性粉尘，有机、无机粉尘，化学剂和其他有害烟雾的浓度过大或接触时间过长，会引起 COPD 的发生。

（3）室内、室外空气污染：在通风欠佳的居所中采用生物燃料烹饪和取暖所致的室内空气污染是 COPD 发生的危险因素之一。室外空气污染与 COPD 发病的关系尚待明确。

（4）感染：儿童期严重的呼吸道感染与成年后肺功能的下降及呼吸道症状有关。既往肺结核病史与 40 岁以上成人呼吸道气流受限相关。

（5）社会经济状况：COPD 发病与社会经济状况相关。这可能与低社会阶层存在室内、室外空气污染暴露，居住环境拥挤，营养不良等状况有关。

（三）身体状况评估

1．症状

（1）慢性咳嗽：随着病程发展可终生不愈，晨间咳嗽明显，夜间有阵咳或排痰。

（2）咳痰：一般为白色黏液或浆液性泡沫痰，偶可带血丝，清晨排痰较多。急性发作期痰量增多，可有脓性痰。

（3）气短或呼吸困难：早期在劳累时出现，后逐渐加重，以致在日常生活甚至休息时也感到气短，这是 COPD 的典型症状。

（4）喘息和胸闷：部分患者特别是重度患者或急性加重时出现喘息和胸闷。

（5）其他：晚期患者有体重下降、食欲减退等症状。

2．体征

COPD 早期体征不明显。随着疾病发展可出现以下体征。

（1）一般情况：黏膜及皮肤发绀，严重时呈前倾坐位，球结膜水肿，颈静脉充盈或怒张。

（2）呼吸系统：呼吸浅快，辅助呼吸肌参与呼吸运动，严重时可呈胸腹矛盾呼吸；桶状胸，胸廓前后径增大，肋间隙增宽，剑突下胸骨下角增宽；双侧语颤减弱；肺叩诊可呈过清音，肺肝界下移；两肺呼吸音减低，呼气相延长，有时可闻及干性啰音和（或）湿性啰音。

（3）心脏：可见剑突下心尖搏动；心脏浊音界缩小；心音遥远，剑突部心音较清晰响亮，出现肺动脉高压和肺心病时 P2 ＞ A2，三尖瓣区可闻及收缩期杂音。

（4）腹部：肝界下移，右心功能不全时肝颈返流征阳性，出现腹水移动性浊音阳性。

（5）其他：长期低氧病例可见杵状指/趾，高碳酸血症或右心衰竭病例可出现双下肢可凹性水肿。

（四）辅助检查

（1）肺功能检查。肺功能检查是判断气流受限的主要客观指标。

①第一秒用力呼气容积占用力肺活量百分比：评价气流受限的一项敏感指标；第一秒用力呼气容积占预计值百分比：评估 COPD 严重程度的良好指标。

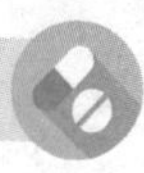

②肺总量，功能残气量和残气量增高，肺活量减低，表明肺过度通气，有参考价值。

③一氧化碳弥散量及一氧化碳弥散量与肺泡通气量比值下降，有参考价值。

（2）影像学检查。胸部 CT 检查，胸部 X 线检查。

（3）血气分析检查。

（4）其他，如痰培养。

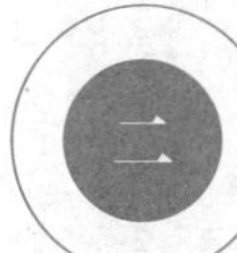

二 慢性阻塞性肺疾病患者的社区管理

（一）一级预防

一级预防主要是健康人群的保健管理，是降低 COPD 发生率的关键。教育群众了解预防 COPD 的重要性和基本方法是做好一级预防的基础和前提。

（1）开展控烟、禁烟运动。戒烟是 COPD 控制中最重要的初始环节，是延缓 COPD 进展的最有效、最经济的干预措施，但也最难以落实，故需要全社会的参与。

（2）增强自我保健意识，搞好环境卫生，保持健康的生活习惯；保持居室适宜的温度和湿度，合理使用通风、防尘设备，避免有害气体和物质的吸入；戒酒，注意锻炼身体和耐寒锻炼，提高抗病能力。

（3）加强劳动保护以减少有害气体及粉尘的吸入，对职业性高危人群定期开展预防性健康体检。

（4）广泛进行健康教育并定期评估效果，及时收集健康教育资料并发展健康教育工具，完善健康教育手段。

（二）二级预防

二级预防主要是高危人群管理，即通过对危险因素筛查发现潜在的患者，早诊断、早治疗并坚持长期随访。

（1）早诊断。筛查的对象包括：①长期职业性暴露或生活在粉尘、烟雾、拥挤、潮湿、通风不良的环境者；② 有 5 年以上慢性咳嗽史或慢性支气管炎史者；③有过敏性哮喘史者；④初始吸烟年龄在 20 岁以前，连续吸烟 10 年以上或吸烟指数（每日吸烟支数与吸烟年数的乘积）达 300 以上者。筛查的方法有问卷或现场调查和肺功能测定等。

（2）早治疗。利用健康档案和监测资料分析高危人群（患者）的危险因素，尽早发现 COPD 早期患者，尽早确定可改变的环境因素，有针对性地设计干预方案，尽早治疗。

（三）三级预防

三级预防即患者管理。对患者进行规范化治疗和康复指导，重点是控制或打断慢性支气管炎—哮喘—肺气肿—右心衰—死亡的传统病理模式演进过程。

（1）继续健康宣教，医患共同制订并实施规范化的防治方案，及时将药物、保健知识和技能送达患者。

（2）对患者进行康复指导，使其在医生指导下进行健身活动。

（3）开展家庭氧疗。

（4）指导患者进行呼吸肌功能锻炼，合理用药等，减轻症状，延缓病情的发展速度。

（5）预防呼吸道感染。指导患者防寒保暖，防止各种呼吸道感染。一旦患者感冒受凉，指导其合理用药及时控制病情，并注意观察呼吸情况，是否有发绀等。若出现气短、胸闷、气喘、发绀等需及时把患者转诊到上级医院诊治。

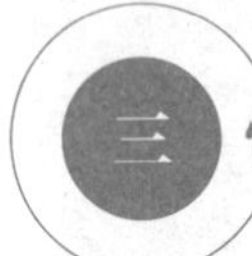

三 慢性阻塞性肺疾病患者的社区护理

（一）一般护理

（1）环境：室内环境安静、舒适、空气洁净，保持室温在 18~20 ℃，相对湿度为 50%~70%。避免粉尘、烟雾及刺激性气体的吸入；戒烟戒酒；避免和呼吸道感染患者接触；冬季注意保暖。

（2）休息与活动：病情较轻者可适当地活动，以不感到疲劳、不加重症状为宜；较重者应卧床休息，取卧位或半卧位时应使膝半屈，立位时上半身可略向前倾，使腹肌放松，舒缩自如。开始呼吸训练时以半卧位最适宜。

（3）饮食：向患者及家属说明合理饮食的重要性，保证每日足够的热量、蛋白质，适宜的水分、纤维素；避免进食产气、易引起便秘及辛辣的食物。患者饭前至少休息 30 分钟，少食多餐，细嚼慢咽。必要时可应用管饲饮食或胃肠外营养。

（二）病情观察

密切观察咳、痰、喘症状及诱发因素；痰液的颜色、量及性状，咳痰是否通畅；呼吸困难的程度，能否平卧；肺部体征及有无慢性并发症发生；患者的营养状况等。

（三）协助排痰措施

（1）有效咳嗽：有效咳嗽有助于患者气道远端分泌物的排除，使呼吸道畅通。坐位或立位时的咳嗽可产生较高的胸内压和气流速度，其效果更好。咳嗽训练的常用方法包括有效咳嗽技术和用力呼气技术。

（2）湿化气道：多饮水，无禁忌者每天饮水在 1 500 mL 以上。痰液黏稠难以咳出者可用超声雾化吸入法或蒸汽吸入法。雾化吸入液中加用抗生素、祛痰药和解痉平喘药进行支气管局部的雾化，能达到湿化气道，局部消炎、祛痰、解痉的作用。

（3）胸部叩击与胸壁振荡：对于久病体弱、长期卧床、排痰无力者，指导家人或照顾者采用胸部叩击与胸壁振荡方法，协助排痰。

（四）家庭氧疗的护理

家庭氧疗（LTOT）是指患者脱离医院环境后返回社会或家庭而实施的氧疗。提倡对 COPD 患者进行长期家庭氧疗，向患者及家属解释氧疗的目的、原则、方法、注意事项。

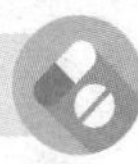

护士需定期家访，指导慢性阻塞性肺疾病的患者及家属进行正确氧疗并说明其重要性。指导患者或家属做好吸氧日记，指导患者自我监测病情变化，观察氧疗的疗效，如呼吸困难症状缓解、心率下降、血压平稳，皮肤、口唇红润。偶有遇到低流量吸氧引起二氧化碳麻醉的情况，主要见于全身状态差或极度疲劳的患者，这种情况宜及早送往医院进行人工通气治疗。嘱患者每月或每3个月到门诊随访1次，根据其肺功能和动脉血气分析等指标判断氧疗的效果，并结合血氧饱和度指导患者调整吸氧流量和时间。

（五）患者自我护理

（1）戒烟。

（2）呼吸训练：腹式呼吸（仰卧位，一手放在胸部，一手放在腹部缓慢吸气，升高顶住手，缩唇缓慢呼气，同时收缩腹部肌肉，并收腹）和缩唇呼吸。

（3）呼吸操锻炼：通过锻炼增强膈肌和下胸部肌肉的活动度，加深呼吸幅度，增大通气量，利于肺泡残气排出，从而改善肺通气功能，增加气体交换，如图9-3所示。

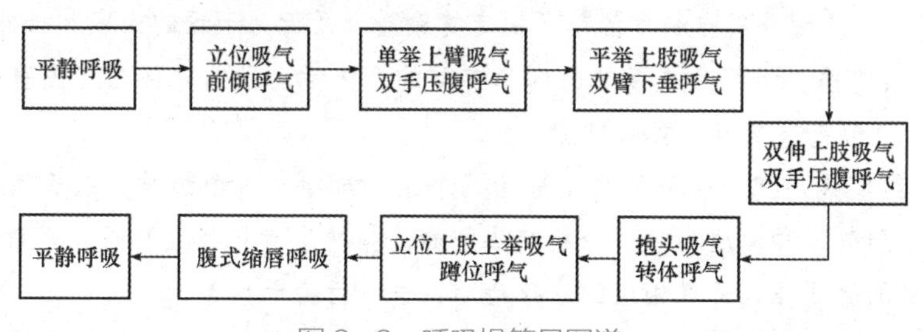

图9-3 呼吸操简易图谱

（4）咳嗽的技巧：身体向前倾，采用缩唇式呼吸方法做几次深呼吸，最后一次深呼吸后张开嘴，呼气期间用力咳嗽，同时顶住腹部肌肉。

（5）指导患者全身运动锻炼结合呼吸锻炼，可进行步行、骑自行车、气功、打太极拳、家庭劳动等，锻炼方式和锻炼时速度、距离根据患者的身体状况而定。

（六）用药护理

遵医嘱应用抗生素、支气管舒张剂、祛痰药等，注意饭后服用，尤其是用含有甘草的药物时。服用酊剂、合剂药物后，不要立刻饮水，止咳作用会更好。注意观察疗效及不良反应，并指导患者及家属学会观察。

（七）心理护理

社区护士应详细了解患者及家属对疾病的态度，关心体贴患者；了解患者心理、性格、生活方式等方面因疾病而发生的变化，与患者和家属共同制订和实施康复计划，使患者通过消除诱因、定期进行呼吸肌功能锻炼、合理用药等，减轻症状，增强患者战胜疾病的信心；对有焦虑表现的患者，教会其缓解焦虑的方法，如外出散步、听轻音乐、按摩、做游戏等娱乐活动。呼吸困难较明显时，家人应多陪伴患者，适时安慰患者，社区医务工作者也应多访视，使患者保持情绪稳定和增强安全感。

实践——社区慢性非传染性疾病患者的管理

【目的】

了解社区慢性非传染性疾病的特点与危险因素；熟悉社区慢性非传染性疾病健康管理的内容、方法和流程；培养学生的团队协作精神、自主学习能力和交流沟通能力及对社区慢性非传染性疾病健康管理知识的运用能力。

【内容】

1. 社会健康传播，提高人群自我保健意识，引导社会对慢性非传染性疾病的关注。
2. 实施高危人群干预管理和健康指导。
3. 对社区常见慢性非传染性疾病进行家庭访视。
4. 各种慢性非传染性疾病健康档案建立的意义、方法、内容、格式。
5. 健康档案的计算机管理。

【过程与方法】

1. 收集资料。查阅资料自制宣传单，拟定健康教育及行为干预的内容和措施。
2. 社会健康传播。组织形式多样、内容丰富的宣传活动，向辖区内居民宣传慢性非传染性疾病防治知识、观念、健康义务和健康责任。
3. 学生分组实践。把一个班的学生分为5个组，每组选一个组长，以疾病为单位，实施对高危人群的干预管理和健康指导。分析健康问题，指导患者自我控制高危因素，根据各种慢性非传染性疾病的管理规范开展相应的诊疗活动、进行行为干预。
4. 确定访视对象、内容和方法。组织学生向社区卫生服务中心了解有关情况，根据收集到的资料来确定访视的对象、内容和方法。
5. 健康档案管理。由教师和社区护士分组介绍建立健康档案的意义、方法、内容和格式，由社区护士向学生演示健康档案的计算机管理模式。
6. 撰写实践报告。对慢性非传染性疾病社区实践活动进行评价，写出实践报告，找出问题和关键点。
7. 教师评价。教师总结此次实践的总体情况。

【注意事项】

1. 遵守社区卫生医院和社区的各项规定，遵守纪律。
2. 保护患者隐私，爱护患者。
3. 注意安全。

思考与练习

一、名词解释

1. 慢性非传染性疾病
2. 原发性高血压
3. 糖尿病
4. 慢性阻塞性肺疾病（COPD）

二、填空题

1. 糖尿病的典型临床表现是____________、____________、____________、____________，临床上最主要的类型是____________。

2. 冠心病的5种类型分别为____________、____________、____________、____________、____________。

3. 糖尿病诊断标准：糖尿病症状（+）任意时间血浆葡萄糖水平____________，或空腹血浆葡萄糖（FPG）水平____________，或OGTT中，餐后2小时PG水平____________。

4. 通常用体重指数BMI= ____________/ ____________来衡量人体的肥胖程度，体重指数大于等于____________为超重。

5. WHO 建议每人每日食盐量不超过____________，建议每人每日摄入脂肪范围为____________。

三、单项选择题

1. 我国的发病率居世界第二位的是（　　）。

A. 心脏病　　B. 脑卒中　　C. 糖尿病　　D. 高血压

E. 恶性肿瘤

2. 慢性支气管炎并发阻塞性肺气肿患者，主要是在原有症状的基础上又出现（　　）。

A. 反复发绀　　B. 剧烈咳嗽

C. 咳多量脓痰　　D. 逐渐加重的呼吸困难

E. 咯血

3. 缩唇呼吸希望达到的效果是（　　）。

A. 由鼻子吸气　　B. 呼气时双唇向前突出呈吹口哨样

C. 防止小气道狭窄，陷闭影响吸气量　　D. 吸呼比为1:2

E. 呼吸比为1:3

4. 如发生心绞痛时不妥的处理措施是（　　）。

A. 立即骑自行车或乘车去医院

B. 含服硝酸甘油片

C. 口服消心痛

D. 疼痛发作大于30分钟，若用药效果不好，应速就医

E. 就地平卧、休息

5. 一旦糖尿病患者在家里发生低血糖，院前的紧急处理方法是（　　）。

A. 立即平卧　　B. 呼叫救护车

C. 即刻开窗通风　　D. 立即口服糖果或糖水

E. 监测血糖

6. 与建立糖尿病患者的社区保健目标无关的是（　　）。

A. 控制有糖尿病史的夫妇计划生育

B. 帮助患者维持饮食与用药之间的平衡

C. 督促正确用药使血糖持续控制在正常水平

D. 积极处理并发症以降低伤害和死亡

E. 积极指导自我监测

7. 有关抗高血压药物治疗的描述以下不当的是（　　）。

A. 利尿剂不适宜痛风、高血脂患者
B. 长期使用利尿剂可引起血钾异常
C. β－受体阻滞剂禁用于哮喘患者
D. β－受体阻滞剂可引起心率加快
E. 定期监测血压

8. 下列冠心病防治方法中不妥的是（　　）。

A. 少吃动物脂肪
B. 适当减肥
C. 适当锻炼，饮酒可不限制
D. 戒烟
E. 限盐限糖

四、简答题

1. 简述慢性非传染性疾病的预防措施。

2. 如何指导 COPD 患者进行呼吸功能锻炼？

3. 如何指导卒中患者进行康复训练？

4. 简述冠心病院前急救的要点。

5. 高血压的主要危险因素是什么？如何对高血压患者进行健康教育？

6. 简述如何指导糖尿病患者使用胰岛素。

7. 患者，女，58 岁，因“乏力、消瘦、多食 4 个月”入院。4 个月来体重约减轻 6 kg，现身高 162 cm，体重 57 kg，体检结果：空腹血糖升高到 14.2 mmol/L，糖化血红蛋白 7.3%，餐后血糖 20.5 mmol/L，BMI 指数 25，尿酮体（+），生化肝肾功能正常，甘油三酯 3.7 mmol/L，总胆固醇 69 mmol/L，LDL-C 3.7 mmol/L。母亲有 2 型糖尿病。

问题：

（1）患者患有何种疾病？诊断依据是什么？

（2）此种疾病的危险因素有哪些？

（3）作为本辖区的社区护士应对该患者进行怎样的管理和护理？

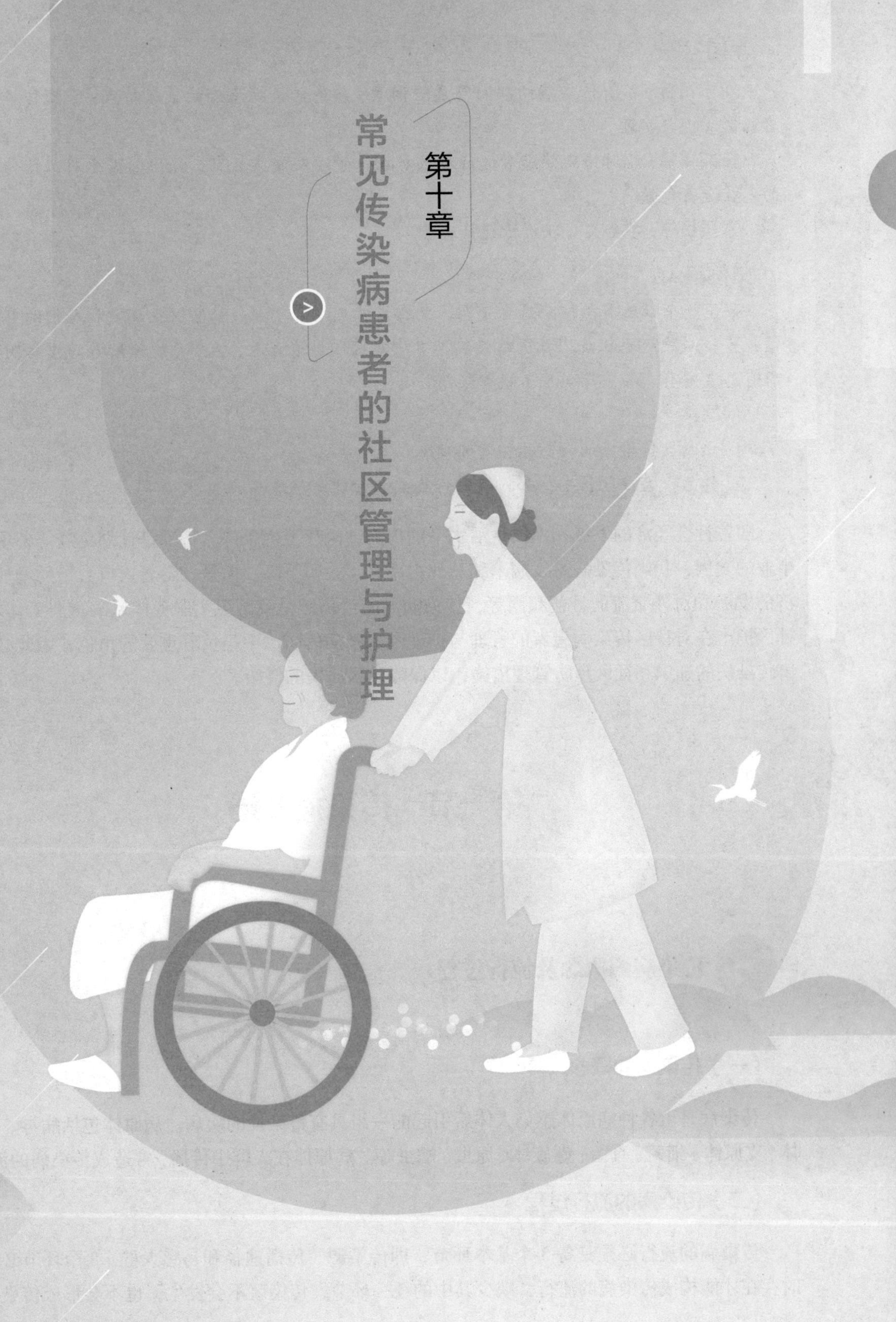
第十章
常见传染病患者的社区管理与护理

学习目标

知识目标：了解传染病的病因及危险因素；熟悉传染病患者的临床特点；掌握传染病患者社区管理与护理。

技能目标：能对传染病患者进行社区护理、管理及健康教育，能协助医生对社区传染病的急症进行急救。

素质目标：学会关心理解传染病患者。

案例导入

某市一个社区有结核病患者7人，病毒性肝炎患者4人。社区卫生环境和人们的卫生习惯较差，居民随地吐痰。社区结核病患者中痰菌阳性者4人，2个月规律治疗后痰转阴性者所有患者中有3人，有4人不规律服药。

问题：

1. 该社区传染病的预防措施有哪些？

2. 作为一名社区护士，如何做好传染病的管理与护理？

随着社会经济的发展和人民生活水平的提高，医疗卫生条件，特别是计划免疫等各项卫生事业的发展，我国传染病总发病率和总死亡率有了大幅下降。但是，随着人口数量的增加、经济的发展和对外交流的日益频繁等，传染病的防治仍然是我国卫生服务体系的重要工作之一。社区护士在对社区传染病患者的管理与护理及传染病的防治中担负着重要的角色，因此必须了解传染病的知识和社区预防管理措施，以保障社区居民的健康。

第一节　传染病概述

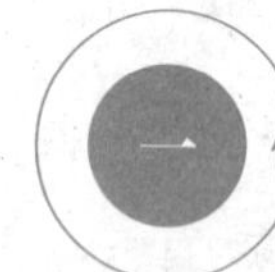

一　传染病的概念及流行过程

（一）传染病的概念

传染病是由各种病原体感染人体后引起的一组具有传染性的疾病。病原体包括病毒、衣原体、支原体、细菌、真菌、螺旋体、原虫、蠕虫等。病原体在人群中传播，常造成传染病的流行。

（二）传染病的流行过程

传染病的流行必须具备3个基本环节，即传染源、传播途径和易感人群。3个环节必须同时存在才能构成传染病的流行，缺少其中的任一环节，传染就不会发生，也不会形成传染病的流行。

1. 传染源

传染源指病原体已在体内生长繁殖并能将病原体排出体外的人和动物，其中包括患者、隐性感染者、病原携带者和受感染的动物。而那些无症状但能排出病原体的病原携带者多生活在社区，这些人和动物的发现及管理是社区护士的一项艰巨工作。

2. 传播途径

传播途径指病原体从传染源排出后，经过一定的方式再侵入另一易感者所经过的途径。常见的传播途径有呼吸道传播、消化道传播、接触传播、虫媒传播、土壤传播、血液及体液传播、母婴垂直传播、医源性传播。上述大部分传播途径与社区的环境管理密切相关。

3. 易感人群

易感人群指对某种传染病缺乏特异性免疫力的人群。当易感者在人群中达到一定比例，又有传染源和合适的传播途径时，则很容易引起传染病的流行。流行过后，隐性感染者和显性感染者均获得特异性免疫力，从而降低人群对该病的易感性，即一次流行后要间隔几年，当易感人群再上升到一定水平，才发生又一次的传染病流行。

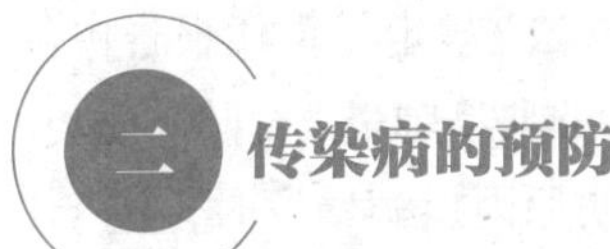

二 传染病的预防

（一）一般性预防原则

1. 大力开展预防传染病的健康教育

通过举办各种形式的预防传染病的相关讲座和宣传，在群众中普及预防传染病的知识。社区护士还可以利用家访指导家庭成员养成良好的卫生习惯，降低家庭成员感染传染病的危险性。

2. 大力开展爱国卫生运动

改善居民生活卫生条件，消灭鼠害和蚊蝇等，有计划地消杀各种病媒昆虫滋生地，降低社区媒介昆虫密度，切断传染病传播途径。

3. 采取公共性预防措施预防传染病的发生和传播

政府应有计划地建设和改造城乡公共卫生设施，对污水、污物、粪便进行无害化处理；改善饮用水卫生条件，对饮用水进行消毒。

4. 防止传染病的医源性感染

医疗保健机构和卫生防疫机构必须严格执行相关的规章制度，防止传染病的医源性感染、医院内感染和实验室感染。

5. 加强服务行业的管理

定期对餐饮、食品加工和销售，托幼机构，理发、美容等服务行业的人员进行检查，及时发现和调离患者及病原携带者。

6．加强国境卫生检疫

严格执行《中华人民共和国国境卫生检疫法》，防止传染病传进、传出。

（二）针对流行过程的预防

1．控制传染源

（1）传染病患者：做到“五早”，即早发现、早诊断、早报告、早隔离、早治疗。它是控制、消灭传染病的重要环节，可以控制传染病向外扩散，防止病原体在人群中的传播和蔓延。

①早发现和早诊断：传染病被发现得越早，就越能迅速采取有效措施消除疫源地。对患者的及早诊断，使其尽早得到隔离治疗，能有效防止疫情的进一步扩大。

②早报告：《中华人民共和国传染病防治法》第三十条规定“疾病预防控制机构、医疗机构和采供血机构及其执行职务的人员发现本法规定的传染病疫情或者发现其他传染病暴发、流行以及突发原因不明的传染病时，应当遵循疫情报告属地管理原则，按照国务院规定的或者国务院卫生行政部门规定的内容、程序、方式和时限报告”。第三十一条规定“任何单位和个人发现传染病病人或者疑似传染病病人时，应当及时向附近的疾病预防控制机构或医疗机构报告”。报告时限，按《突发公共卫生事件与传染病疫情监测信息报告管理办法》规定，责任报告单位和责任疫情报告人发现甲类传染病和乙类传染病中的肺炭疽、传染性非典型肺炎、脊髓灰质炎、人感染高致病性禽流感患者或疑似患者时，或发现其他传染病和不明原因疾病暴发时，应于2小时内将传染病报告卡通过网络报告，未实行网络直报的责任报告单位应于2小时内以最快的通信方式（电话、传真）向当地县级疾病预防控制机构报告，并于2小时内寄送出传染病报告卡。对其他乙、丙类传染病患者、疑似患者和规定报告的传染病病原携带者，在诊断后，实行网络直报的责任报告单位应于24小时内报告；未实行网络直报的责任报告单位应于24小时内寄送出传染病报告卡。县级疾病预防控制机构收到无网络直报条件的责任报告单位报送的传染病报告卡后，应于2小时内通过网络进行直报。

③早隔离：隔离是指把传染病患者、病原携带者，置于特定医院、病房或其他特定场所防止病原体扩散和传播，是预防和管理传染病的重要措施。应按照不同传染病的传播途径，采取相应的隔离与消毒措施。

④早治疗：可减少传染源，防止传染病的传播扩散，也可防止患者变成病原携带者。

（2）疑似患者：尽早明确诊断。甲类传染病的疑似患者必须在指定场所进行医学观察、隔离治疗和送检病原学标本，医疗机构或卫生防疫机构要在2天内明确诊断；乙类传染病的疑似患者，必须在医疗保健机构指导下治疗或隔离治疗，并且在2周内明确诊断。疑似患者必须接受医学检查、随访和隔离治疗措施，服从医疗防疫部门做出的安排。

（3）病原携带者：无论是病后携带者、慢性携带者或健康携带者都可能感染周围人群和引起传染病传播甚至暴发，应进行严格的管理和治疗。对病原携带者应做好登记与管理，并进行健康教育，使其养成良好的个人卫生习惯，并定期随访。2~3次病原学检查结果均为阴性时可以解除管理。从事食品、服务、托幼、水源管理工作的病原携带者需暂时离开原工作岗位，久治不愈的伤寒或病毒性肝炎病原携带者不得再从事饮食、水源、服务及托幼等行业的工作，艾滋病、乙型肝炎、丙型肝炎、疟疾等病原携带者严禁做献血员。

（4）接触者：接触者是指曾经接触传染源或可能受到传染的人。接触者应接受检疫，检疫

期限是从最后接触之日起相当于该病的最长潜伏期。可采取以下措施防止接触者发病或成为传染源。

①留验：留验又叫隔离观察，甲类传染病的接触者应收留在指定场所进行观察，限制接触者的活动范围，对接触者进行观察、检验等。

②医学观察：乙类传染病和丙类传染病的接触者可进行正常工作和学习，但要接受体检、测量体温、病原学检查和必要的处理，注意早期症状的出现。

③应急预防接种：对潜伏期较长的传染病接触者可进行相关的疫苗接种以提高其免疫力，如在麻疹流行时接种麻疹疫苗。

④药物预防：对某些有特效药物防治的传染病，必要时可采用药物预防。如疟疾流行时，对密切接触者可用乙胺嘧啶预防。

⑤动物传染源：对患狂犬病的狗、患炭疽的家畜等应捕杀；危害大的动物应消毒，危害大且有经济价值的病畜，可予以隔离治疗；家畜和宠物应做好检疫和预防接种。

2. 切断传播途径

不同传染病的传播途径不同，对疫源地污染的途径不同，采取的措施也不相同。切断传播途径可根据具体情况采用下列方法。

（1）消毒：消毒是用物理、化学的方法杀灭或消除环境中的致病微生物，达到无害化。消毒是切断传染病传播途径的有效措施之一，包括预防性消毒（对饮用水、室内空气、医护人员手的消毒）和疫源地消毒。疫源地消毒又分为终末消毒和随时消毒。

常用的消毒方法有以下几种。

①物理消毒法：煮沸法、紫外线消毒、焚烧法等，适合对被污染的食物、食具、衣物、金属器械、玻璃器械进行消毒。

②化学消毒法：常用消毒剂有含氯消毒剂、醛类消毒剂等，适合对被污染的墙壁、地面、家具、传染源的分泌物和排泄物等进行消毒。

③生物消毒法：利用某种生物来杀灭或清除病原微生物的方法称为生物消毒法。如粪便和垃圾的发酵，利用嗜热细菌繁殖产生的热量杀灭病原微生物，适合对大量的生活垃圾、污水等进行无害化处理。

（2）灭杀：灭杀鼠类、蚊蝇等，阻断以其为媒介的传染病的传播。

（3）改善公共卫生设施：针对不同传染病的传播途径采取不同的措施。如消化道传染病应加强饮食、饮水卫生和生活垃圾、污水、粪便等的管理。

3. 保护易感人群

（1）提高人群非特异性免疫力：改善营养、锻炼身体和提高生活水平，养成良好的生活习惯、规律的生活制度，加强个人防护（戴口罩、手套，使用安全套）等。

（2）提高人群特异性免疫力：通过预防接种提高人群的主动或被动特异性免疫力，以提高个体和群体的免疫水平，预防和控制相应传染病的发生和流行。

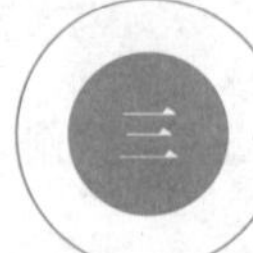

三 传染病的分级和分类管理及社区传染病患者的访视管理

（一）传染病的分级管理

（1）各级政府应负责领导传染病的防治管理，制订规划并组织实施。

（2）各级卫生行政部门应负责传染病监督管理，包括传染病的预防、治疗、监督、控制和疫情管理的监督检查。

（3）卫生防疫机构负责责任范围内传染病监督管理，设立传染病监督员。

（4）医疗保健机构承担本单位及责任地区内传染病防治管理任务，设立传染病监督员。

（二）传染病的分类管理

《中华人民共和国传染病防治法》规定的法定传染病共 37 种，分为甲、乙、丙 3 类。

甲类：鼠疫、霍乱，共 2 种。

乙类：传染性非典型肺炎、艾滋病、病毒性肝炎、脊髓灰质炎、人感染高致病性禽流感、麻疹、流行性出血热、狂犬病、流行性乙型脑炎、登革热、炭疽、细菌性和阿米巴性痢疾、肺结核、伤寒和副伤寒、流行性脑脊髓膜炎、百日咳、白喉、新生儿破伤风、猩红热、布鲁氏菌病、淋病、梅毒、钩端螺旋体病、血吸虫病、疟疾，共 25 种。

丙类：流行性感冒、流行性腮腺炎、风疹、急性出血性结膜炎、麻风病、流行性和地方性斑疹伤寒、黑热病、包虫病、丝虫病，除霍乱、细菌性和阿米巴性痢疾、伤寒和副伤寒以外的感染性腹泻病，共 10 种。

1．强制管理的传染病

对甲类传染病中的鼠疫、霍乱患者及病原携带者，乙类传染病中的传染性非典型肺炎、炭疽及人感染高致病性禽流感的疫情报告时限、隔离方式、尸体处理及疫点、疫区所采取的卫生处理和预防措施均需要强制执行，通过国家有关部门的强制力来保证这些措施的落实。这些传染病传染性强、病死率高，严重危害人类的生命和健康，一经发现，必须按照规定时限和程序报告给卫生防疫机构和卫生行政部门。甲类传染病按《国际卫生条例》的统一规定及时向 WHO 报告。

2．严格管理的传染病

除上述需“强制管理”的乙类传染病外，其他乙类传染病如病毒性肝炎、伤寒和副伤寒等患者和病原携带者的隔离治疗，疫点、疫区处理等，必须按照有关规定和防治方案进行严格管理。

3．监测管理的传染病

国家通过设立疾病监测区、监测点和实验室等措施，对丙类传染病进行监测管理，如流行性感冒、急性出血性结膜炎等，监测区按统一的监测管理方法进行管理。非监测地区要抓好防治，争取不做疫情报告。

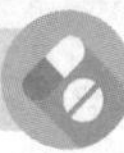

（三）社区传染病患者的访视管理

传染病患者的社区访视目的是尽可能弄清楚病情传播的来龙去脉，并根据传染病的种类和流行特征采取必要的措施，以控制其流行的发生。

1. 初访要求

（1）核实诊断：要求医院门诊发现传染病后，在填报“传染病报告卡”的同时填写该传染病的“诊断依据卡”，作为社区护士的参考。

（2）调查传染源：调查该传染病何时、何地、如何传播的，判断疫情的性质和蔓延情况。

（3）采取切实可行的防疫措施：根据传染病流行的 3 个环节，实施有效的具体措施阻断传染病的传播。如以口头或示教的方法对患者和家属进行耐心的健康教育，使之真正掌握传染病的预防和控制方法。

（4）做好疫情调查处理记录。

2. 复访要求

（1）了解患者病情的发展或痊愈情况，为进一步确诊或对原诊断的修正提供依据。

（2）了解患者周围的继发情况，对继发患者立案管理。

（3）了解防疫措施落实情况，进一步进行卫生宣传教育。

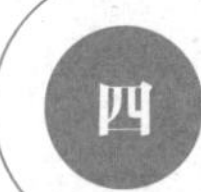

四 社区护士在传染病防治中的主要工作

（一）传染病的预防

（1）对社区人群进行免疫接种、卫生宣教、传染病相关知识的健康教育（病原体、传播途径、疾病的早期征象和症状、预防方法、治疗处理措施）。

（2）通过对社区进行环境管理，包括垃圾处理指导、杀虫剂使用方法的指导等，预防传染病的发生。

（二）阻止传染病的蔓延

（1）对诊断明确的传染病，社区护士要按法律规定的程序及时上报疫情。

（2）配合卫生防疫工作者对有疫情的社区和家庭使用消毒隔离技术，以阻止传染病的传播和蔓延，并对居民进行相关知识和技术的培训。

（3）对传染源的排泄物、分泌物及所污染的物品及时进行消毒，对传染源进行终末消毒，同时要做好疫情调查处理记录。

（三）传染病患者的管理与护理

（1）掌握社区内传染病发病情况和患者的基本情况，对不能很好地进行自我管理、缺乏传染病知识的患者进行具体的、有针对性的健康教育，协助患者和家属做好预防和控制传染病的工作。

（2）配合医师，严格执行医嘱，掌握药物配伍禁忌，密切观察药物毒副作用，预防和控制二重感染的发生，同时做好患者的心理护理。

（3）了解患者周围的继发情况，对继发患者进行立案管理。

第二节　病毒性肝炎患者的社区管理与护理

病毒性肝炎是由多种不同肝炎病毒引起的一组以肝脏炎症和坏死为主要病变的传染病。目前病毒性肝炎主要分甲、乙、丙、丁、戊（A、B、C、D、E）五个类型，分别由甲型肝炎病毒（HAV）、乙型肝炎病毒（HBV）、丙型肝炎病毒（HCV）、丁型肝炎病毒（HDV）及戊型肝炎病毒（HEV）引起。甲型和戊型主要表现为急性肝炎，乙型、丙型、丁型主要表现为慢性肝炎，并可发展为肝硬化和肝细胞癌，对人群危害极大。

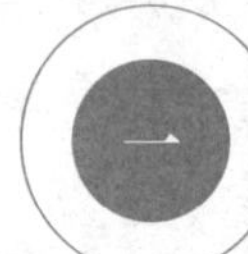

一　病毒性肝炎的健康问题评估

（一）流行病学特点

1．传染源

甲型肝炎和戊型肝炎的主要传染源是急性患者和亚临床患者。乙型、丙型、丁型肝炎的传染源是急、慢性肝炎患者和病毒携带者。肝炎病毒对外界抵抗力较强，尤其是乙肝病毒，对热、低温、干燥、紫外线及一般浓度的消毒剂均耐受，需经高温 100 ℃、20 分钟或高压蒸汽消毒才能灭活，对 0.2% 苯扎溴铵及 0.5% 过氧乙酸敏感。

2．传播途径

（1）甲型、戊型肝炎主要经粪—口途径传播，粪便中排出的病毒通过污染的手、水、苍蝇和食物等经口感染。水源污染和如毛蚶的水生贝类受感染，被人类食用后可致暴发流行。日常生活接触或偶尔输血与注射感染者多为散在发病。

（2）乙型肝炎的传播主要包括 3 种途径，即血液（输血、血浆、血制品或使用被病毒污染的注射器针头、针灸用针、血液透析等均有感染 HBV 的危险）、母婴（分娩时接触母血或羊水和产后母亲和婴儿密切接触引起）和体液（唾液、尿液、胆汁、乳汁、汗液、羊水、月经、精液、阴道分泌物、胸腹水）传播。日常生活和工作接触不会传播乙肝病毒。

（3）丙型肝炎的传播途径与乙型肝炎相同，但以血液传播为主，母婴传播不如乙型肝炎多见。

（4）丁型肝炎的传播途径与乙型肝炎相同。

3．易感人群

人类对各型肝炎普遍易感。甲型肝炎多见于儿童、青少年，感染后机体可产生持久的免疫力；乙型肝炎新生儿普遍易感，在高发地区新感染者及急性发病者主要为儿童，成人患者则多为慢性迁延型及慢性活动型肝炎；丙型肝炎成人多见，常与输血、血制品、药瘾注射、血液透析等有关；丁型肝炎的易感者为乙肝表面抗原（HBsAg）阳性者；戊型肝炎各年龄普遍易感。

（二）主要临床表现

肝炎潜伏期：甲型肝炎 5~45 天，平均 30 天；乙型肝炎 30~180 天，平均 70 天；丙型肝炎 15~150 天，平均 50 天；丁型肝炎 28~140 天，平均天数不确定；戊型肝炎 10~70 天，平均 40 天。不同类型病毒引起的肝炎在临床上具有共同性，其表现如下。

1．急性肝炎

（1）急性黄疸型肝炎病程可分为：①黄疸前期，急性寒战发热、全身乏力、食欲缺乏、恶心、厌油、呕吐、尿色逐渐加深。化验检查可发现尿胆红素及尿胆原阳性，血清丙氨酸氨基转移酶（ALT）明显升高。可持续 3~7 天。②黄疸期，自觉症状好转，热退黄疸出（巩膜及皮肤），尿色加深，肝大有明显触痛及叩击痛，肝功能明显异常。可持续 2~6 周。③恢复期，黄疸消退，肝功能恢复正常。可持续 1~2 个月。

（2）急性无黄疸型肝炎：起病较慢，除无黄疸外，其他症状与急性黄疸型肝炎相同，但一般症状较轻，谷丙转氨酶（ALT）升高，多在 3 个月内恢复。部分乙型及丙型肝炎病程转为慢性。

2．慢性肝炎

病程超过半年，仍有肝炎症状、体征、肝功能异常者，见于乙型、丙型、丁型肝炎。慢性肝炎根据肝功能损害程度可分为轻度、中度、重度。

3．重型肝炎

重型肝炎是指发生肝功能衰竭的病毒性肝炎。

肝功能衰竭的临床表现有：黄疸迅速加深、严重消化道症状（如食欲极度缺乏，频繁呕吐，腹胀或有呃逆）、极度乏力、有明显出血倾向。患者还可能出现肝脏明显缩小、腹水和水肿、肝肾综合征、肝性脑病、继发各种感染等严重病理过程。重型肝炎患者常因上消化道出血、脑水肿、感染及急性肾功能衰竭而在短期内死亡。

4．淤胆型肝炎

起病及临床表现类似急性黄疸型肝炎，但黄疸重且持久，有皮肤瘙痒等梗阻性黄疸的表现，肝脏大，大便发白，碱性磷酸酶及 5- 核苷酸酶等梗阻指标升高。尿中胆红素强阳性而尿胆原阴性。

（三）诊断

根据流行病学资料、临床表现和实验室检查结果，综合分析病原学诊断和临床诊断，必要时可做肝穿刺病理活检给予协助。特异性血清抗原、抗体测定可做出分型确诊：乙型肝炎患者血清乙肝表面抗原（HBsAg）阳性，乙肝核心抗体（抗-HBc-IgM）阳性或乙肝病毒基因

（HBV-DNA）阳性。丙型肝炎患者血清丙肝病毒抗体（抗HCV）或丙肝病毒核糖核酸（HCV-RNA）阳性。丁型肝炎患者血清中丁型肝炎病毒抗体（抗HDV）阳性或丁型肝炎抗原（HDAg）阳性。慢性HBsAg携带者无明显症状和体征，肝功能各项指标正常。

（四）治疗

病毒性肝炎目前还缺乏可靠的特效治疗方法，主要以充分的休息、营养为主，辅以适当药物、对症支持治疗，避免饮酒、过劳和使用损害肝脏的药物。急性肝炎不需要抗病毒治疗，一般多在3~6个月自愈；慢性乙肝可在医生的指导下选择抗病毒治疗。

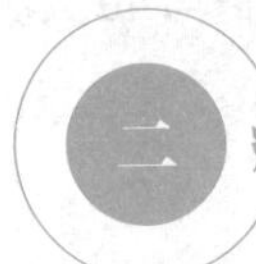

二 病毒性肝炎患者的社区管理与护理工作

（一）三级预防管理

1. 一级预防

加强饮用水的安全管理和饮食卫生，加强粪便管理，切断甲肝的主要传播途径；防止血液、体液传播乙型肝炎；社区医疗机构提倡使用一次性注射用具，对各种医疗器械严格消毒，严格执行《医疗废弃物管理条例》；加强社区服务行业的卫生管理，公共餐具、茶具、面巾、理发用品等应按规定消毒处理。

重视预防接种。对甲型肝炎流行区和将要进入甲型肝炎流行区的高危人群应尽快接种甲肝疫苗。对乙型肝炎，要认真执行新生儿乙肝疫苗计划免疫。孕妇要做好产前检查，对乙肝病毒携带者所生的新生儿，要用乙肝疫苗联合高效价乙肝免疫球蛋白（HBIG）注射以阻断母婴传播。对密切接触者进行免疫预防，甲型肝炎的接触者使用甲型肝炎疫苗进行预防；乙型肝炎的接触者中肯定有明显感染者，要及时接种高效价乙肝免疫球蛋白（HBIG）。对密切接触者需要进行血液抗体筛查，对易感者进行乙肝疫苗接种。

2. 二级预防

加强对乙肝高危人群，以及饮食业、托幼机构从业人员的健康管理，定期体检筛查及时发现患者和病原携带者，进行隔离和治疗。

（1）甲型、戊型肝炎：询问甲型肝炎患者发病前1个月左右，戊型肝炎患者发病前2个月，是否曾接触过肝炎患者，或曾到肝炎暴发点工作、旅游，或生食过被污染的贝类动物，或直接来自流行区。是否有不明显接触史，如到公共的餐饮店进食，因餐具消毒不彻底而被感染。

（2）乙型、丙型、丁型肝炎：询问患者是否在半年内接受过血及血制品治疗或经历过医疗损伤，或与乙型肝炎患者、病毒携带者有密切接触史等。注意丁型肝炎患者也是乙型肝炎患者或病毒携带者。

3. 三级预防

评估患者的健康状况，配合医生对患者进行积极治疗，并做好患者社区管理、护理及健康指导，促进患者康复，减少并发症的发生。

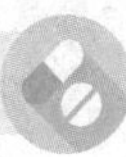

（1）要防止甲型、戊型肝炎病毒传播，必须阻断粪—口传播途径，居家患者在家隔离消毒要按肠道传染病的有关环节进行：①饮食用具分开并单独洗刷消毒，定期煮沸消毒15~30分钟；②饭菜分食或使用公筷、公勺；③患者饭前、便后用流动水洗手，注意保护自来水龙头，正确使用避污纸；④患者的呕吐物、排泄物、鼻咽分泌物应放在有盖的容器中，用漂白粉或20%漂白粉乳液或5-优氯净（或其他含氯消毒剂）混合后静置1~2小时再倾倒，消毒剂的用量为吐、泄物的1倍；⑤被污染的手可用含氯消毒剂消毒；⑥食具、毛巾、餐巾等可用0.3%~0.5%的5-优氯净或1%~5%的含氯消毒剂浸泡15分钟，再用清水冲净药液；⑦患者的衣服、床单要单独消毒后清洗（消毒方法同毛巾），特别是内裤必须做到消毒后清洗；⑧患者住院后或在家痊愈后要做终末消毒，除患者接触过的一切物品需要消毒外，还要用0.3%~0.5%的5-优氯净喷雾喷洒、擦拭室内地面、墙壁。

（2）要防止乙型、丙型、丁型肝炎病毒传播，需阻断血液传播途径，要做到患者的用具（如牙刷、剃须刀、指甲刀等）专用，在乙型、丙型、丁型肝炎病毒复制停止后方可解除隔离。

（3）管理慢性HBsAg携带者时应教育慢性HBsAg携带者做到不能献血；可以照常工作与学习，注意个人卫生、经期卫生和行业卫生，个人用品等应单独使用。

4. 及时进行复访，了解病情进展

督促检查隔离、消毒等防疫措施落实情况；观察接触者的健康情况，进一步进行卫生宣传教育。访视后做好复访记录。对慢性肝炎患者，应每年上交1次疫情报告卡片。社区护士每年应至少访视1~2次。

（二）居家护理

1. 休息与活动

急性肝炎患者早期应卧床休息，症状减轻后也应适当控制活动，最好在饭后能卧床休息1~2小时，使血液集中在胃、肠和肝脏，以利于肝脏血液循环。肝功能基本正常后，可适当增加活动，如散步、做广播操等，以不感觉疲劳为原则。已婚患者要控制性生活，育龄妇女不要怀孕，以利于肝功能恢复。

2. 饮食指导

应以清淡易消化的饮食为主，适当补充维生素，保证热量，禁忌高脂肪、高蛋白、高糖饮食，以免增加肝脏负担。慢性肝炎患者应给予适当的高蛋白、高热量、高维生素、易消化的饮食，防止进食过多而导致肥胖。慢性肝炎患者有糖尿病倾向者，不宜食用太多糖，以免诱发糖尿病。

3. 病情观察与对症护理

因酒精会加重肝细胞坏死，肝炎患者必须禁忌饮酒。呕吐严重或进食少者，可静脉补充葡萄糖，以保证生理需要。遵医嘱按时服药，药物不宜过多，以免增加肝脏负担，勿服损肝药物。

第三节 肺结核患者的社区管理与护理

结核病是由结核分枝杆菌感染引起的慢性传染病，结核菌可能侵入人体全身各器官，但主要侵犯肺，故称为肺结核。结核病又称为痨病，是人类疾病中较古老的传染病之一，在历史上，它曾在全世界广泛流行，也曾经是危害人类的主要杀手，夺去了数亿人的生命。1888 年德国微生物学家科霍发现了结核病的病原菌——结核杆菌，但由于没有有效的治疗药物，结核病仍然在全球广泛流行。自 20 世纪 50 年代以来，人类不断发现有效的抗结核药物，使结核病的流行得到了一定的控制。WHO 发表的《2011 年全球结核病控制报告》中的最新数据显示，在 1990—2010 年的 20 年间，中国的结核病死亡率下降了近 80%，从 1990 年的 21.6 万例降至 2010 年的 5.5 万例。同一时期，中国的结核病患病率也降低了一半，从每 10 万人口 215 例降到每 10 万人口 108 例。但近年来，由于不少国家对结核病的忽视、人口的增长、流动人口的增加，使结核病发病率有所回升。仅 2006 年，全球就有 200 万人死于该病。

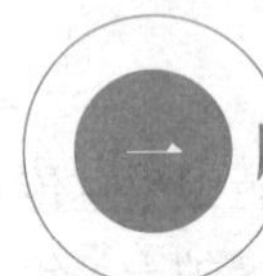

一 肺结核的健康问题评估

（一）流行病学特点

1. 传染源

结核病的传染源是排菌患者，即痰涂片抗酸杆菌阳性的肺结核患者才具有传染性。由于肺与外界相通，在肺结核发展、恶化或形成空洞时，病变中的结核杆菌大量繁殖，通过支气管排出体外，造成结核菌传播，称为"咳嗽传染"。一个涂片阳性排菌者，每年可传染 5~10 人。因此，当前全球防治肺结核的主要问题是发现与治愈涂片阳性（排菌）肺结核患者。治愈排菌患者，有助于控制传染源及改善疫情。而肺外结核病（如骨结核病、脑膜结核等）不具有传染性。

结核杆菌对紫外线敏感，日光直射数小时即可杀灭；用 70% 乙醇 2 分钟、湿热 62~65 ℃ 15 分钟或煮沸即可杀灭结核杆菌；但在干燥的痰内结核杆菌可存活 6~8 个月。

2. 传播途径

呼吸道是肺结核的最主要传播途径。含有大量结核杆菌的痰液，通过咳嗽、打喷嚏、大声说话等方式经鼻腔和口腔喷出体外，在空气中形成气雾（或称为飞沫），较大的飞沫很快落在地面，而较小的飞沫很快蒸发成为含有结核杆菌的"微滴核"，并长时间悬浮在空气中。如果空气不流通，含菌的微滴核被健康人吸入肺泡，就可能引起感染。

3. 易感人群

一般人体初次感染结核杆菌后，大多数由于免疫的保护作用而不发展成为结核病。当初次感染者的免疫力弱时，如婴幼儿、老年人、免疫抑制药使用者等，就容易感染而发病。

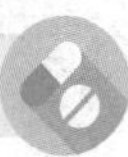

（二）主要临床表现

1. 全身中毒症状

长期午后低热、盗汗、乏力、食欲减退、体重下降、育龄妇女月经不调等。

2. 呼吸道症状

①咳嗽、咳痰（如咳嗽、咳痰超过 3 周应高度怀疑为肺结核）。②咯血（30%~50% 患者有咯血）：多为痰中带血或少量咯血，少数患者可出现大咯血。③胸痛：结核累及壁层胸膜引起相应部位疼痛，随呼吸运动和咳嗽而加重，可放射到上腹部和肩部等。④呼吸困难：见于慢性重型肺结核，如并发胸腔积液则会发生急剧呼吸困难。

（三）诊断

应根据患者流行病学资料、临床表现、痰结核菌检查、胸部 X 线及结核菌素实验，尽早确定诊断及临床分型。痰结核菌检查阳性是诊断肺结核的主要依据，可采用痰涂片检查结核杆菌和痰结核菌培养；胸部 X 线检查可以发现和确定病灶的部位、性质、范围，了解发病情况及用于治疗效果的判断，并且可以早期发现结核病。

（四）治疗

化疗是控制结核病传播的唯一有效方法，也是控制结核病流行的最主要武器。化疗原则是：早期、联合、适量、规律和全程用药。WHO 于 1995 年提出“控制传染源”和“直接观察下的短程督导化疗”（DOTS）战略，分为强化期和巩固期两个阶段：强化期为杀菌阶段，即在治疗开始的 2~3 个月，联合应用 4~5 种抗结核药，在短时间内杀灭大量繁殖活跃的敏感菌，减少耐药菌的产生；巩固期为巩固治疗阶段，即在强化期之后的 4~6 个月，联合应用 2~3 种药物，继续消灭残留的结核杆菌，并减少和避免复发机会。服药方法是全程隔日服药。我国广泛应用的抗结核药物有异烟肼、利福平、吡嗪酰胺、乙胺丁醇和链霉素。

肺结核的复发原因：①不按时服药；②擅自停药；③病情严重就诊晚；④免疫力下降等。复发后再治疗，仍需全程监督化疗。

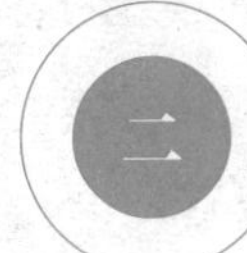

二 肺结核患者的社区管理与护理工作

（一）三级预防管理

1. 一级预防

一级预防的主要措施是健康教育和健康促进活动。

（1）健康教育：帮助社区居民养成良好的卫生习惯，如保持室内空气流通、不要随地吐痰等。

（2）健康促进活动：①建立社区活动组织，如老年活动中心、晨练晚练活动站等，增加社区人群的抵抗力和非特异性免疫；②严格按照国家计划免疫规定，对社区适宜人群接种卡介苗，提高人群的特异性免疫，这是预防结核病最重要的措施，可以减少结核病的发病率。其接种对象是未受感染的新生儿、儿童及青少年。已受结核杆菌感染者（结核菌素试验阳性）没有必要接种。复种对象为城市中 7 岁、农村中 7 岁和 12 岁的儿童。

2．二级预防

免疫力低下者（如 HIV 感染者、糖尿病患者）、与结核患者密切接触者是结核易感染的高危人群，应定期到医院检查并做好预防。早期发现结核病患者并登记管理，及时给予合理抗结核药物化疗，是预防结核病疫情传播的关键。

（1）结核病患者的所有家庭成员必须接种卡介苗。儿童及少年是检测重点，15 岁以下儿童做结核菌素试验，强阳性者服用抗结核药物预防；15 岁以上少年及成人做 X 线透视或拍胸片检查，以早期发现疾病。结核病患者长期不愈或持续痰结核菌检查阳性者，家庭成员应每半年至一年做胸部透视 1 次，以利于早期发现。

（2）学校中若发现结核病患者，至少对患者所在的班级学生做结核菌素试验，对强阳性者也要服药预防。

3．三级预防

观察患者的健康状况，遵医嘱对患者进行正规治疗用药，并做好护理管理，争取患者痊愈，减少复发率和死亡率，同时加强复访工作。

（二）居家护理

1．休息与活动

疾病进展期，患者应卧床休息；无并发症者，要坚持锻炼，但要限制活动量，如每天散步 2 次，每次 0.5 小时；适当户外运动可获得阳光和新鲜空气，利于疾病痊愈；发现心慌气短、呼吸困难等异常情况时应停止锻炼及时就医。

2．饮食指导

患者在开始服药的 3~5 周易出现恶心、厌食、腹痛等症状，要劝说其坚持吃饭，可少食多餐，必要时可服用助消化药；禁忌辛辣食物，应给予高热量、高蛋白、高维生素饮食，多食蔬菜、水果，防止便秘。

3．病情观察指导与对症护理

（1）教会患者及家属测量体温、脉搏、呼吸、血压的方法。要求患者白天每 4 小时测量 1 次体温；观察体温变化情况，达到或超过 38.5 ℃可采用物理降温。

（2）注意咳嗽咳痰情况及有无咯血出现。若有异常情况及时与医师联系。咯血、痰中带血的患者，要指导患者有效咳嗽，保持呼吸道通畅；出现大咯血时，立即将患者置于头低脚高 45°俯卧位，轻拍背部，迅速排出气道和口腔血块，随后立即送往医院。若患者突然出现胸闷、胸痛、呼吸困难，重者可出现面色苍白、脉搏细速、血压下降等症状，应立即送往医院抢救。

4．用药指导

遵医嘱定时、定量、规律、全程进行抗结核药物治疗；不管有无症状或体征，必须坚持服

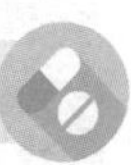

药，一旦忘服一定要在 24 小时内补服，直至全程治疗结束；不要盲目加大药量，因为抗结核药物对肝、肾均有毒性作用；服药期间遵医嘱定期复查肝肾功能；了解药物不良反应，如链霉素所致的耳鸣，利福平所致的尿黄及恶心、呕吐消化道症状等，若有不适，需及时与医护人员联系。

5. 隔离消毒指导

（1）以呼吸道隔离为主，其次是消化道隔离。患者咳嗽、打喷嚏时要用纸巾捂住口鼻，以免细菌扩散；接触痰菌阳性的患者要戴口罩，室内保持良好的通风；食具、衣服、卧具等要分开使用、消毒；与家人分室或分床就寝；患者的被褥、书籍可在烈日下暴晒消毒。

（2）消毒：患者吐的痰要用纸巾包裹，并将其放在塑料袋内一并焚烧，直接焚烧是最简单的灭菌方法；也可用有盖的能煮沸的容器，内装消毒液浸泡 2 小时以上再倒掉。盛痰的容器要每天煮沸消毒，每次煮沸 10~20 分钟。患者所用的餐具在就餐后煮沸消毒 5 分钟再冲洗。剩余的饭菜，煮沸 5 分钟后再弃去，也可表面喷洒消毒剂，不宜采取上述方法的可用日光暴晒（如卧具），每次 2 小时以上。经常通风换气，每日不少于 3 次，每次 15~30 分钟；但注意不要使患者感冒。患者离开后，进行彻底终末消毒。

6. 心理护理

告知患者肺结核是可以治愈的，帮助患者树立信心；让患者知晓结核化疗原则，了解不规律服药是治疗失败的主要原因，从而积极配合治疗；家属要关心照顾患者，消除其孤独感，并做好消毒隔离工作。

第四节 艾滋病患者的社区管理与护理

艾滋病（AIDS）全称为获得性免疫缺陷综合征，是由人类免疫缺陷病毒（HIV）侵犯机体免疫系统，大量杀伤免疫细胞，使机体细胞免疫功能受损，从而发生以机会性感染和恶性肿瘤为特征的致命性慢性传染病。

该病目前尚无有效的治愈方法，但是可以预防的。自 1981 年美国发现首例艾滋病之后，艾滋病病毒在全球范围内以惊人的速度传播。2006 年全球 HIV 携带者人数为 3 950 万，死亡人数为 290 万。自 1985 年我国发现首例艾滋病病毒感染者以来，艾滋病流行经过了传入期、扩散期后，已进入快速增长期，艾滋病患者和艾滋病病毒感染者遍及全国 34 个省、直辖市和自治区及特别行政区。

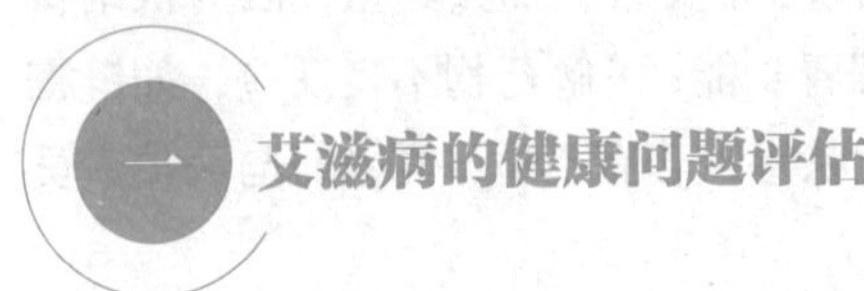

一 艾滋病的健康问题评估

（一）流行病学特点

1. 传染源

传染源为艾滋病患者及 HIV 携带者。传染性最强的是临床无症状而血清 HIV 抗体阳性的感染者，其 HIV 分离率最高。无症状的感染者是艾滋病流行难以控制的重要原因。而病毒阳性抗体阴性的 HIV 感染者，是更危险的传播者。

HIV 在外界环境中的生存能力较弱，对物理因素和化学因素的抵抗力较低，离开人体后，在常温下只可生存数小时至数天，常用消毒液均能灭活 HIV。75% 的乙醇也可灭活 HIV。高温 100 ℃、20 分钟可将 HIV 完全灭活。但其对 0.1% 福尔马林、紫外线和 Y 射线不敏感。

2. 传播途径

艾滋病的传播途径

HIV 携带者的血液、精液、阴道分泌物、唾液、泪液、骨髓液、尿液、母乳等体液及脑、皮肤、淋巴结、骨髓等组织内均存在着 HIV。HIV 可通过性接触、血液—体液和母婴 3 种途径进行传播。目前，在我国共用注射器静脉吸毒是艾滋病传播的主要途径，经性接触传播艾滋病的比例也在逐年上升。

（1）性接触传播：在世界范围内，性接触是艾滋病最主要的传播途径。艾滋病可通过性接触方式在男女之间、男性之间传播。性伴侣越多，感染的危险越大。

（2）血液—体液传播：共用注射器静脉吸毒是经血液传播艾滋病的危险行为。输入被艾滋病病毒污染的血液或血液制品，手术、注射、针灸、拔牙、美容等使用未经严格消毒的进入人体的器械，都能传播艾滋病。

（3）母婴传播：感染艾滋病病毒的妇女通过妊娠将病毒传播给胎儿。

与艾滋病患者及病毒感染者在日常生活和工作接触中不会感染艾滋病，一般接触如握手、拥抱、礼节性接吻、共同进餐、共用工具，不会感染艾滋病。咳嗽、打喷嚏、蚊虫叮咬也不会传播艾滋病。艾滋病更不会经马桶圈、餐饮具、卧具、游泳池、公共浴池等公共设施传播。

3. 易感人群

人群普遍易感，但 HIV 感染者所生的子女、血友病和多次输血者感染的机会更大。

（二）主要临床表现

艾滋病主要经历以下几个阶段。

1. 急性

HIV 感染期部分患者在感染 HIV 1~2 周出现食欲减退、腹泻、皮疹等临床表现，约 1 个月后症状消失。HIV 进入人体后，需要经过 2~12 周，血液才会产生 HIV 抗体，在此期间抗体检测呈阴性。此时 HIV 数量达到峰值，传染性极强。

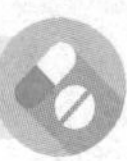

2．无症状

一部分HIV感染者可能无任何临床表现，而另一部分感染者可能出现持续淋巴结肿大。此阶段短至数月，长至20年，平均8~10年。这一阶段的病原携带者是重要的传染源。

3．艾滋病期

艾滋病期常出现如下症状：一般症状（持续发热、疲乏、盗汗、体重下降）；呼吸道症状（长期咳嗽、胸痛、呼吸困难，严重者痰中带血）；消化道症状（食欲下降、厌食、恶心、呕吐、腹泻、便血）；神经系统症状（头晕、头痛、反应迟钝、智力减退、精神异常、抽搐、偏瘫、痴呆）；皮肤和黏膜损害（弥漫性丘疹、带状疱疹、口腔及咽部黏膜炎症及溃烂）；还可出现多种恶性肿瘤，如卡氏肉瘤及淋巴瘤。

（三）诊断

根据患者的流行病学资料，如有不洁性生活史、长期输血史，以及患者的症状体征，特别是 HIV 抗体阳性，CD4/CD8 的值下降甚至倒置可诊断为艾滋病。

（四）治疗

对于艾滋病目前尚无特效治疗药物。早期抗病毒治疗是关键，可有效控制疾病的发展，延长生命，提高生命质量等，抗病毒治疗应严格遵医嘱进行，较好的方法是联合使用2~3种抗HIV药物。

知识拓展

2010年，第18届国际艾滋病大会提出了治疗新计划“2.0治疗方案”，包括五方面内容：研发出更简便且更便宜的治疗工具；“治疗即预防”，防止艾滋病病毒从母亲传递至孩子，以及夫妻间相互传染；把非药物开销纳入提供的治疗；把更多的注意力放在鼓励人们尽早治疗疾病上，以获得更有效的治疗；更多的社区动员，以鼓励感染者寻求医疗救助。

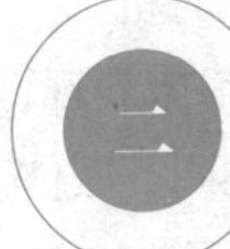

二 艾滋病患者的社区管理与护理工作

（一）三级预防管理

我国预防控制艾滋病的基本原则是预防为主、防治结合、综合治理。公民应积极参加预防控制艾滋病的宣传教育工作，学习和掌握预防艾滋病的基本知识，避免危险行为。

1．一级预防

艾滋病是一个不能治愈、死亡率高，却可以预防的疾病。因此，病因预防就显得尤为重要。社区护士应利用健康教育、社区组织活动等方式，管理社区环境，指导居民正确掌握艾滋病的预防知识。

（1）预防性接触感染：加强性道德教育，树立社区居民健康的恋爱观、婚姻观、家庭观，洁身自爱，是预防艾滋病最根本措施。另外，正确使用避孕套是减少 HIV 感染较好的方法。

（2）控制血源和注射途径传播：社区医疗卫生机构，必须严格遵守有关消毒的规章制度。使用一次性注射用品，接触患者血液、体液时，遵循“标准预防”的原则，必须戴手套并严格消毒；加强血制品管理，避免不必要的注射、输血；拒绝毒品，珍爱生命；加强社区服务机构餐馆、美容店、理发店等的卫生管理，洗漱用品专用，共用物品需严格消毒。

（3）避免母婴传播：怀疑自己可能感染 HIV 的女性，孕前应到医院检查并咨询，已经感染 HIV 的育龄妇女应避免妊娠。

2. 二级预防

加强对高危人群的监测，密切接触艾滋病患者的人和医护人员，应加强自身防护，并定期体检及时发现患者和无症状感染者，尽早隔离治疗。

3. 三级预防

进入艾滋病发病期的患者，免疫功能缺陷，治疗效果不佳，预后极差。社区护士应协助医生对患者加强对症支持护理，减轻患者痛苦，延长生命，做好临终关怀。

（二）居家护理

1. 休息与活动

卧床休息，以减轻症状。HIV 感染者应尽量避免到公共场所，注意个人卫生，不要接触结核病、水痘、带状疱疹等感染性疾病的患者；由于紫外线可激活 HIV，HIV 感染者应减少紫外线的照射；保证足够的睡眠和合理的休息。

2. 饮食指导

注意食物的色、香、味，根据患者的饮食习惯，给予高热量、高蛋白、高维生素、易消化食物，少量多餐，增加营养，合理平衡的膳食。各种食物要洗净，肉类要新鲜煮熟。

3. 病情观察与对症护理

（1）教会 HIV 感染者掌握一些自我观察常识，发现问题及时就诊，以免延误治疗时机。

①密切注意自己身体的变化，哪怕是一些细微的和无痛性的改变。②应高度警惕临床表现，如发热、咳嗽、咳痰、食欲下降、体重减轻、腹泻、头痛、头晕、排便及排尿功能失调、肢体感觉及运动异常、皮疹、皮肤及口腔溃疡、口腔黏膜白斑、外阴及跟部的感染等。指导 HIV 感染者进行常规免疫监测，可帮助 HIV 感染者正确选择治疗时机，延长生命。

（2）加强各种基础护理，避免各种机会性感染的发生。

4. 家庭隔离和消毒指导

在血液、体液隔离的基础上，对患者进行保护性隔离。

①当接触被感染者血液、体液污染的物品和排泄物时，要戴橡胶手套或采用其他方法避免直接接触。②感染者的生活和卫生用具要单独使用。③处理污物和利器时要防止皮肤损伤。④女性患者月经期间使用过的卫生巾等弃物要放入塑料袋中尽快焚烧，其他被血液或体液污染的物品要用 0.2% 次氯酸钠溶液消毒，如床单、被罩等要单独浸泡后再清洗。⑤家庭成员亦应掌握自身防护的知识及方法，直接参与护理患者的人应注意保护自己手部及皮肤完整，皮肤有

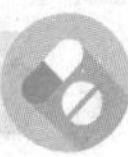

破损时不能接触患者，孕妇及儿童尽量避免接触艾滋病患者。

5. 心理护理

多与患者沟通，关心体谅患者，注意保护患者隐私。

6. 用药指导

遵医嘱用药，并注意药物的疗效和不良反应。

第五节　传染性非典型肺炎与人感染高致病性禽流感患者的社区管理与护理

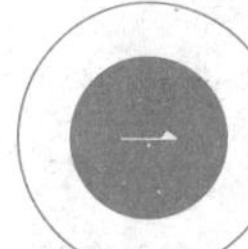

一　传染性非典型肺炎与人感染高致病性禽流感的健康问题评估

（一）流行病学特点

传染性非典型肺炎（以下简称“非典”）又称严重急性呼吸综合征（SARS），是由SARS冠状病毒引起的一种急性呼吸道传染病。目前已知的主要传染源是 SARS 患者；传播途径有呼吸道的近距离飞沫、气溶胶传播，密切接触、血液和粪—口传播等途径。

人感染高致病性禽流感（以下简称“禽流感”）是指禽类动物中流行的高致病性禽流感病毒（H5 N1）感染人体引起的急性呼吸道传染病，是一种人畜共患病，多发生于冬春季。患禽流感或携带禽流感病毒的鸡、鸭、鹅等家禽是主要传染源，目前尚无人与人之间传播的确切证据。主要经呼吸道传播，也可通过密切接触感染的禽类及其分泌物、排泄物，受病毒污染的物品和水，以及实验室直接接触病毒毒株被感染。

（二）临床表现

非典临床表现为高热、咳嗽等呼吸道感染症状，重者可出现呼吸困难甚至急性呼吸窘迫综合征。

禽流感主要表现为发热，体温大多在 39 ℃以上，持续 1~7 天，一般为 3~4 天，可伴有流涕、鼻塞、咳嗽、咽痛、头痛和全身不适，部分患者可有恶心、腹痛、腹泻和稀水样便等消化道症状。除上述表现外，禽流感重症的患者还可能出现肺炎、呼吸窘迫等表现，甚至死亡。

（三）诊断

有流行病学接触史，结合临床症状及辅助检查，综合分析确定诊断。

（四）治疗原则

非典与禽流感均为《中华人民共和国传染病防治法》规定按照甲类传染病管理的乙类传染病。治疗原则以隔离、对症治疗、抗病毒治疗、中医中药治疗等综合治疗为主。

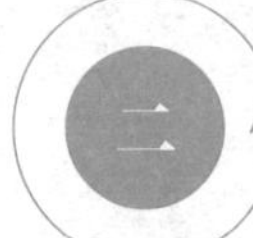

二 传染性非典型肺炎与人感染高致病性禽流感患者的三级预防

（一）一级预防

在社区积极开展冬春季呼吸道传染病预防的健康教育和健康促进活动；室内经常通风，饮食均衡；随气候变化及时增减衣服，增强人群体质。保护易感染人群，外出时戴口罩，尽量避免去人多拥挤的公共场所。

（二）二级预防

宣传非典、禽流感的特征及预防方法，做到早发现、早报告、早隔离。当出现非典患者或禽流感暴发时，立即联系专科医院或定点医院，并采取措施尽快将患者送到指定医院隔离治疗。同时，采取措施彻底消灭传染源和切断传播途径，对非典、禽流感感染的疑似患者或确诊患者的密切接触者及与病禽的密切接触者，进行医学观察和流行病学调查。若在农村、中小城市暴发，则划定一定区域采取强制封锁措施，限制疫情暴发地人员、物资、车辆等流动。发生禽流感时对疫点周围半径 3 000 米范围内的家禽进行捕杀和无害化处理。

（三）三级预防

非典、禽流感资料以对症治疗和针对并发症的综合治疗为主。注意密切观察病情，尽早吸氧，多卧床休息，并综合应用糖皮质激素、抗菌（抗病毒）药物、免疫增强剂及中医中药等治疗措施，尽量缓解病情，减轻并发症，促进恢复。

实践——肺结核患者的社区管理与护理

【目的】

能将社区护理程序运用于社区肺结核患者的管理与护理中，对社区肺结核患者进行健康问题评估，拟定并实施肺结核患者的管理与护理措施。

【内容】

1．根据肺结核患者的实际情况，确定访视的目的、步骤。

2．列出需要准备的访视物品和相关注意事项。

3．针对肺结核患者可能存在的健康问题，制订和实施相应措施，最后进行评价。

【过程与方法】

1．收集资料。进入社区收集资料，学生可以利用问卷调查、召开座谈会、入户调查等方法，收集肺结核患者的相关资料。

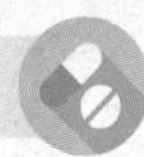

2．确定访视对象、内容和方法。根据收集到的资料来确定访视的对象、内容和方法。

3．学生分组实践。学生6~8人一组，每组选一个组长，确定所访视的患者需要解决的问题并实施管理与护理措施。

4．实践记录。详细记录评估内容、社区管理与护理措施。

5．撰写实践报告。找出存在的问题和关键点，写出实践报告。

6．教师评价。教师总结此次实践的总体情况。

【注意事项】

1．遵守社区卫生医院和社区的各项规定，遵守纪律。

2．保护患者隐私，爱护患者，爱护患者财产。

3．注意安全。

思考与练习

一、名词解释

1．传染源

2．艾滋病

3．肺结核

二、填空题

1．《中华人民共和国传染病防治法》规定的法定传染病共37种，分为甲、乙、丙3类。甲类传染病有__________、__________。

2．艾滋病的临床表现主要经历__________、__________和艾滋病期3个阶段。

三、简答题

1．传染病流行的基本环节有哪些？

2．怎样实施肺结核的社区管理与护理？

3．简述艾滋病的社区预防管理。

第十一章

常见精神障碍患者的社区管理与护理

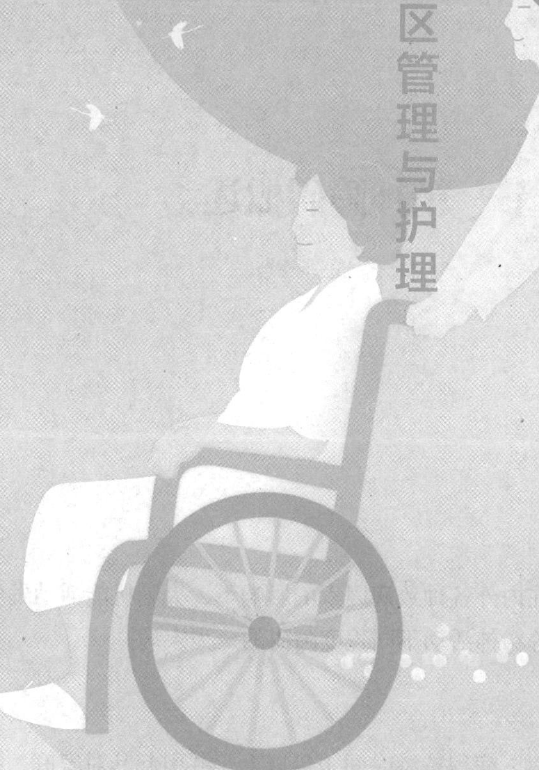

学习目标

知识目标：了解精神障碍患者社区管理与护理的特点；熟悉精神障碍患者社区管理与护理的相关概念；掌握精神分裂症、情感性精神障碍和老年期痴呆患者的社区管理方法和护理内容。

技能目标：能管理和护理社区常见精神障碍患者。

案例导入

2004 年，某幼儿园的一位临时工用菜刀砍伤了该幼儿园的教师和儿童，1 名儿童因抢救无效死亡，多名儿童和 3 名教师住院接受治疗。事发后，犯罪嫌疑人被刑事拘留，调查发现其有精神分裂症病史。

问题：该案例反映了我国精神障碍患者社区管理与护理的哪些问题？

随着社会的发展，心理健康已成为备受关注的社会问题。目前精神障碍患者正呈现逐年增多的趋势，患者经过医院的治疗后转为家庭护理；社区机构的日益完善，使社区逐渐成为精神障碍患者的主要康复场所。因此，精神障碍患者的社区管理和护理是社区护士的一项重要工作任务。

第一节　精神障碍概述

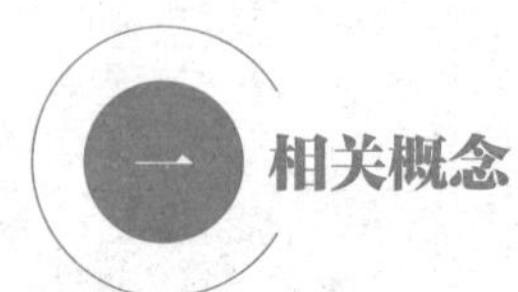

一　相关概念

（一）精神障碍

精神障碍又称精神疾病，是指在内外各种致病因素的影响下，大脑机能活动发生紊乱，出现认知、情感、行为、意志与智力等精神活动不同程度障碍的一类疾病。

（二）精神残疾

精神残疾是指患有各类精神障碍，病程持续时间 1 年以上，并引起其对家庭、社会等应尽职责出现了不同程度的障碍。

（三）精神康复

精神康复又称心理康复，是指对精神障碍患者采用各种措施改善其精神功能，主要是心理与社会功能的训练。

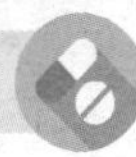

（四）社区精神障碍护理

社区精神障碍护理是以社区为中心，以社区居民为服务对象，根据社区群体的特点，结合公共卫生学、护理学理论、精神医学、心理学、社会学等多学科知识，对精神障碍进行预防、治疗、康复和社会适应的社区管理与护理。

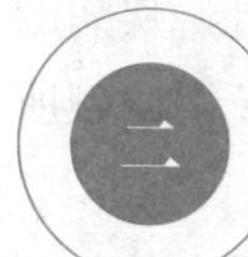

二　精神障碍患者社区管理与护理的特点

随着工业化、城市化的发展，家庭结构、人口结构的改变，各种心理卫生问题的增多，要求精神障碍患者社区管理和护理以居民健康为主进行综合性服务，不再局限于患病个体的早期诊断治疗和后期的康复，而是从防治扩大到预防和减少心理卫生和行为的发生。精神障碍患者社区管理与护理有其鲜明的特点，概括为以下几个方面。

（1）在社区卫生行政部门的管理下进行。业务上得到上级精神专业机构的定期指导，建立起市级、区县级和基层三级管理制度。通过社区管理机构的评估，实施后被社区接受，得到社区的支持。

（2）多学科相结合的综合性服务。精神障碍患者社区护理是精神障碍患者护理的一个分支，服务队伍是由精神科医师、护士、社工、心理学家、心理治疗师等组成的特殊团体。社区服务分工合作，发挥各人的专长，为全体社区居民提供全方位的服务。

（3）提供系统化及持续性的服务。社区护士通过定期随访掌握患者的情况，其服务内容包括门诊、住院、会诊、咨询、入院前评定、出院后随访，使患者能尽快恢复或部分恢复社会功能，重返社会。

（4）与其他基层保健机构、社会机构广泛联系。社区护士应充分动员和协调各种有用的力量，利用现有的资源和条件，在专业人员的指导下，发展理想的精神障碍患者社区管理与护理。

（5）不仅对就诊者和患者提供服务，更强调公众、家庭及患者本身的积极参与。在社区护士的指导下，患者得到亲人的照顾，享受到家庭的温暖，通过咨询和更广泛的人员接触，分享自己的经验和知识。

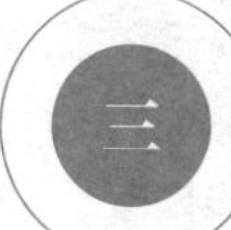

三　精神障碍患者社区管理与护理的目的及内容

（一）精神障碍患者社区管理与护理的目的

精神障碍患者社区管理与护理的目的是以社区为单位，通过严密的组织管理，有效地实施精神卫生保健工作，协助社区群体解决生活等问题，增进心理健康和精神疾病的防治与康复，提高社区人群的生活质量；管理社会上分散的精神障碍者，延缓精神疾病的复发时间，促进与维护社区秩序。

（二）精神障碍的三级预防

1. 一级预防

一级预防是病因预防，通过消除病因或减少致病因素，防止或减少精神障碍的发生，但许多精神障碍的病因至今未明，因此实施一级预防的难度较大。

（1）对某些病因较明晰的器质性精神障碍或精神发育迟滞，采取针对性措施，杜绝疾病的发生。如因病毒、细菌感染引起的精神障碍，应从各种途径防止或减少感染的机会；因缺碘所致精神发育迟滞，则从饮食结构、食用碘盐等方面着手。

（2）对可能与遗传有关的精神障碍，一方面禁止近亲结婚和生育；另一方面积极宣传，开展遗传咨询，进行保健检查等，严防精神障碍的发生。

（3）对发病与病前个性特征密切相关的精神障碍，从儿童时期的培养教育着手，重视家庭教育，开设妇幼儿心理卫生课程，注意培养儿童健康、健全的人格。

（4）加强精神卫生知识的普及。社会竞争的加剧、生活节奏的加快、人际关系的复杂化，不可避免地造成各种应激性事件增加。充分加强精神卫生知识的普及与宣教，及时提供正确的心理咨询服务，是使各界人士重视心理卫生和精神健康，有效地防止外界因素的侵扰，减少与各种应激相关的心理障碍发生的有效途径。

2. 二级预防

二级预防注重对精神障碍的早期发现、早期诊断、早期治疗，并争取在疾病缓解后有良好预后，防止复发，是精神障碍防治工作中极为重要的环节。

（1）积极、深入并有计划地向广大群众宣传精神障碍的有关知识，让人们能初步认识精神疾病，提高早期识别能力，尽量把疾病控制在萌芽或初发状态。

（2）对已发现的精神障碍患者，应予以充分、有效的治疗，争取使疾病达到完全缓解，同时积极随访并巩固治疗，减少复发。

（3）对病情已好转的患者，进行多种形式的心理治疗和康复训练，让患者正确认识疾患，进一步正确认识自己，恰当应对现实生活中的各种心理、社会因素。

（4）做好出院患者的定期随访工作，让患者接受及时而有针对性的医疗指导与医疗服务。

（5）关心并满足精神障碍患者的合理要求，重视心理、社会环境因素对疾病预后的影响。做好患者出院后的各种合理安排，避免不必要的生活事件应激，尊重患者的人格。

3. 三级预防

三级预防的要点是做好精神残疾者的康复训练，最大限度地促进患者的社会功能恢复，减少精神疾病的复发。

（1）积极谋求各级政府部门重视、支持精神疾患的防治工作，逐步形成政府部门主持、相关系统协作的精神障碍防治、康复体系，如工作人员、康复机构、康复措施的安排等。

（2）强调住院康复。住院治疗是精神障碍康复的第一步，在住院期间积极开展对患者生活自理能力、人际交往能力、职业操作能力的训练，促使患者能顺利地从医院过渡到社区。

（3）动员家庭成员支持、参与精神障碍患者的康复活动。家属积极投入、认真照顾、恰当的情感表达并以正确的态度对待患者，可显著减少家庭和社会环境对患者的不良影响，促进其

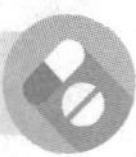

康复。

（4）妥善解决精神障碍、精神残疾人士恢复工作或重新就业问题，对支持其心理处境与投身于社会大环境接受锻炼具有相当重要的作用。此项工作的实施需要法律、法规、政策的保障和社会各界的理解与支持。

（三）精神障碍患者社区管理与护理的内容

1. 家庭管理与护理

精神障碍患者的家庭管理与护理是社区管理与护理的重要组成部分。通过家庭支持，让患者密切接触社会，有利于改善患者的身心状态。所以，最重要的还是对精神障碍者及其家属的健康指导。

（1）家庭管理与护理的意义：可为患者提供良好的休养环境，患者在家中可以得到亲人的照顾，享受到家庭的温暖，还可以广泛地接触社会和现实生活。

（2）家庭管理与护理的方法：社区护士的定期随访是精神障碍者家庭管理最主要的方法，包括掌握患者的病情变化，观察患者的言语、行为、情绪有无异常，生活是否规律，有无睡眠障碍等，监督是否坚持治疗便于及时发现复发或加重的征兆。家属对患者的病情特点要做到心中有数，密切保持与社区护士的联系，给予相应处置或转诊并进行紧急处理。尤其对有轻生企图和出走念头的患者，要有专人看护。患者不能蒙头睡觉，如厕超过 5 分钟要及时查看。妥善保管药品和危险物品，严防意外。坚持院外治疗，并定期随访，巩固疗效，预防疾病的复发，了解药物作用、副作用，监测用药后的不良反应。对患者有威胁的物品不能带入患者的房间和活动场所，如家庭常用的水果刀、剪刀、绳带等，以防患者自杀或伤害他人。

2. 社区管理与护理

精神障碍患者的社区管理与护理是一项社会系统工程，必须在政府支持、社会各部门配合及社会成员的共同参与下，建立网络，普及健康教育，才能取得满意的效果。社区护士应该掌握社区的基本情况，做好社区人群健康档案工作，从社区卫生服务资源和社区人群的实际情况出发，将护理范围逐渐扩大，由患者扩展到高危人群。以健康教育为主导，促进社区人群健康。

（1）开展心理咨询工作：宣传心理健康及保持情绪稳定的重要意义，把预防、保健、诊疗、护理、康复和健康教育融为一体；加强心理卫生教育，培养个体应对及适应能力；加强精神卫生指导，开展各年龄阶段的心理保健和心理监测，提高自我心理健康保健水平，提高个体及家庭成员的适应能力，保护高危人群。

（2）心理护理：精神障碍者心理护理的目的是化解患者的心理冲突，指导患者认识自己，认识他人，培养患者的自理能力。通过沟通交流等方式消除患者对疾病的恐惧、不安及焦虑，使其正确对待社会偏见。

（3）开展家属的培训指导：指导家属正确对待精神障碍患者，做好患者心理护理，及时、正确地观察患者病情变化，妥善保管药品和危险物品，严防意外。

（4）开展生活和职业技能训练：主要从日常生活活动技能、生活行为技能和职业技能等方面训练。着重培训患者进行有关个人卫生、饮食、衣着、排便等方面的活动，坚持每日数次示教督导；鼓励患者与他人交往，积极参加社区活动，培养患者的社会活动能力，加强其社会适应能力；帮助其恢复患病前的职业技能或学习新技能，以适应职业和社会的需要。

知识拓展

“去机构化”管理：“去机构化”管理是指逐步关闭大规模封闭管理式的精神病医院，将患者接回家中，在正常环境中疗养，帮助他们早日回归社会。澳大利亚是最早实施这种管理的国家。

第二节　精神分裂症患者的社区管理与护理

精神分裂症是指一组病因未明的精神病，多起病于青壮年，常起病缓慢，具有思维、情感、行为等多方面障碍和精神活动不协调，是精神病里最严重的一种。

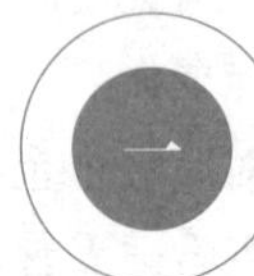

一　精神分裂症的健康问题评估

（一）评估相关资料

（1）现病史：现病史包括木僵的发生时间、过程、起病急缓，生命体征的测量，瞳孔、肢体运动和神经系统检查及相关实验室检查；幻觉妄想的评估内容、程度、频率、持续时间等及其导致的恶劣情绪、行为障碍和对社会功能的影响；自知障碍力的程度。

（2）诱发因素：精神分裂症的诱发因素，如木僵可见于紧张性木僵、抑郁性木僵、器质性木僵和心因性木僵；心理社会因素，如最近一年生活事件的影响与应对策略。

（二）评估相关因素

（1）精神疾病的严重性：如出现木僵轻生自伤、冲动、出走、不合作等表现。

（2）心理、社会和应对功能障碍：除了评估病理生理因素外，还需要评估各种干扰因素、年龄因素、情绪因素、家庭与社会支持情况等。

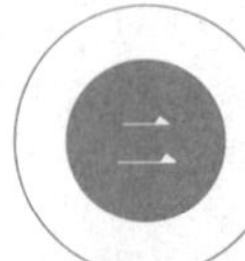

二　精神分裂症患者社区管理与护理的要点

精神分裂症患者的社区管理与护理在不同的阶段选择不同的方法，是由精神科医生、护士、社会工作者、心理学家和职业咨询者等共同参与完成的，其要点如下。

（1）普及精神疾病的相关医学知识，让患者及家属了解精神分裂症的一般常识，使患者对疾病有正确的认识，消除自卑感和恐惧感，增强治愈的信心，从而积极配合治疗，主动参加康

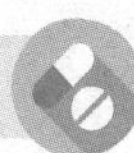

复训练。

①角色扮演：角色扮演的作用一方面在于评价患者以往的社会技能；另一方面在于训练目标行为。

②社会交往能力训练：让患者扮演不同的社会角色，由易到难，鼓励患者投入到角色中，最后潜移默化到现实中。

③解决问题的技能训练：治疗师不断地对患者所扮演的角色进行纠正和引导，在解决问题的同时给患者设置某些障碍，鼓励其主动采取有效的方法克服。

④日常行为训练：训练的内容有洗盥行为、饮食行为、衣着行为和如厕行为等。

⑤职业康复：要根据每个患者的具体情况对安排的就业和恢复工作做个别化的调整。

⑥家庭心理教育：传授有关的疾病知识，帮助家庭成员认识并解决目前存在的问题，减低家庭的情感表达水平，减轻家属的内疚感，减轻其心理负担。

⑦支持性心理治疗：帮助患者树立信心，改善其心理处境，以达到激励患者和矫正其不良行为的目的。

（2）减少患者在环境中的应激原，早期识别疾病复发的先兆，如情绪不稳、睡眠障碍、生活不能自理等现象。

（3）定期到医院复诊，指导有关药物的使用方法，强调坚持治疗、系统治疗与充分药物治疗的重要性。

第三节　情感性精神障碍患者的社区管理与护理

情感性精神障碍是以显著而持久的情感或心境改变为主要特征的一组疾病，表现为明显而持久的心境高涨或低落，并伴有相应的思维和行为改变。临床常见的有躁狂症和抑郁症两种基本类型。

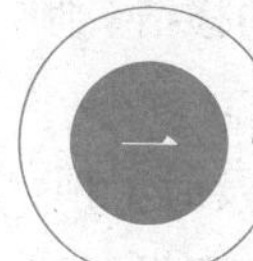

一　情感性精神障碍的健康问题评估

（一）躁狂症的健康问题评估

躁狂症发作的表现多种多样，主要有 3 个最典型的临床特征，即情感高涨、思维奔逸和精神运动性兴奋，所以又叫作“三高症状”。

1．评估相关资料

（1）主观资料：个人成长发育史、既往史、生活方式、嗜好、家族史、过敏史等。

（2）客观资料：一般状况与外表、思维、情感、行为表现，患者应对挫折与压力的心理行为方式等。

2. 评估相关因素

（1）病情和症状的严重性：如兴奋、情感高涨、易激惹、鲁莽行为等。

（2）各种基本需要的干扰因素：暴食、不能集中精力进食或自理行为缺陷。

（3）情境因素：预感环境改变、威胁性情境或预感丧失重要成员。

（二）抑郁症的健康问题评估

抑郁症的发作起病缓慢，其典型症状主要有3个，分别是心境抑郁、思维迟缓和精神运动性抑制，其中典型的精神运动性抑制，往往会先出现失眠、乏力、食欲不振、工作效率低和内感性不适等症状。

1. 评估相关资料

（1）主观资料：抑郁程度不同，其症状也不同，主观资料包括个人成长发育史、既往史，支持系统来源、性质和数量。

（2）客观资料：一般状况与外表、思维、情感、行为表现等。

2. 评估相关因素

（1）病情和症状的严重性：如抑郁自卑厌世导致自伤轻生、抑郁，思维迟钝导致个人应对无力等。

（2）各种基本需要的干扰因素：悲观、焦虑、负向思维导致饮食和睡眠障碍等。

（3）情境因素：预感环境改变、威胁性情境或预感丧失重要成员，对身体的威胁等。

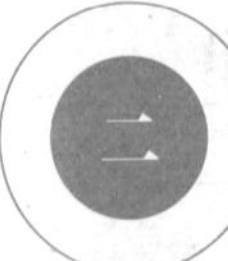

二 情感性精神障碍患者社区管理与护理的工作内容

情感性精神障碍患者的社区管理与护理需要社会与家庭及广大医务人员的共同努力，随着社区卫生服务的逐步完善，通过严密的组织管理和护理，采用以家庭护理为主的管理方法。其工作内容体现在以下几个方面。

（1）与患者耐心沟通。态度要温和、有耐心和信心，讲话要注意语气，采用运动移情、倾听、证实、自我暴露等技巧更多地了解患者的健康状况和心理感受。

（2）密切观察病情，预防暴力或自杀行为发生。要及早发现暴力行为的先兆，及时干预，有自杀企图的患者使其不要离开视线，做好危险品的管理并及时发现轻生先兆，给患者发泄的机会。

（3）保证睡眠和休息，保证营养。加强心理疏导和药物维持治疗，对于拒食的患者要了解原因，制订出相应的计划，必要时通过喂食、鼻饲、静脉输液等补充营养。

（4）提供安静、安全的环境，帮助患者建立良好的人际沟通能力。

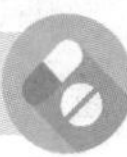

第四节　老年期痴呆患者的社区管理与护理

老年期痴呆（senile dementia）是指到了老年期，由于脑部疾病所引起的大脑主细胞的死亡，导致记忆和智力的丧失，通常具有慢性或进行性的性质，主要包括阿尔茨海默病、血管性痴呆、混合性痴呆和其他型痴呆，如帕金森病等。

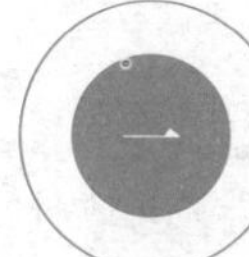

一　老年期痴呆的健康问题评估

现以阿尔茨海默病为例评估老年期痴呆的健康问题。

（一）评估相关资料

（1）主观资料：个人成长发育史、生活方式、吸烟史、家族史、有无脑外伤、有无心脑血管疾病、有无糖尿病和既往卒中史等。

（2）客观资料：一般状况与外表、思维、情感、行为表现、文化程度，是否高龄等。

（二）评估相关因素

（1）病情和症状的严重性：如记忆力减退、情绪不稳、人格改变、空间定向不良等。

（2）各种基本需要的干扰因素：行为紊乱、日常生活能力下降、无自主运动等。

（3）其他因素：慢性病毒感染、致病重金属的蓄积、免疫系统机能障碍等。

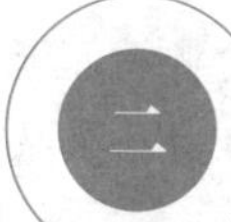

二　老年期痴呆患者的社区管理与护理的工作内容

老年期痴呆给老年人带来不幸，也给家属和社会带来众多麻烦，已经成为世界性的灾难，并引起了广泛的关注。社区的预防和干预，能使老年人的认知能力有所提高，最大限度地保持老年人的社交能力和日常生活能力，从而提高其生活质量。具体工作内容有以下几个方面。

（1）日常护理：日常护理主要是老年期痴呆患者日常生活的护理及照料方面的指导工作，指导家属和看护者对老年人的睡眠、饮食、穿着、自我照顾的能力进行训练等。

（2）用药护理：老年人服药的时候必须有人在旁陪伴，以免遗忘或漏服；对于拒绝服药的老年人要耐心说服；密切观察用药后的不良反应，并做好记录工作等。

（3）定期随访：一般是半年至 1 年时间就要随访 1 次。随访的内容视病情而定，如记忆和智能测定、生活功能评定、精神症状检查等。

（4）安全护理：提供固定的生活环境，佩戴能证明身份的标志防止意外的发生等。

（5）心理护理：陪伴老年人，关爱老年人，维护老年人的自尊，对于老年人的照顾者给予支持和指导等。

（6）健康指导：在社区范围内大力开展科普宣传，普及老年期痴呆的预防和保健知识等。

思考与练习

一、名词解释

1.精神障碍

2.抑郁症

3.老年期痴呆

二、填空题

1.老年期痴呆包括__________、__________、__________、__________。

2.抑郁症的典型症状主要有3个，分别是__________、__________和精神运动性抑制。

三、单项选择题

1.下列社区护士在对家庭的康复期精神障碍者指导服药的措施中欠妥的是（　　）。

A. 坚持长期服药　　B. 不可自行减药、停药或增加剂量

C. 根据症状缓解可自行减少药物的剂量　　D. 严格按医嘱用药

E. 核对药物剂量

2.老年人用药安全指导错误的一项是（　　）。

A. 药物应有明确的标志　　B. 用温水服药后，再多饮几口水

C. 定期检查服药的情况　　D. 服药时避免取半卧位

E. 检查药品有效期

四、简答题

王女士，70岁，某单位退休会计，育有一儿一女，丈夫于8年前去世。在丈夫去世最初的半年时间里，她情绪很低落，总是独自一人暗自落泪，很少走出家门，也不找朋友聊天。渐渐地，王女士变得越来越孤僻，不跟周围的人沟通，慢慢她开始忘记一些发生过的事情，总是认错自己的儿女。后来在亲友的劝说下，她来到社区卫生服务中心寻求帮助。

问题：

社区护士该如何对王女士进行指导？

第十二章 社区康复护理

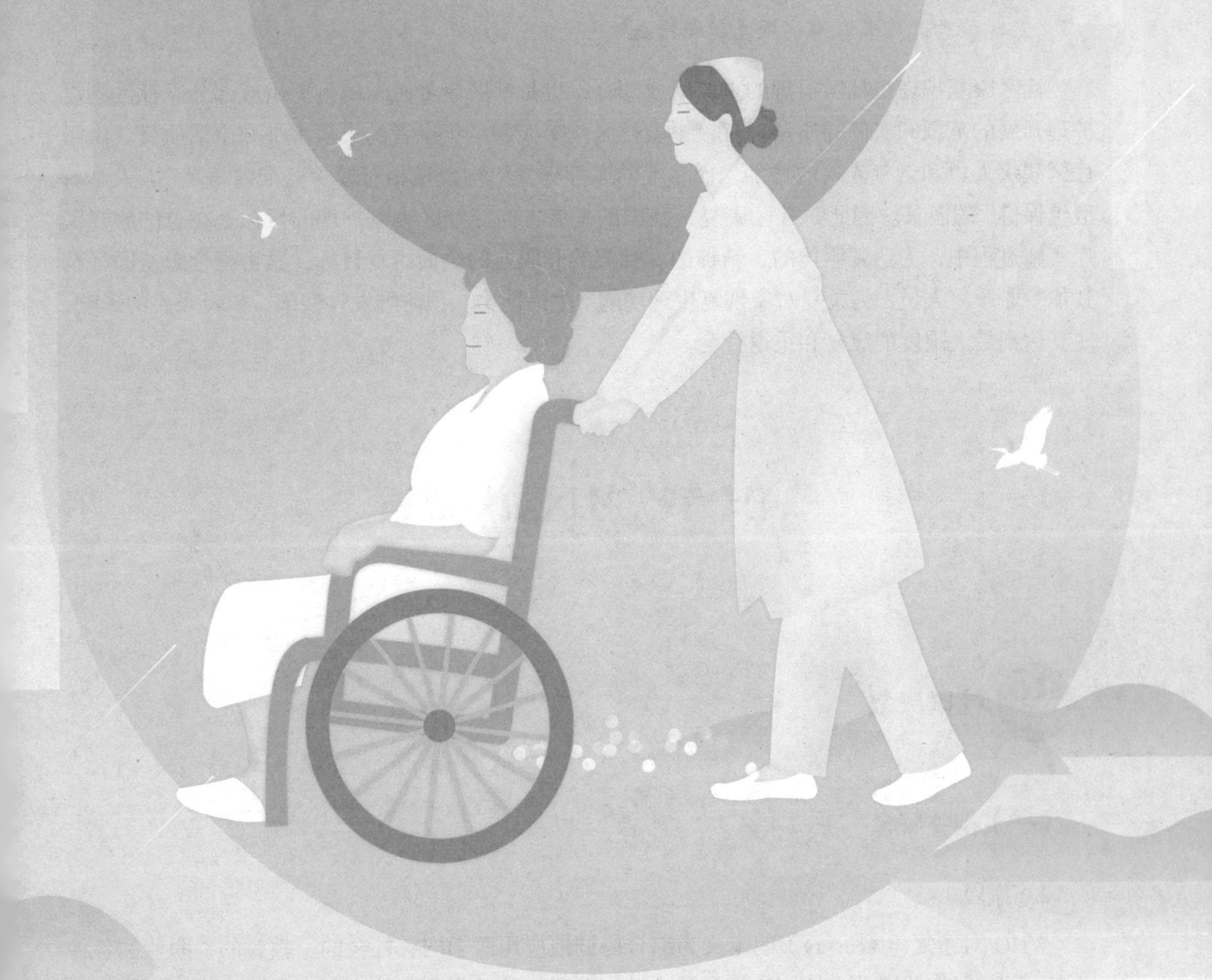

学习目标

知识目标：了解社区康复、社区康复护理的概念；熟悉社区康复护理的对象、特点和环境；掌握良肢位的安置、体位转换训练、日常生活活动能力的训练方法，以及常见的社区康复护理技术。

技能目标：能运用社区康复常用护理技术对病残患者进行社区康复护理。

案例导入

王先生，57 岁，因脑出血左侧肢体偏瘫急诊入院，治疗 4 周病情稳定后转入社区医院。查体：神志清楚，左侧上下肢体均无活动，肌力 1 级，不能自主翻身，说话基本能听清但语速较慢，能进软食，如厕困难。

问题：

1.假如你遇到该患者，怎样去做康复护理评定？

2.对该患者应采取哪些康复护理措施？

社区康复护理是社区护理的重要组成部分，也是社区康复医学的重要组成部分。社区康复护理开展的范围和实施的质量，直接影响社区残疾人和老年患者的康复水平和生活质量。由于社区残疾人口和老年人口的增加，而专业的医疗康复机构数量相对较少，难以满足“人人享有卫生保健”的需求。因此，社区康复是我国的发展方向。社区康复护理的目标是在总的康复医疗实施过程中，为达到躯体的、精神的、社会的和职业的全面康复目标，紧密配合康复医师及其他专业康复人员，为康复对象恢复生理功能、生活能力，预防继发性残疾，减轻残疾的影响，使其达到最大限度的康复和重返社会。

第一节　社区康复概述

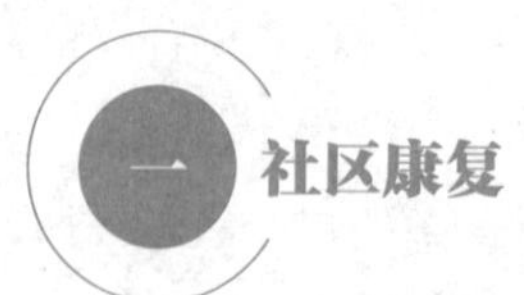

一 社区康复

（一）相关概念

1．康复

WHO 对康复（recovery）的定义为综合协调地应用医学的、社会的、教育的、职业的各种措施，以减轻伤残者的身体、心理和社会功能障碍，使其得到整体康复而重返社会。康复包括医疗康复、康复工程、教育康复、社会康复、职业康复等。

2．康复医学

康复医学是医学的一个重要分支，是以功能为导向，以病残、伤残和慢性病患者后期恢复

功能为主，研究功能障碍的预防、评定和处理等问题的独特的医学学科。

3. 社区康复

社区康复（community-based rehabilitation，CBR）主要是指以社区为基地开展的康复工作，是一种康复方式和制度，与医院康复不同。在我国，社区康复是指依靠社区本身的人力资源，建设一个由社区领导，以卫生人员、民政人员、志愿人员、社团、伤残人士及家属等为主的康复系统，在社区内进行残疾的普查、预防和康复工作，使分散在社区的病残者得到基本的康复服务，最大限度地恢复其功能。

（二）社区康复服务的方式

1. 社区服务保障模式

由民政部门负责，结合基层社会保障，对社区内老、幼、伤残者进行收容和康复训练。如社区内的敬老院等，对老年人进行简单的护理、运动治疗和职业康复训练。

2. 卫生服务模式

由卫生机构的医务人员负责，以伤残人士为服务对象，利用初级卫生保健组织网络，以家庭为基地，开展康复预防、治疗服务。如对社区内儿童营养不良实行预防和治疗并行的方法，进行专门的膳食补充和药物治疗等。

3. 家庭病床模式

由社区医疗卫生机构为患者开设家庭病床，由医务人员定期上门对他们进行基本的康复治疗、康复护理和训练。

4. 社会化模式

在社区康复中政府起主导作用，强调各部门、各级人员参与，针对社区内需要康复的老年人、伤残人士、慢性病患者进行医疗、职业和社会等方面的康复训练。

（三）社区康复的意义

社区康复便于散居在城乡基层的病、伤、残者就地得到康复训练；便于出院的患者在社区巩固康复治疗，且社区康复费用低廉；便于患者与周围人群接触，建立良好的人际关系，以达到最终能够参与社会生活的目的。

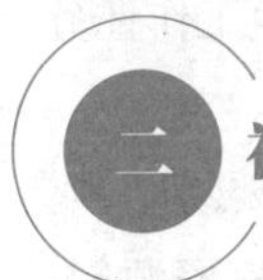

二 社区康复护理的概念和对象

（一）社区康复护理的概念

1. 康复护理

康复护理是护理人员在康复过程中为了协助残疾者克服身心障碍而进行的护理活动。其目的是在给患者进行心理支持的基础上，进行指导、训练，并教会他们如何从被动接受他人的照料过渡为自我照顾。

2. 社区康复护理

社区康复护理是指在社区康复过程中，根据总的康复医疗计划，围绕全面康复的目标，针对社区中病、伤、残者进行生理、心理、社会等方面的康复指导，使他们主动地坚持康复训练，减少残疾的影响，预防继发性残疾，以达到最大限度地康复。社区康复护理的精髓在于社区组织、社区参与、社区训练、社区依靠、社区受益。

（二）社区康复护理的对象

1. 残疾人

残疾人是指一些在心理、生理和人体结构上某些组织功能丧失或不正常，部分或全部失去了以正常方式从事个人或社会生活能力的人。残疾人是社区康复护理的重点对象。

2. 老年人

老年人作为社区康复护理的对象备受关注。人体进入老年期后会出现各种问题，一方面是自身生理功能退化，新陈代谢水平降低，会出现听力、视力功能减退，痴呆、行动不便等；另一方面是心脑血管病、高血压、糖尿病、慢性骨关节疾病引起的功能障碍而导致的残疾。老年残疾人在生活自理、经济收入、参与家庭和社会生活等方面能力下降时，均存在着不同程度的康复需求。

3. 慢性病患者

慢性病患者是指身体结构及功能出现病理改变，无法彻底治愈，需要长期的治疗及护理和需要特殊康复训练的人。现代康复医学认为：康复存在于疾病的发生、发展过程中，康复范围已扩大到精神疾病、智力残疾、感官残疾及心肺疾病、癌症、慢性疼痛等，特别是这些疾病以慢性病的形式表现出各种各样的障碍。在社区中，慢性病患者对康复护理的需求更为明显。

（三）社区康复护理的原则及主要内容

1. 社区康复护理的原则

（1）全面康复：按整体护理观实施康复护理，从生理、心理、职业和社会生活上进行全面的、整体的康复。

（2）三级预防：康复预防工作是康复护理中的一个重要组成部分，结合社区卫生工作任务，积极开展残疾的三级预防工作。

（3）因陋就简，因地制宜：社区和家庭的康复训练方法应简单易行，训练技术要易于领会和掌握，训练的场地要因地制宜，训练的器材因陋就简，就地取材，利用社区和家庭资源创设康复的条件。

（4）自我护理：自我护理是指在患者病情允许的情况下，通过社区护士的引导、鼓励、帮助和训练，使患者发挥其残余功能和潜在功能，以替代丧失部分的能力，使患者最终能照顾自己，为患者重返社会生活创造条件。

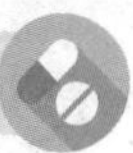

2. 社区康复护理的主要内容

社区康复护理应根据康复对象不同的康复需求，对其进行心理、生理、社会等方面的康复护理，其内容包括以下几方面。

（1）普查社区内残疾人的基本情况。依靠社区的力量，开展社区状况调查及社区病、伤、残人士的普查，了解病、伤、残人士的类别、人数、程度、分布及因素，制订全面的康复护理计划。

（2）配合和实施各种康复治疗活动。依靠社区的力量，以基层康复站和家庭为基地，采用各种康复护理技术，开展康复训练，最大限度地恢复康复对象的生活自理能力，使康复对象的器官功能或肢体功能得到恢复或改善，防止继发性残疾，改善残疾人的生活自理能力和就业能力。

（3）对残疾人和家属进行健康教育和指导。建立和完善各种特殊教育系统，组织残疾儿童接受义务教育和特殊教育，对不同的康复护理对象，开展针对性康复知识的宣传教育活动，提高他们的康复保健意识，以促进康复目标的实现。

（4）给予心理支持。通过心理指导与治疗，帮助患者接受身体残障的事实。残障患者基本上要经历五个时期：震惊期、否认期、愤怒期、对抗独立期、适应期。社区护士首先要了解患者对残障的反应，以真诚关心的态度来面对他，带着同感去倾听患者的诉说。同时，还应及时为患者提供一些有关伤残的资料，如伤残的严重性、康复的可能性、康复治疗方法、如何配合等信息，并给予患者鼓励，使之感受到他是一个被完全接受的个体，协助患者顺利度过心理反应期，进入康复阶段。

（5）开展职业培训和参与环境改造。开展职业培训，进行就业辅导，协助解决残疾人的就业问题。改造残疾人进行康复的生活环境，即根据需要改变社区或家庭中对残疾人活动造成障碍的设施，如把台阶改变为平整的无障碍通道，去除门栏，在厕所安装扶手并设立残疾人厕位等，以方便残疾人活动。同时，评估护理对象的需要，参与设计改造环境与设施，指导残疾人正确使用。

第二节　社区康复护理评定

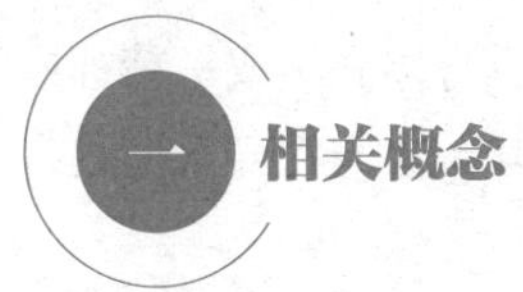

一 相关概念

（一）康复评定

康复评定是对病、伤、残人士的功能状况及其水平进行定性和（或）定量描述，并对其结果做出合理解释的过程。康复评定是康复医学的重要组成部分，康复评定不同于临床医学的疾病诊断，不是寻找疾病的病因或进行疾病的诊断，而是客观地评定功能障碍的种类、性质、部位、范围、严重程度、发展趋势、预后和转归。

（二）社区康复护理评定

社区康复护理评定也称社区康复护理评估，是社区护理人员收集病、伤、残人士的相关资料，对其功能状况进行描述，并对其结果进行比较、分析、解释，对功能障碍进行诊断的过程。社区康复护理评定是社区康复护理工作的重要内容，是社区康复护理的基础，一切社区康复护理工作都是从评定开始至评定结束，评定贯穿于社区康复护理的整个过程。

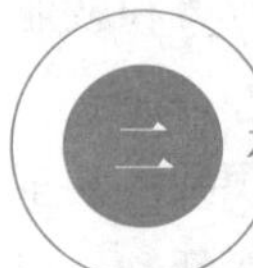

二 社区康复护理评定的方法和过程

社区康复护理评定的方法有访谈法、观察法、量表检查法、问卷调查法、器械检查等。社区康复护理评定的过程一般分为收集资料、分析研究资料、确立社区康复护理目标并制订社区康复护理计划 3 个阶段。

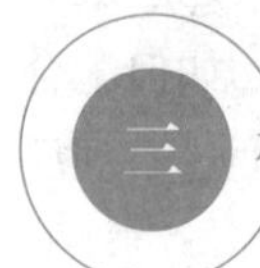

三 社区康复护理评定的内容

（一）残疾的评定

残疾评定是通过对残疾人功能状况的全面、综合的分析，以了解残疾人残疾的类别程度，为制订康复治疗和护理方案，评价治疗和护理效果及判断预后提供依据。

1. WHO的残疾分类

WHO 根据残疾的性质、程度及对日常生活的影响将其分为残损、失能和残障 3 类，从人体的生理心理功能、整体活动能力、参与社会 3 个角度，全面描述残疾对人体的影响。这是现在国际上通用的残疾分类法。

（1）残损：残损指身体结构和（或）功能（生理、心理）有一定程度的缺损，身体和（或）精神与智力活动受到不同程度的限制，对独立生活或工作和学习造成暂时或永久性的影响，但个人生活仍然能自理，是生物学水平上的残疾。残损又称结构功能缺损。

（2）失能：失能指由于身体组织结构和（或）功能缺损较严重，造成身体和（或）精神或智力方面的明显障碍，导致生活自理、步行、交流、完成任务等能力下降，参与社会活动具有了局限性，是个体水平的残疾。失能又称个体能力障碍。

（3）残障：残障指由于机体发生残损或失能，限制或阻碍完成正常情况下应能完成的社会工作，是社会水平的残疾。残障又称社会能力障碍。

如因患者脑血管疾病出现一侧肢体肌力弱，但能行走，生活可以自理，就属于残损；若后遗症为一侧有偏瘫，只能拄拐杖慢行、上下楼梯，洗澡等有困难，就属于失能；若后遗症为全

身瘫痪，卧床不起，个人生活不能自理，并且不能参加社会活动，就属于残障。

2. 我国的残疾评定

1995 年我国制定的五类残疾标准将残疾分为五类，并进行了分级。这五类残疾分别是视力残疾、听力残疾、智力残疾、肢体残疾和精神残疾。

（二）肌力评定

肌力（muscle strength）是指肌肉收缩产生的最大力量。肌力评定是测定受试者在主动运动时某块肌肉或肌群收缩的力量以评定该肌肉的功能状态。肌力测定对肌肉骨骼系统及神经系统病损，尤其对周围神经系统病损的功能评估十分重要。肌力评定的方法有徒手肌力检查和器械检查两种方法。

1. 徒手肌力检查

徒手肌力检查（manuell muscle testing，MMT）是目前临床常用的检查肌力的方法。检查时要求受试者在特定的体位下，分别在减重力、抗重力和抗阻力的条件下完成标准动作。检查者通过触摸肌腹、观察肌肉运动情况和关节的活动范围及克服阻力的能力，来确定肌力的大小，其分级标准，见表 12-1。

表 12-1　徒手肌力测试分级标准

级别	名称	标准	为正常肌力的百分比
0	零（O）	无可测知的肌肉收缩	0
1	微缩（T）	有轻微收缩，但不能引起关节活动	10%
2	差（P）	在减重状态下能做关节全范围运动	25%
3	尚可（F）	能抗重力做关节全范围运动，不能抗阻力	50%
4	良好（G）	能抗重力、抗一定阻力运动	75%
5	正常（N）	能抗重力、抗充分阻力运动	100%

2. 器械检查

在肌力超过 3 级时，为了进一步较细致地定量评定，可以用专门的器械和设备做肌力测试。根据肌肉不同的收缩方式有不同的测试方式，包括等长肌力评定、等张肌力评定及等速肌力评定。

（1）等长肌力评定：在标准姿势下用特制测力器测定一块肌肉或一组肌群的等长收缩肌力称为等长肌力评定。常用检查项目包括握力、捏力、背肌力和四肢各组肌力测定。

（2）等张肌力评定：测定肌肉进行等张收缩使关节做全幅度运动时所能克服的最大阻力。运动负荷可用哑铃、沙袋、砝码等可定量的负重练习器提供。

（3）等速肌力评定：等速运动是整个运动过程中运动速度保持不变的一种收缩方式，可用 CYBEX-NORM、kin-com 等等速测试仪进行肌力测试。

（三）关节活动度测定

关节活动范围（ROM）是指关节运动时所通过的运动弧，通常以度数表示，亦称关节活动度。关节活动度的评定是对于一些能引起关节活动受限的身体功能障碍性疾病，如关节炎、骨折、烧伤及手外伤等的首要评定过程。

测量工具与测量方法：

（1）测量工具：量角器、电子角度计、皮尺、两脚规等。

（2）测量方法：关节活动度的测量是一项非常严格的评价技术，有较高的信度、效度要求，必须严格按照要求进行测量。

①体位：全身所有的关节按解剖中立位放置为0°，前臂的运动手掌面在矢状面上状态为0°。②测量：将量角器的中心点准确对到关节活动轴中心，固定臂与构成关节的近端骨长轴平行，移动臂与构成关节的远端骨长轴平行，并随着关节远端肢体的移动，在量角器刻度盘上读出关节活动度。③固定：检查时应帮助被检查者保持体位的固定，防止被测关节运动时其他关节参与运动。主要关节活动范围，见表12-2。

表12-2　主要关节活动范围

上肢			下肢		
关节	运动	正常值	关节	运动	正常值
肩	屈、伸	屈：0°~180° 伸：0°~50°	髋	屈、伸	屈：0°~125° 伸：0°~15°
	外展	0°~180°		内收、外展	各0°~45°
	内旋、外旋	各0°~90°		内旋、外旋	各0°~45°
肘	屈、伸	各0°~50°	膝	屈、伸	屈：0°~150° 伸：0°
前臂	旋前、旋后	各0°~90°			
腕	屈、伸	屈：0°~90° 伸：0°~70°	踝	背屈、跖屈	背屈：0°~20° 跖屈：0°~45°

（四）日常生活活动能力评定

日常生活活动能力（ADL）是指人们为了维持生存及适应生存环境而每天必须反复进行的、最基本的、最具有共性的活动，即进行衣、食、住、行和保持个人卫生，以及进行独立的社区活动所必需的一系列基本活动。

1. 日常生活活动分类

日常生活活动能力可以分为基础性日常生活活动能力（BADL）和工具性日常生活活动能力（IADL）。

（1）基础性日常生活活动能力：基础性日常生活活动能力是指维持最基本的生存及生活需要所必须每天反复进行的活动，包括自理活动如进食、梳妆、如厕、穿衣等及功能性移动，如翻身、转移、行走、上下楼梯。

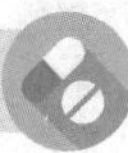

（2）工具性日常生活活动能力：工具性日常生活活动能力是指人们在社区中独立生活所需要的关键性的较高级的技能，如使用电话、购物、做饭、洗衣、使用交通工具等。这些活动常需要使用一些工具。

2. 日常生活活动能力评定的基本方法

日常生活活动能力评定的基本方法包括提问法、观察法及量表法 3 种方法。

（1）提问法：提问法是通过提问的方法来收集资料并进行评价。提问可以采用口头提问和问卷提问 2 种方式。

（2）观察法：观察法是指检查者亲自观察患者进行日常生活活动的具体情况，评估其实际活动能力。

（3）量表法：量表法是采用经过标准化设计、具有统一的内容及评价标准的检查表评定日常生活活动的方法。

3. 日常生活活动能力评定常用评价工具

临床常用的日常生活活动能力评定量表主要有 Barthel 指数和功能独立性评定（FIM）。用这些量表进行评定既能够可靠地表明不同的功能水平及残损程度，又可以敏感地反映功能的改善或恶化。

（1）Barthel 指数（Barthel index）评定：该评定方法主要通过对进食、洗澡、修饰、穿衣、控制大便、控制小便、如厕、床椅转移、平地行走及上下楼梯 10 项日常活动的独立程度打分的方法来评定日常生活活动能力，见表 12-3。

表 12-3 Barthel 指数

日常活动项目	独立	需部分帮助	需极大帮助	完全不能独立
进食	10	5	0	0
洗澡	5	0	0	0
修饰（洗脸、刷牙等）	5	0	0	0
穿衣（系鞋带等）	10	5	0	0
控制大便	10	5（偶尔失控）	0（失禁）	0
控制小便	10	5（偶尔失控）	0（失禁）	0
如厕（拭净、整理衣裤、冲水）	10	5	0	0
床椅转移	15	10	5	0
平地行走 45 米	15	10	5（需轮椅）	0
上下楼梯	10	5	0	0

Barthel 指数评分结果：正常总分为 100 分；60 分以上说明患者基本可以自理；40~60 分者为中度功能障碍，生活需要帮助；20~40 分者为重度功能障碍，生活依赖明显；20 分以下者生活完全依赖，需要完全帮助。

（2）功能独立性评定（FIM）：功能独立性评定是近年来提出的一种能更为全面、客观地反映患者日常生活活动能力的评定方法。其包括6个方面，共18项内容。按照患者完成各项活动时的独立程度，对辅助器具或设备的需要及他人给予帮助的量分为7级，每项最高得分为7分，最低得分为1分，具体评分标准，见表12-4。

表12-4 FIM评分标准

能力	得分	评分标准
完全独立	7	安全规范地完成活动，不用辅助设备，在规定时间内完成
有条件独立	6	需要辅助设备才能完成活动，或超过规定时间，或需考虑安全问题
监护	5	需要他人给予提示，或示范就可以完成活动，不需要接触身体的帮助
最小量帮助	4	患者需要接触身体的帮助，但自己在活动中付出的力量≥75%
中度帮助	3	患者需要接触身体的帮助，但自己在活动中付出的力量为50%~75%
最大量帮助	2	患者需要接触身体的帮助，但自己在活动中付出的力量为25%~50%
完全依赖	1	患者需要接触身体的帮助，但自己在活动中付出的力量≤25%

注：FIM评分总分最高126分，最低18分。按照FIM评分可以对患者的自理能力进行分级。126分完全独立；108~125分基本独立；90~107分极轻度依赖或有条件独立；72~89分轻度依赖；54~71分中度依赖；36~53分重度依赖；19~35分极重度依赖；18分及以下完全依赖。

第三节 社区与家庭常用康复护理技术

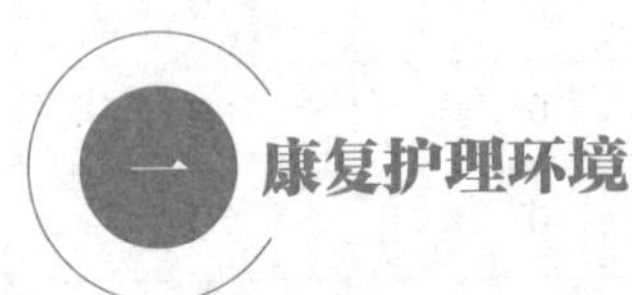

一 康复护理环境

环境与健康密切相关，创造一个理想的康复环境，已成为护理工作中一项主要的工作内容。

（一）设施环境要求

无障碍设施是为方便残疾人使用的城市道路和建筑物的设计。

1. 出入口

为了方便轮椅使用者的活动，出入口应设有斜坡，倾斜角度在5°左右，或每增长30 cm坡度应升高2.5 cm，斜坡宽度为1~1.14 m，两侧要有5 cm高的突起围栏以防轮子滑出，出入口内外应有1.5 m×1.5 m的平台部分与斜坡相接。

2. 楼梯

以电梯替代为宜，电梯的设置必须便于乘坐轮椅者使用，门宽不小于80 cm，电梯厢面积不小于 1.5 m×1.5 m，电梯控制装置的高度离地面应在 76.2~95 cm。若设有楼梯，阶梯应小于 15 cm，深度为 30 cm，两侧应设 65~85 cm 高的扶手。

3. 走廊

走廊宽度为 1.4 m，能同时通过两辆轮椅的走廊宽度不小于 1.8 m。

4. 房门

房门应取消门槛，门宽要利于轮椅通过，至少为 85 cm；以轨道式推拉门为宜，以方便残疾人使用；门把手要低于一般门所安装的高度，门锁最好为按压式，方便其开门。

5. 家居设施高度

由于坐在轮椅上手能触及的最高高度为 1.22 m，因此家居设施的高度均应低于常规高度。如墙上电灯开关应低于 92 cm；衣柜内挂衣的横木不超过 1.22 m；桌面高度不超过 80 cm；椅座不高于 45.72 cm；洗手池的最低处应大于 69 cm，使乘坐轮椅者的腿部能进入池底，便于接近水池洗漱；厕所一般采用坐便器，其高度为 40~45 cm；浴盆盆沿的高度应与轮椅座高相近，为 40~45 cm；房间窗户的高度也要比常规高度低，以不影响患者观望窗外为宜。

6. 扶手

在楼道、走廊、厕所、洗澡间及房间的墙壁上应安装扶手，便于患者和行动不便的老年人在行走和站立时扶用。注意地面应用防滑地板，无障碍物。

（二）心理康复环境要求

为了保障康复治疗能够取得满意的效果，创造良好的心理康复环境是护理工作中不可忽视的重要环节。

1. 创建良好心理康复环境的重要性

健康包括身体、心理和社会 3 个方面。其中，心理健康是指在身体、智能及情感上保持最佳状态。目前因生物、理化因素所致的以传染病为主的疾病死亡率正在下降，而与生活方式、心理、社会因素有关的疾病如高血压、溃疡病、精神病的发病率却明显增高。人们认识到与疾病相伴或导致疾病发生的心理障碍疾病和躯体的疾病相比，其治疗难度更大。因此，建立良好的心理康复环境，其意义和重要性十分明显。所以，康复护理人员在护理工作中，要把医学、心理学的知识和方法与现代康复护理的理论有机结合起来，使广大的伤、病、残者和老年人通过康复治疗不仅使躯体上的疾病得以改善和恢复，而且能够使心理问题也得以矫治，从而保证康复计划的顺利实施，最终达到回归家庭和社会的康复目标。

2. 提供良好心理康复环境的措施

良好的康复环境，主要是通过康复医护人员采取相关措施去努力营造的一种温馨、舒适的生活和治疗环境。

（1）创造积极的情绪环境。在社区康复护理过程中，应尽力减轻、努力改变消极情境，创造一种积极向上的情境，从而使社区康复对象受到一定的感染作用。如让性格开朗、情绪稳定者与情绪低落、悲观失望者进行交流，用一方积极的情绪和康复态度去感染和改变另一方；或在社区康复对象心态不好时，在其周围有意介绍一些康复成功的典型案例，以情境感染来激发他积极的心理状态。

（2）建立和谐的沟通环境。应主动加强与社区中康复患者的接触和交谈，态度要和蔼亲切，并善于正确运用语言技巧，用康复患者能够理解的最好方式和通俗易懂的语言进行交流。对有语言障碍的社区康复对象，交谈中不可急于求成，要善于理解对方情感表达的内容和方式，当听不明白时，可将表述理解的几种意思讲给他听，然后让他以点头或摇头示意的方式来确认。

（3）尊重理解残疾者。在进行各项护理操作和功能训练前，应在取得他们的同意后再为其进行，并让他们从心理上对实施的社区康复服务感到满意，因为情绪的好坏又可影响到康复效果和身心健康。在工作中对社区残疾者要一视同仁，不应厚此薄彼，要耐心细致，尊重患者的人格，确保其隐私权，要以诚恳的态度取得患者的信任，建立良好的护患关系。

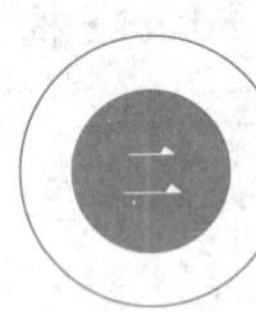

二 良肢位与功能训练

偏瘫患者的康复训练

不正常的体位可以引起关节僵硬，关节活动度降低及肌肉挛缩，这些均可加重患者的残疾。每隔 2~3 个小时就应对患者的体位进行转换和矫正，体位变化可以产生不同的正确刺激，促进感觉功能的恢复，并给予大脑正常的刺激。

（一）早期正确体位摆放的常见卧位

（1）仰卧位。仰卧位对偏瘫患者不是一个好的体位，因为仰卧位会加重患者的痉挛模式，如患手常常放在胸前可使患侧肩胛骨后缩及内收，上肢屈曲、内旋，下肢外旋，足下垂及内翻。要预防这些异常，应给患侧身体长轴方向垫枕头，从肩关节到膝关节。具体方法：①头部放在枕头上，注意不能使胸椎屈曲；②肩关节抬高向前，用一个枕头放在肩下预防后缩；③上肢放在一枕头上，成外旋肘伸直位；④腕伸展，旋后，手掌放在枕头上，拇指外展；⑤臀部下面放一枕头，预防骨盆后缩及下肢外旋；⑥用一毛巾卷放在膝关节下面使膝关节略屈，防止下肢外旋，仰卧位时也可定时将上肢抬高过头；⑦任何时间均应避免半卧位，以免加重躯干及下肢痉挛，如图 12-1 所示。

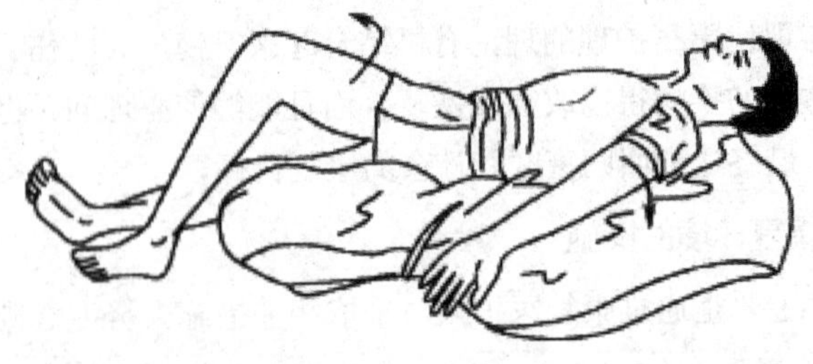

图 12-1　仰卧位

（2）患侧卧位。患侧卧位对偏瘫患者非常重要，在早期即可采取这个体位，许多患者后期会喜欢患侧卧位。患侧卧位可拉长患侧，降低痉挛，增加患者对患侧感知。这个体位还有利于患者用健手做一些事情。健侧上肢放在患者身体上部，如果将其放在身体后面，可引起躯干后倾，导致患者的肩胛骨后缩。健腿髋关节及膝关节弯曲放在枕头上，如图 12-2 所示。

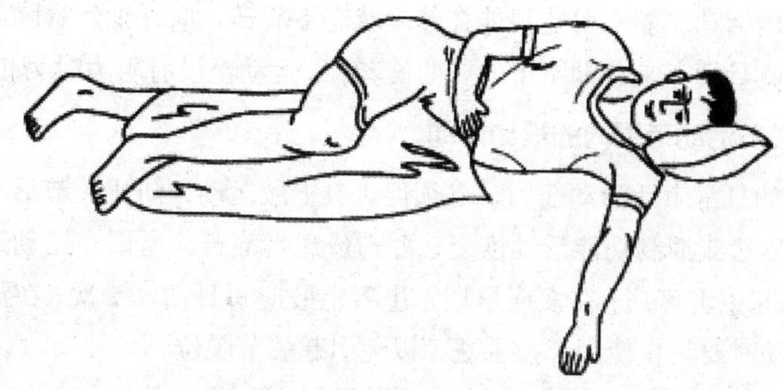

图 12-2 患侧卧位

（3）健侧卧位。这是对于偏瘫患者一个较好的体位，易将患侧肢体位置于抗痉挛体位，而且可防止压疮的发生，还能促进患侧的胸式呼吸。患者向健侧卧位翻身要比向患侧卧位难，因此在早期需要别人帮助。具体方法：①头同样放在枕头上，保证患者感到舒适；②躯干与底面成直角，即患者身体不能向前呈半俯卧位；③患侧上肢放在枕头上，调高至 100°左右；④肘关节、腕关节及手指伸直，手掌向下；⑤患者健侧上肢放在最舒适的位置上；⑥患侧下肢屈曲放在枕头上，既不外旋，也不内旋；⑦健侧下肢平放在床上，髋关节伸直，膝关节轻度弯曲，如图 12-3 所示。

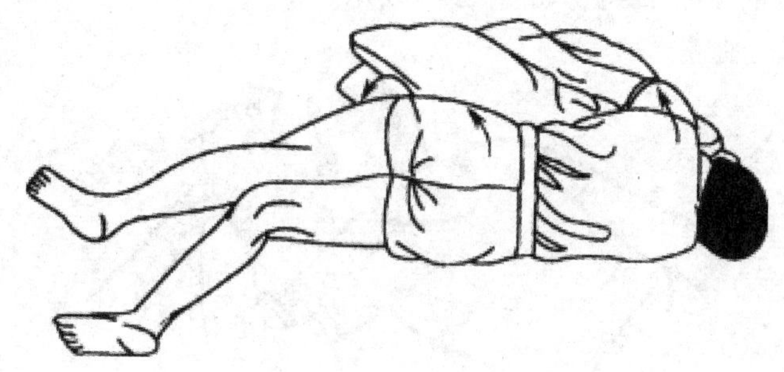

图 12-3 健侧卧位

（二）关节被动活动

关节被动活动是指徒手对麻痹、疼痛等原因导致的活动受限，不能进行主动运动的患者所采用的训练方法，目的是维持关节活动度。关节被动活动的方法如下。

1. 活动头部

在发病早期，通过正确体位摆放及被动运动来保持颈部的活动性非常重要，头部应向各个方向进行运动，特别是向一侧屈曲，用一只手固定一侧肩胛骨，用另一只手将头向对侧运动。

2. 旋转躯干上部

屈曲及旋转躯干可以防止胸椎僵硬，当患者长时间卧床或坐在轮椅上不动时可以做这项运动。具体方法：①站在患者床边面对其躯干，将患者对侧上肢放在肩上，将双手放在患者肩胛骨上，双手重叠在一起，靠近头部的手放在上面；②患者完全放松，向对侧臂部方向抬胸部，重心向一侧转移；③让患者配合康复师的运动，不要有任何阻力，头仍然放在枕头上；④如果患者躯干僵硬或过度活动，躯干可能只能在伸展状态下旋转，应仔细观察胸部运动及位置，必要时将一只手放在胸骨柄上来帮助躯干的屈曲旋转；⑤运动至没有阻力时为止。

3．保持全身关节活动范围内的被动运动

为了提高患者的日常生活活动能力，必须促进其上肢运动，防止关节活动受限。运动时应注意：痛性痉挛会延续或抑制功能活动恢复，并造成患者痛苦，所以在运动过程中要注意控制活动范围，以免引起患者疼痛；在发病早期，患者上肢应每日活动 2 次；在活动上肢前应先活动颈部及躯干；运动时要禁止使用牵拉手法，以免引起关节脱位。

（1）肩关节运动训练具体方法如下。

①屈曲、伸展：一手握腕关节使其呈背伸位，拇指外展，手指伸展，手掌向上，另一手扶持肘关节使其呈伸展位，随着上肢功能的恢复，逐渐扩大关节的活动范围。

②内收、外展：在进行肩关节外展、内收运动训练时，一手固定腕关节使其背伸，拇指外展，手指伸展，另一手扶持肩胛骨下角，在上肢外展的同时使肩胛骨下角向上旋转，对偏瘫早期患者仅完成正常关节活动范围的 50% 即可。

③内旋、外旋：患者取仰卧位，肩关节外展 80°、肘关节屈曲 90°，一手固定肘关节，另一手握腕关节，以肘关节为轴，使前臂向前、向后运动，完成肩关节内旋、外旋训练，偏瘫早期患者仅完成正常活动的 50% 即可，如图 12－4 所示。

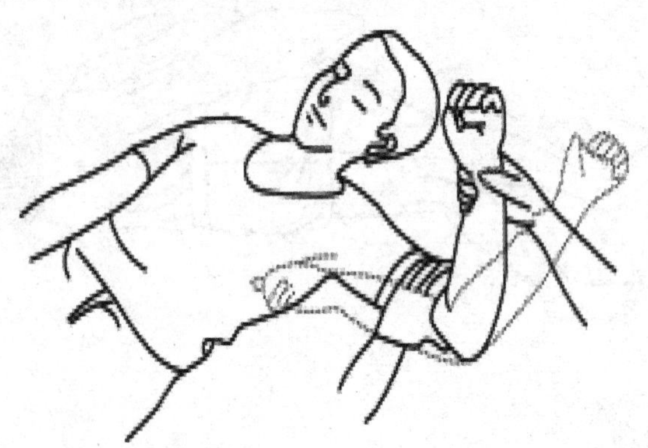

图 12－4　肩关节运动

（2）肘关节运动训练具体方法如下。

①屈曲和伸展：一手扶持患肢腕关节上方，另一手固定脸骨远端，在完成肘关节屈曲的同时前臂旋后，屈曲可达 135°，完成时肘伸展的同时前臂旋前，伸展可达 0°~5°。

②旋前和旋后：一手扶持患侧腕关节使其背伸，另一手固定桡骨远端，使肘关节屈曲 90°，并固定在体侧，以防止旋后、旋前时出现肩关节内收、外展和屈曲、伸展的代偿动作，进行从掌心向下与地面平行的位置至掌心向上与地面平行的 180°旋转，再做返回方向的旋转，如图 12－5 所示。

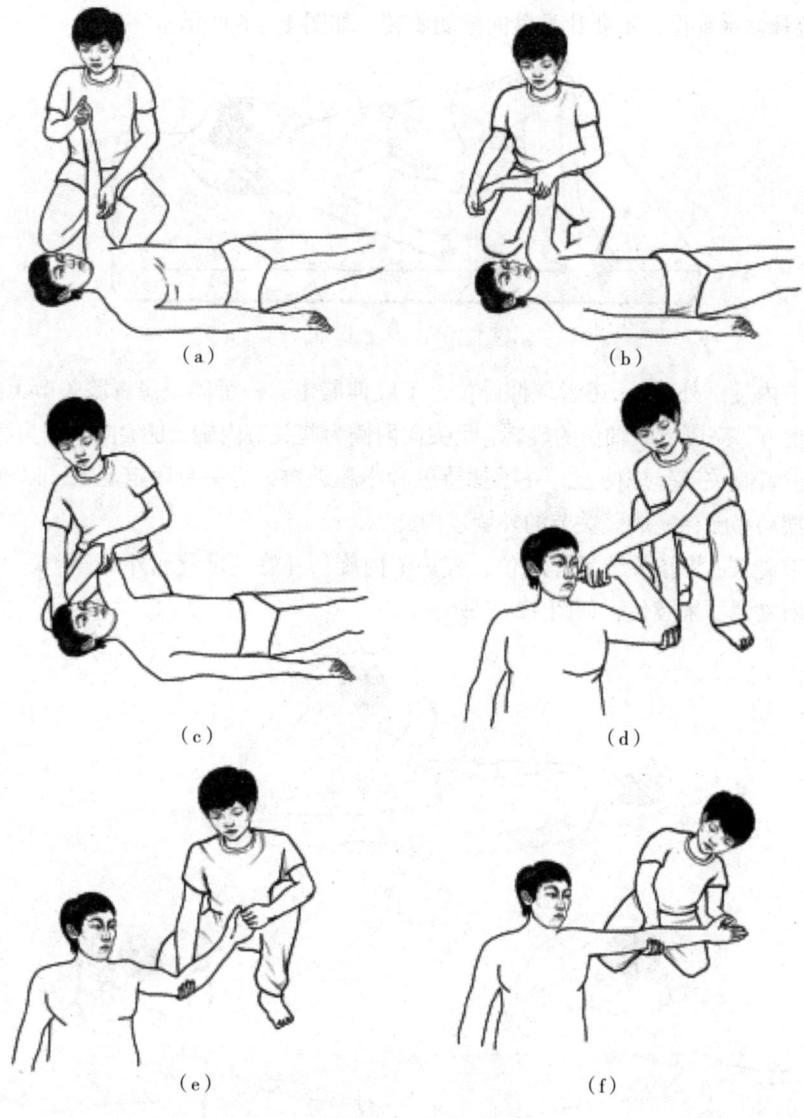

（a）（b）（c）（d）（e）（f）

图 12-5 肘关节运动

（3）腕关节运动具体方法：一手固定前臂，另一手四指握患手的掌面，拇指在手背侧，完成腕关节背伸 70°、掌屈 80°和桡侧屈 20°、尺侧屈 30°的被动运动以防止腕关节出现掌屈、尺偏为主的挛缩。

（4）手指关节运动训练具体方法：被动活动手指关节时，可以四指同时训练，也可以单个手指训练。一手在患手的尺侧固定，另一手四指在患手的背侧，拇指在患手掌侧使掌指关节完成屈曲 90°、伸展 30°~45°的运动。

（5）髋关节的运动训练具体方法如下。

①髋伸展（桥式运动）：从护理角度考虑，这项运动可帮助换床垫，穿脱衣服，定时抬高臀部，还可预防压疮的发生，抑制了下肢的伸肌痉挛，促进了分离运动的产生。具体方法：a.患者呈仰卧，双膝屈曲，抬高臀并保持平衡，一只手放在患侧股内下端，将膝关节向下压，并将股骨踝部向足方向牵拉，另一只手的手指伸直刺激臀部，帮助患者伸展；b.让患者的健足抬离

床面；c.保持骨盆水平位，不要让骨盆向健侧旋转，如图 12-6 所示。

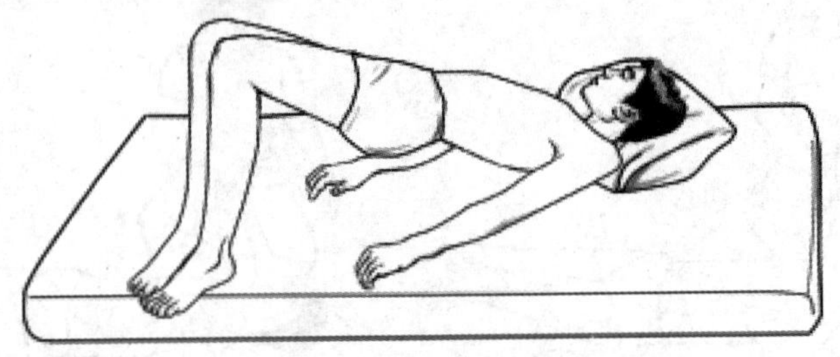

图 12-6　桥式运动

②髋关节内旋、外旋：a.患者取仰卧位，下肢伸展位，一手固定患者膝关节上方，另一手固定踝关节上方，完成下肢轴位的旋转，足尖向内侧为髋关节内旋，足尖向外侧为髋关节外旋；b.也可以令患者髋关节呈屈曲位，一手扶持患者小腿近端，另一手固定足踝，以髋关节为轴，向内、外侧摆动小腿，完成髋关节的外旋、内旋。

③髋关节外展：将膝关节呈伸展位，髋关节内旋、外旋，足背屈外翻；髋关节做 45°以上外展以后再恢复到原来肢位，如图 12-7 所示。

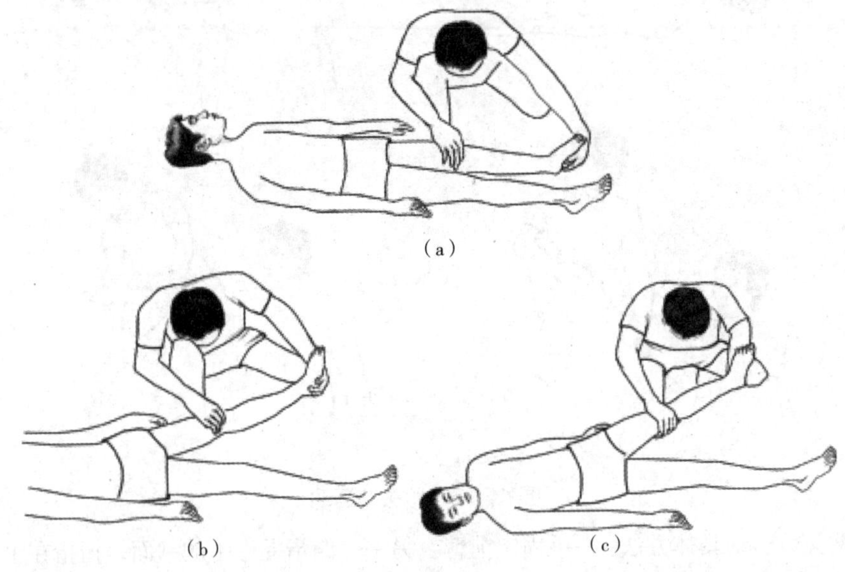

图 12-7　髋关节外展训练

④髋关节内收、外展：患者取仰卧位，一手托膝关节后方，前臂支撑大腿远端；另一手握足跟，在腕关节轻度屈曲的状态下，完成髋关节的外展，然后返回原来位置。

（6）膝关节的运动训练方法如下。

①膝关节屈曲：髋关节伸展位，固定骨盆做膝关节屈曲，膝关节做最大屈曲后做髋关节伸展。

②膝关节屈曲位屈髋：a.从仰卧位双下肢基本体位开始，髋关节中立位；b.髋关节、膝关节屈曲使膝关节接近胸部；c.对侧下肢固定在基本肢位；d.当完全屈曲后才可恢复到原先肢体位置。

③膝关节伸展位屈髋：适用于膝关节屈曲肌挛缩时。具体方法：a.膝关节伸展位，踝关节

背屈，髋关节屈曲；b.对侧下肢固定在基本肢位，如图 12-8 所示。

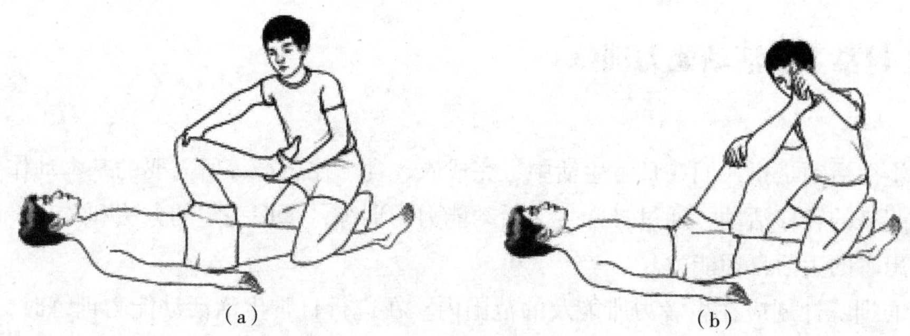

（a）　（b）

图 12-8　膝关节屈曲伸展训练

④仰卧位膝关节的活动：a.仰卧位帮助膝关节适度屈曲和伸展可以刺激屈膝关节的肌肉收缩；b.在膝关节由屈至伸时，要保持足背屈及膝关节正中位。

（7）踝关节活动度训练方法如下。

①踝关节背屈、跖屈：a.患者取仰卧位，下肢伸展；b.进行背屈时，一手固定踝关节上方，另一手握足踝，在牵拉跟腱同时，利用前臂屈侧推压足底；c.跖屈时，固定踝关节上方的手移到足背，在下压足背同时，另一手将足跟上提，如图 12-9 所示。

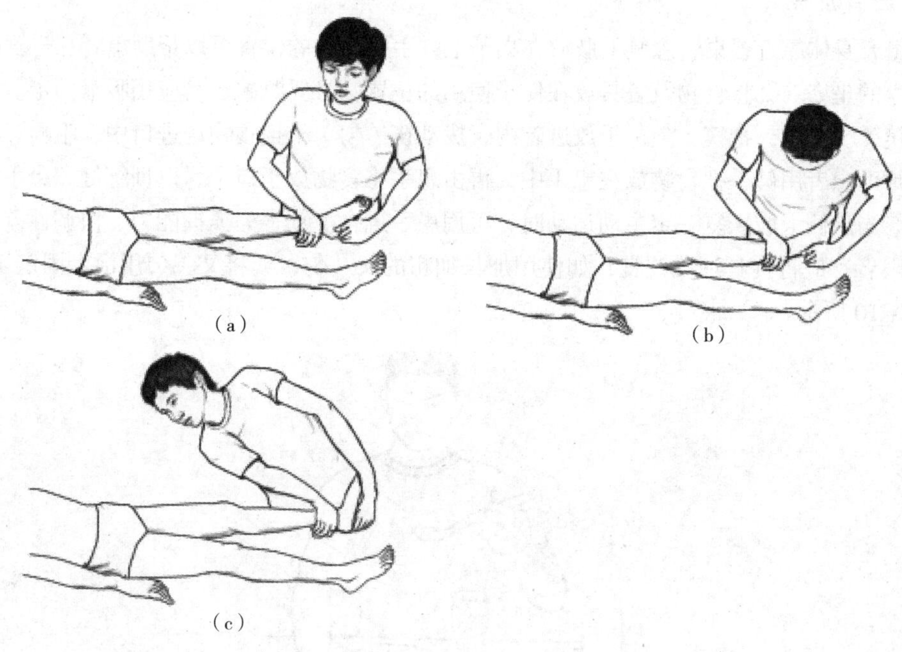

（a）　（b）　（c）

图 12-9　踝关节训练

②踝关节内翻、外翻：a.患者取仰卧位，下肢伸展；b.一手固定踝关节，另一手进行内、外翻运动；c.如果有助手，也可以让助手固定踝关节，治疗师手握足前部和足同时完成内翻、外翻运动。

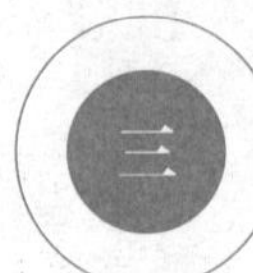

三 日常生活活动能力训练

日常生活活动是指人们在日常生活中，完成衣、食、住、行等所需要的基本动作及将这些活动连续起来的转移活动。通过日常生活活动能力的训练，掌握一定的方法和技巧，可最大限度地提高患者的生活自理能力。

制订的训练计划应在患者力所能及的范围内。在进行日常生活活动能力训练时，应注意：日常生活活动要与训练目的相结合；对患者的训练要有针对性；患者必须参与到活动中去；在辅助患者活动时，要用手引导患手进行活动；在患侧对患者整个身体进行引导和控制。

（一）饮食动作训练

饮食是人体摄取营养的必要途径，营养是保证人体健康的重要条件。康复患者常因进食不能自理而直接影响营养的补充，因此对意识清醒、全身状况稳定的患者进行饮食动作训练，对促进其身体康复、提高生活活动能力具有很重要的意义。训练方法如下。

1．进食训练

①患者身体靠近餐桌，患侧上肢放在桌子上，手臂正确的位置可以帮助患者在进食时保持对称直立的坐姿。②将食物及餐具放在便于使用的位置，必要时碗、盘应用吸盘固定。③用健手握持筷（勺）子，把筷（勺）子放进碗内，拨动筷（勺）子把食物送进口中，咀嚼、吞咽食物。④帮助患者用健手把食物放在患手中，再由患手将食物放于口中，以训练健、患手功能的转换。⑤当患侧上肢恢复一定主动运动时，可用患手进食。⑥丧失抓握能力、协调性差或关节活动受限者，应将食具加以改良，如使用加长加粗的叉、勺，或将叉、勺用活套固定于手上，如图 12－10 所示。

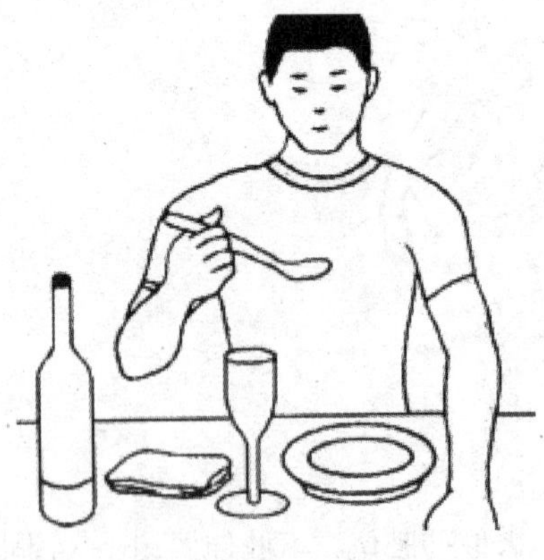

图 12－10　进食训练

2．饮水训练

①杯中倒入适量的温水，放于适当的位置。②可用患手持杯，健手帮助以稳定患手，端起后送至嘴边。③缓慢倾斜茶杯，倒少许温水于口中，咽下。④必要时用吸管饮水，如图 12－11 所示。

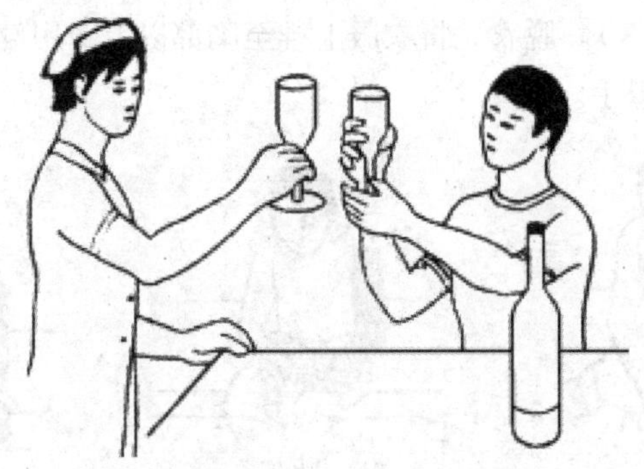

图 12-11　饮水训练

（二）穿脱衣服训练

衣物穿脱是日常生活中必需的动作。康复患者因功能障碍，造成衣物穿脱困难，只要患者能保持坐位平衡，有一定的协调性和准确性，就可以开始指导其进行穿脱衣物训练，以帮助其尽快获得独立生活的能力。下面以偏瘫患者为例介绍瘫痪患者穿脱衣服训练。训练方法如下。

1．穿脱开衫上衣

穿衣时，患者取坐位，健手找到衣领，将衣领朝前平铺在双膝上，患侧袖子垂直于双腿之间。用健手将患肢套进衣袖并拉至肩峰→健侧上肢转到身后，将另一侧衣袖拉到健侧斜上方→穿入健侧上肢→整理并系好扣子（图 12-12）。脱衣过程与穿衣相反，健手解开扣子→健手脱患侧衣服至肩下→脱健侧衣服至肩下→两侧自然下滑脱出健手→脱出患手。

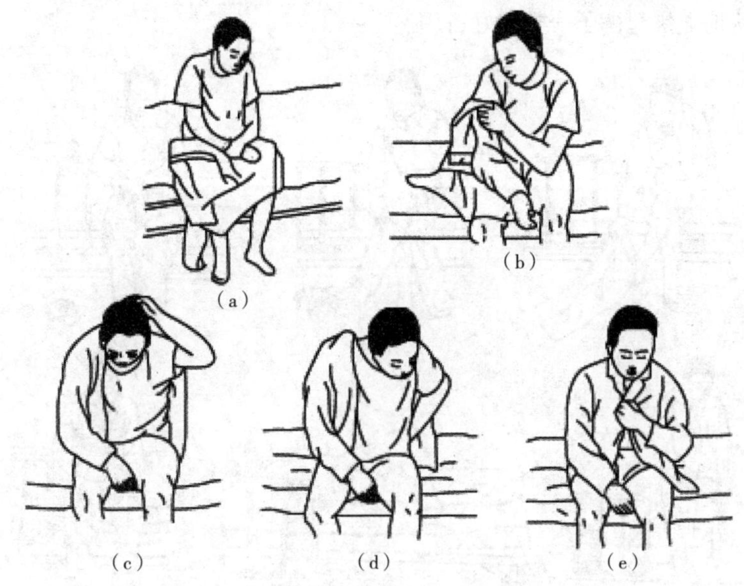

图 12-12　穿开衫衣服

2．穿脱套头上衣

穿衣时，患者取坐位，健手将衣服平铺在健侧大腿上，领子放于远端，患侧袖子垂直于双腿之间。健手将患肢套进袖子并拉到肘以上→穿健侧袖子→健手将套头衫背面举过头顶，套过头部，整好衣服（图 12-13）。脱衣先将衣服上推至胸部以上→用健手拉住衣服背部→从头转到前面→脱出健手→脱出患手。

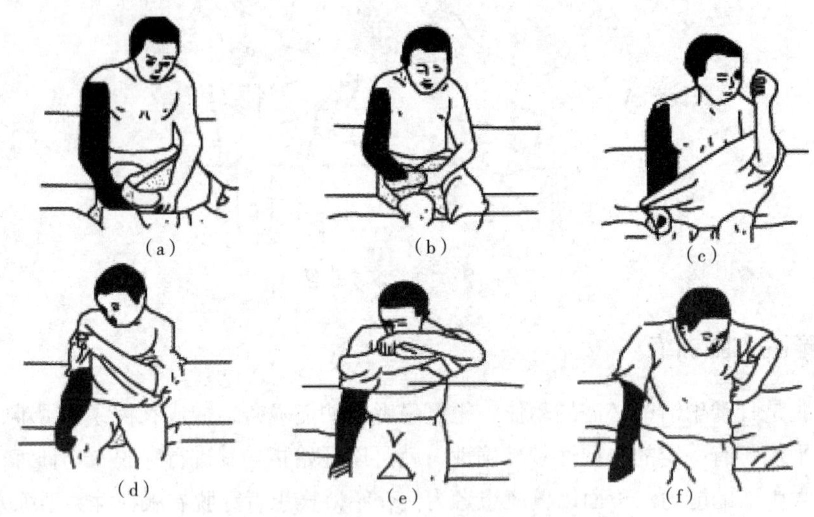

图 12-13 穿套头衫衣服

3．穿脱裤子

穿裤子时，患者取坐位，健手置于腘窝处将患腿抬起放在健腿上。健手穿患侧裤腿，拉至膝以上→放下患腿，全脚掌着地→穿健侧裤腿，拉至膝上→抬臀或站起向上拉至腰部→整理系紧腰带（图 12-14）。脱裤子时，患者站立位，松开腰带，裤子自然下落→坐下抽出健腿→抽出患腿→健腿从地上挑起裤子→整理好备用。

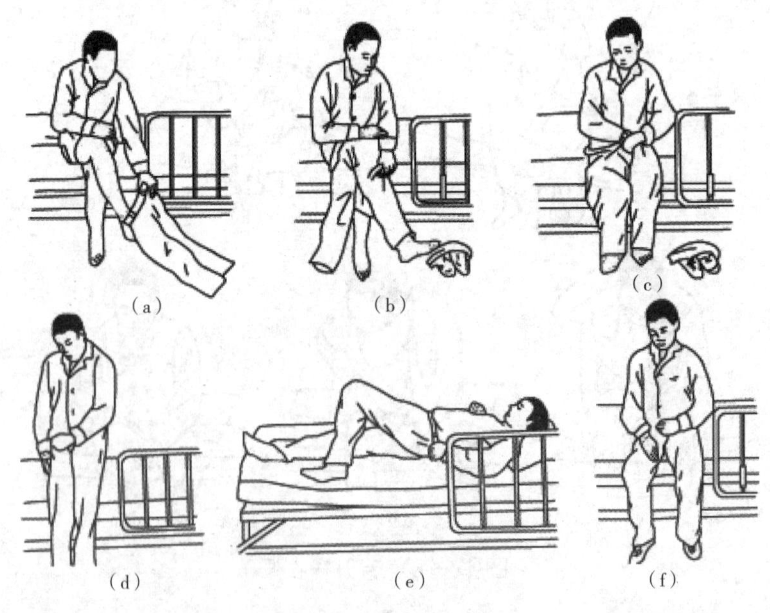

图 12-14 穿裤子

4．穿脱鞋袜

穿鞋或穿袜子时，患者取坐位，双手交叉将患腿抬起放在健腿上→健手为患足穿鞋或穿袜

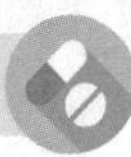

子→放下患腿，全脚掌着地，身体重心转移至患侧→将健腿放患腿上→穿好健足鞋或袜子（图12－15）。脱鞋或脱袜子顺序与穿时相反。

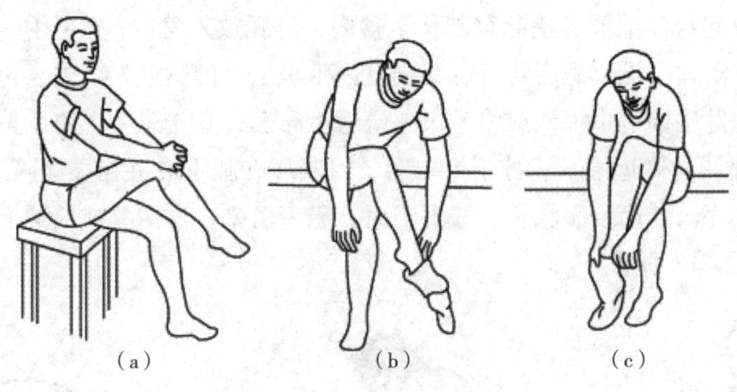

图 12－15　穿袜子

（三）个人卫生训练

清洁卫生是人不可缺少的需要。全身皮肤的清洁，对于调节体温和预防并发症具有重要意义。康复患者生活不能自理，大多体现在不能解决个人卫生问题上，这不但对健康不利，且对个人形象也有影响。因此，当患者能在轮椅上坚持坐位 30 分钟以上，健侧肢体肌力良好时，应尽快进行个人卫生训练，其训练方法如下。

1．洗脸、洗手、剪指甲等训练

①患者坐在洗脸池前，健手打开水龙头放水，调节水温。用健手洗脸、洗患手及前臂。洗健手时，患手贴在水池边伸开放置，将毛巾固定在水池边缘，涂过香皂后，健手及前臂在患手或毛巾上擦洗。拧毛巾时，将毛巾套在水龙头上或患前臂上，用健手将两端合拢，向一个方向拧干。②打开牙膏盖时，可借助身体将物体固定（如用膝夹住），健手将盖旋开，刷牙的动作由健手完成，必要时可用电动牙刷代替。③清洗义齿或指甲，用带有吸盘的毛刷、指甲锉等，固定在水池边缘清洗。④剪指甲时，可将指甲剪固定在木板上进行操作，如图 12－16 所示。

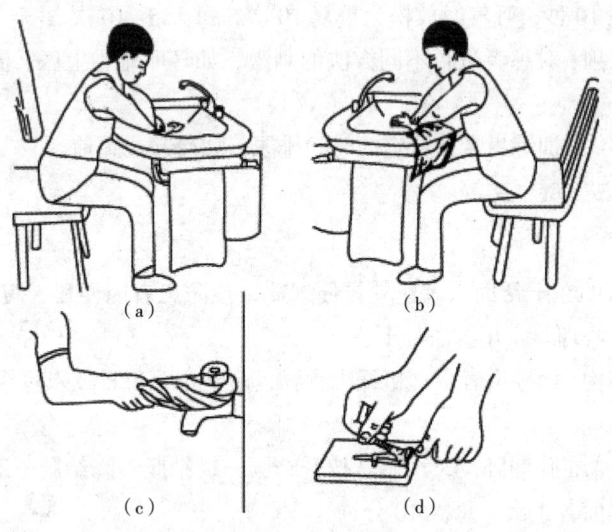

图 12－16　洗脸、洗手、剪指甲

2. 洗澡训练

①盆浴时，患者坐在紧靠浴盆的椅子上，脱去衣物，用双手托住患腿放入盆内，再用健手握住盆沿，健腿撑起身体前倾，抬起臀部移至盆内，健腿放入盆内；亦可用一块木板，下面拧两个橡皮柱固定在浴盆一端，患者将臀部移向盆内木板上，健腿放入盆内，再帮助患腿放入盆内。②洗涤时，用健手握毛巾擦洗或将毛巾一端缝上布套，套于患臂上协助擦洗，也可借用长柄海绵球擦洗背部和身体远端。③拧干毛巾时，将其压在腿下或夹在患侧腋下，用健手拧干。④洗毕，出浴盆顺序与前面步骤相反。⑤淋浴时，患者可坐在淋浴凳或椅子上，这样洗澡相对容易进行，如图 12－17 所示。

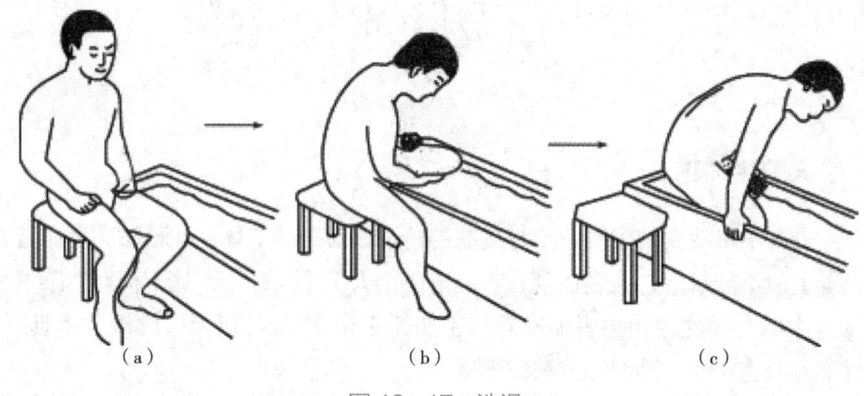

图 12－17　洗澡

（四）排泄功能训练

1. 排尿功能训练

排尿功能训练目的在于恢复排尿反射，重建排尿规律，预防尿路感染，保护肾脏功能。患者应早期训练，循序渐进，每 2~5 小时 1 次，每次 10~15 分钟。常用的方法如下。

（1）盆底肌训练：指导患者放松腹肌、下肢肌肉，不收缩臀部肌肉，在吸气时持续主动收缩会阴及肛门括约肌 10 秒，呼气时放松，重复 10 次，每天 5~10 次。

（2）诱发排尿反射：对患者进行不同方法的刺激，如轻叩耻骨上区、温水冲洗会阴等，以诱导反射排尿。

（3）排尿习惯训练：训练患者在特定的时间排尿，如晨起或睡前。

（4）其他：手压法、屏气法等。

2. 排便功能训练

排便功能训练目的在于帮助患者建立排便规律，预防患者因便秘、腹泻等引起的并发症，也减少或消除其自卑心理。常用方法如下。

（1）调节饮食结构：指导患者多食粗纤维食物，多饮水，每日饮水量约 2 000 mL。

（2）排便习惯训练。

（3）腹部按摩：取屈膝仰卧位，用手掌按升结肠—横结肠—降结肠—乙状结肠顺序做环状按摩，每天晨起、睡前各 1 次，每次 10 分钟。

（五）立位转移

1. 扶持行走训练

扶持者应在患者患侧扶持，一手握住患侧手，另一手放于患者腰部，也可在患者腰间系带子或给予安全把手，与患者一起缓慢向前行走，如图 12－18 所示。

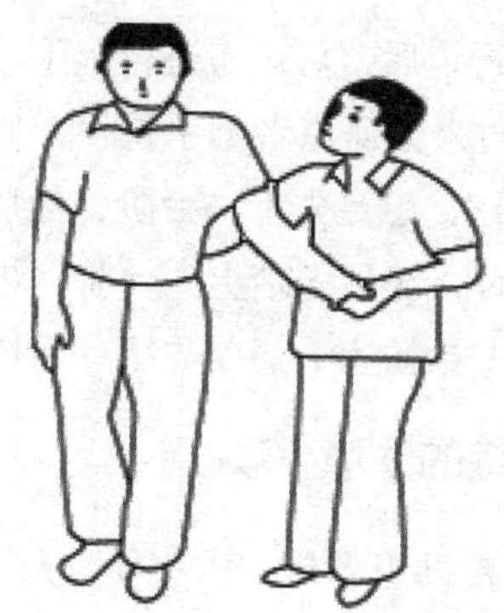

图 12－18 患侧扶持行走

2. 独立行走训练

行走时，一脚迈出，身体倾斜，重心转移至对侧下肢，两脚交替迈出，整个身体前进。患者也可在平行杠内练习行走，练习患肢和健肢交换支持体重，矫正步态，改善行走姿势，如图 12－19 所示。

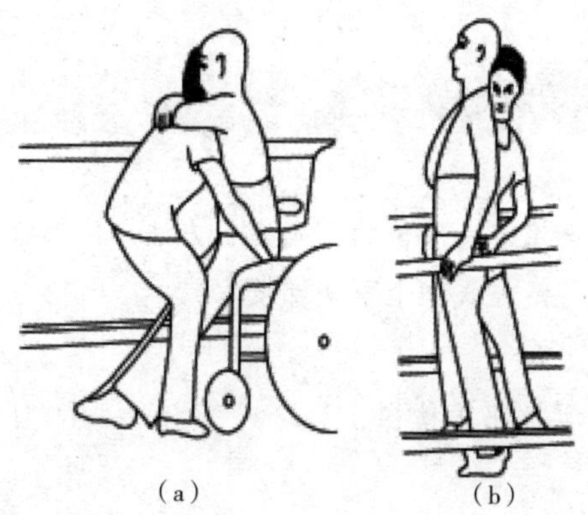

（a）　　（b）

图 12－19 患者平行杠内行走

3. 拐杖行走训练

拐杖训练是对于用义肢或瘫痪患者恢复行走能力的重要训练方法。首先训练患者上臂、腰腹部和背部肌肉力量，其次根据患者的身高及上肢长度选择合适拐杖，保持正确的持拐站姿后再持拐行走。持拐行走又分为双拐行走和单拐行走。

（1）双拐行走训练：将两个拐杖置于足趾前外侧 15～20 cm，屈肘 20°～30°，双肩下沉，将上肢肌力落于拐杖的横把上；背靠墙站立，将重心移至一侧拐杖，提起另一侧拐杖，随后同时提起双拐置于两腿前方，向前行走，再提起双拐置于更前方，将重心置于双拐上，用腰部力量来摆动身体向前行走。根据患者下肢的承受能力，持双拐行走可有两点式步态、三点式步态、四点式步态、迈至式步态、迈越式步态等多种方式。

（2）单拐行走训练：适用于偏瘫患者或一侧肢体受伤者。先健侧臂持杖，拐杖与患侧下肢同时向前迈步，再用健侧下肢承担重心，继而健侧下肢和另一臂摆动向前；或将健侧臂持杖前移，然后移病腿，再移健腿。

4. 上下楼梯训练

若患者已能够熟练地在平地上行走后，可试着进行上下楼梯训练。

（1）扶栏上下楼梯训练：上楼时，偏瘫患者健手扶栏，用健足先上一台阶，后将患足踏上与健足并行。下楼时，患者健手扶栏，患足先下一台阶，然后健足再下一个台阶与患足并行。

（2）拐杖上下楼梯训练：上楼时，健足先踏上一台阶，再将拐杖上移，然后患足跟上与健足并行。下楼时，先将拐杖立在下一台阶上，患足先下一台阶，然后健足跟上。

（六）日常生活活动能力训练的注意事项

（1）训练前做好各项准备，如帮助患者排空大小便，避免训练中排泄物污染训练器具；固定好各种导管，防止训练中脱落等。

（2）训练应由易到难，循序渐进，切勿急躁，可将日常生活活动的动作分解为若干个细小动作，反复练习，并注意保护，以防发生意外。

（3）训练时要提供充足的时间和必要的指导，护理人员要有极大的耐性，对患者的每一个微小进步，都应给予恰当的肯定和赞扬，以增强患者的信心。

（4）训练后要注意观察患者精神状态和身体状况，如是否过度疲劳、有无身体不适，以便及时处理。

实践——社区家庭康复技术指导训练

【目的】

通过实践，学生能够掌握患者良肢位的正确安置方法，能够训练患者穿脱衣服，并熟悉饮食训练技术、患者扶持拐杖行走方式和上下楼梯技术。

【内容】

1.利用拐杖步行方式，并能上下楼梯。

2.良肢位的安置。

3.穿脱衣服训练。练习开身上衣、套头上衣、裤子、鞋和袜子的穿脱方法。

4.饮食训练。抓握餐具、送食入口、咀嚼和吞咽动作。

【过程与方法】

1.准备。学生着装规范，课前将学生分组，7~8人/组；用物需备齐枕头、拐杖、病员服、餐具（如碗、碟、特制长把勺、特制筷子、穿袜器等）；环境宽敞明亮、安全、无障碍。

2.教师示范。示范持拐行走和上下楼梯的方式；良肢位的安置；穿脱开身上衣、套头上衣、裤子、鞋和袜子；进食训练的操作步骤及注意事项。

3.分组练习。每组学生在小组长的带领下，扮演角色，相互练习各项操作。教师巡视指导，强调安全，规范操作并及时纠正不足。

4.归纳总结。教师强调本次实训的重点及难点，纠正学生在操作中存在的共性问题。

【注意事项】

1.遵守社区卫生医院和社区的各项规定，遵守纪律。

2.保护患者隐私，爱护患者，爱护患者财产。

3.注意安全。

思考与练习

一、名词解释

1.社区康复

2.社区康复护理

二、填空题

1.髋关节的运动训练方法包括______、______、______和______。

2.临床常用的日常生活活动能力评定量表主要有______和______。

3. WHO 的残疾分类把残疾分为______、______和______3类。

三、单项选择题

1.康复护理的目的是（ ）。

A. 减轻痛苦，促进康复
B. 使患者尽量减少继发性功能障碍
C. 提高生存质量
D. 重返家庭，回归社会
E. 以上均是

2.能完成全范围活动并能抗中等阻力时的肌力应为（ ）级。

A. 1 B. 2 C. 3 D. 4
E. 5

3.肩关节外展的正常范围是（ ）。

A. 0°~120° B. 0°~130° C. 0°~160° D. 0°~170°
E. 0°~180°

4.日常生活活动能力的自理活动不包括（ ）。

A. 穿衣 B. 进食 C. 修饰 D. 做饭
E. 洗浴

四、简答题

1.简述社区康复护理的主要内容。

2.简述日常生活活动能力训练的原则。

参考文献

[1] 周建军，张大凯. 社区卫生服务 [M]. 北京：高等教育出版社，2013.
[2] 邹金梅，刘佳美. 社区护理学 [M]. 北京：中国协和医科大学出版社，2013.
[3] 李春玉. 社区护理学 [M]. 3 版. 北京：人民卫生出版社，2012.
[4] 陈佩云，周恒忠. 社区护理学 [M]. 北京：人民军医出版社，2012.
[5] 冯先琼. 护理学导论 [M]. 2 版. 北京：人民卫生出版社，2006.
[6] 马小琴，王爱红. 社区护理学 [M]. 2 版. 北京：中国中医药出版社，2012.
[7] 韩丽沙. 护理学导论 [M]. 北京：中国中医药出版社，2012.
[8] 程云. 护理学导论 [M]. 北京：人民卫生出版社，2012.
[9] 颜巧元. 护理论文写作大全 [M]. 2 版. 北京：人民军医出版社，2011.
[10] 潘敏. 康复护理学 [M]. 北京：人民卫生出版社，2011.
[11] 陈锦治. 社区护理 [M]. 2 版. 北京：人民卫生出版社，2008.
[12] 沈健，王利群. 社区护理 [M]. 郑州：郑州大学出版社，2011.
[13] 尚少梅. 社区护理学 [M]. 北京：中央广播电视大学出版社，2011.
[14] 柳雪琴. 社区护理 [M]. 北京：军事医学科学出版社，2011.
[15] 吕康. 社区护理 [M]. 北京：科学出版社，2011.
[16] 吕广梅. 护理学导论 [M]. 南京：江苏科学技术出版社，2011.
[17] 冯正义. 社区护理 [M]. 上海：复旦大学出版社，2003.
[18] 朱启星，杨永坚. 预防保健学 [M]. 2 版. 合肥：安徽大学出版社，2008.
[19] 李小妹. 社区护理学 [M]. 北京：高等教育出版社，2010.
[20] 汪鑫. 预防医学案例版 [M]. 北京：科学出版社，2010.
[21] 李明子. 社区护理学 [M]. 北京：北京大学医学出版社，2006.
[22] 郭延庆. 精神障碍护理学 [M]. 2 版. 长沙：湖南科学技术出版社，2009.
[23] 杨永朝，孙振海，等. 实用公共卫生学 [M]. 北京：中国石化出版社，2009.
[24] 陈小杭. 急救护理学 [M]. 北京：北京大学医学出版社，2009.
[25] 黄艺仪. 现代急诊急救护理学 [M]. 北京：人民军医出版社，2008.
[26] 刘纯燕. 社区护理学 [M]. 长沙：湖南科学技术出版社，2001.
[27] 陈佩云. 社区护理学 [M]. 北京：人民军医出版社，2007.
[28] 赵秋利. 社区护理学 [M]. 北京：人民卫生出版社，2007.
[29] 傅一明. 急救护理学 [M]. 2 版. 北京：人民卫生出版社，2008.
[30] 黄惟清. 社区护理学 [M]. 北京：人民卫生出版社，2004.
[31] 郝伟. 精神病学 [M]. 2 版. 北京：人民卫生出版社，2004.
[32] 王正伦. 预防医学 [M]. 北京：北京大学医学出版社，2004.

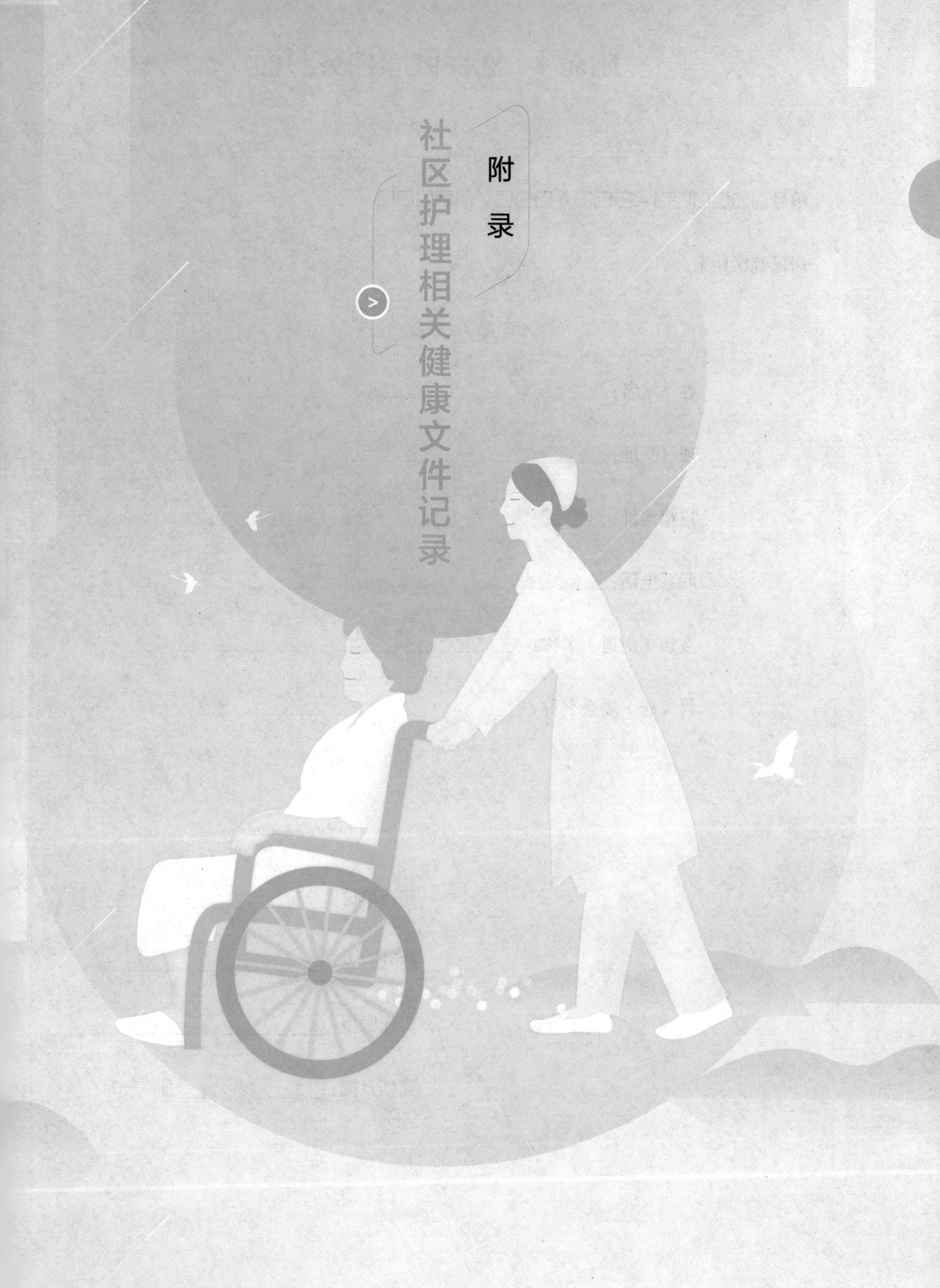
附录
社区护理相关健康文件记录

附录1　居民健康档案封面

编号□□□□□□-□□□-□□□-□□□□□

居民健康档案

姓　　名：________________

现 住 址：________________

户籍地址：________________

联系电话：________________

乡镇（街道）名称：________________

村（居）委会名称：________________

建档单位：________________

建 档 人：________________

责任医生：________________

建档日期：______年____月____日

附录2 个人基本信息表

姓名: 编号□□□-□□□□□

<table>
<tr><td>性 别</td><td colspan="3">0.未知的性别 1.男 2.女 9.未说明的性别 □</td><td>出生日期</td><td>□□□□ □□ □□</td></tr>
<tr><td>身份证号</td><td colspan="2"></td><td>工作单位</td><td colspan="2"></td></tr>
<tr><td>本人电话</td><td></td><td>联系人姓名</td><td></td><td>联系人电话</td><td></td></tr>
<tr><td>常住类型</td><td colspan="2">1.户籍 2.非户籍 □</td><td>民 族</td><td colspan="2">1.汉族 2.少数民族________ □</td></tr>
<tr><td>血 型</td><td colspan="5">1.A 型 2.B 型 3.O 型 4.AB 型 5.不详 / RH 阴 性: 1.否 2.是 3.不 详 □/□</td></tr>
<tr><td>文化程度</td><td colspan="5">1.文盲及半文盲 2.小学 3.初中 4.高中 / 技校 / 中专 5.大学专科及以上 6.不详 □</td></tr>
<tr><td>职 业</td><td colspan="5">1.国家机关、党群组织、企业、事业单位负责人 2.专业技术人员 3.办事人员和有关人员
4.商业、服务业人员 5.农、林、牧、渔、水利业生产人员
6.生产、运输设备操作人员及有关人员 7.军人 8.不便分类的其他从业人员 □</td></tr>
<tr><td>婚姻状况</td><td colspan="5">1.未婚 2.已婚 3.丧偶 4.离婚 5.未说明的婚姻状况 □</td></tr>
<tr><td>医疗费用支付方式</td><td colspan="5">1.城镇职工基本医疗保险 2.城镇居民基本医疗保险 3.新型农村合作医疗 4.贫困救助
5.商业医疗保险 6.全公费 7.全自费 8.其他________ □/□/□</td></tr>
<tr><td>药物过敏史</td><td colspan="5">1.无 2.青霉素 3.磺胺 4.链霉素 5.其他________ □/□/□/□</td></tr>
<tr><td>暴露史</td><td colspan="5">1.无 2.化学品 3.毒物 4.射线 □/□/□</td></tr>
<tr><td rowspan="4">既往史</td><td>疾病</td><td colspan="4">1.无 2.高血压 3.糖尿病 4.冠心病 5.慢性阻塞性肺疾病
6.恶性肿瘤________ 7.脑卒中 8.重性精神疾病 9.结核病 10.肝炎
11.其他法定传染病 12.职业病________ 13.其他
□确诊时间 年 月 / □确诊时间 年 月 / □确诊时间 年 月
□确诊时间 年 月 / □确诊时间 年 月 / □确诊时间 年 月</td></tr>
<tr><td>手 术</td><td colspan="4">1.无 2.有: 名称 1________时间________名称 2________时间________</td></tr>
<tr><td>外 伤</td><td colspan="4">1.无 2.有: 名称 1________时间________名称 2________时间________</td></tr>
<tr><td>输 血</td><td colspan="4">1.无 2.有: 名称 1________时间________名称 2________时间________</td></tr>
<tr><td rowspan="3">家族史</td><td>父 亲</td><td>□/□/□/□/□/□___</td><td>母 亲</td><td colspan="2">□/□/□/□/□/□___</td></tr>
<tr><td>兄弟姐妹</td><td>□/□/□/□/□/□___</td><td>子 女</td><td colspan="2">□/□/□/□/□/□___</td></tr>
<tr><td colspan="5">1.无 2.高血压 3.糖尿病 4.冠心病 5.慢性阻塞性肺疾病 6.恶性肿瘤 7.脑卒中
8.重性精神疾病 9.结核病 10.肝炎 11.先天畸形 12.其他</td></tr>
<tr><td>遗传病史</td><td colspan="5">1.无 2.有: 疾病名称________ □</td></tr>
<tr><td>残疾情况</td><td colspan="5">1.无残疾 2.视力残疾 3.听力残疾 4.言语残疾 5.肢体残疾 6.智力残疾 7.精神残疾
8.其他残疾 □/□/□/□/□/□</td></tr>
<tr><td rowspan="5">生活环境</td><td>厨房排风设施</td><td colspan="4">1.无 2.油烟机 3.换气扇 4.烟囱 □</td></tr>
<tr><td>燃料类型</td><td colspan="4">1.液化气 2.煤 3.天然气 4.沼气 5.柴火 6.其他 □</td></tr>
<tr><td>饮水</td><td colspan="4">1.自来水 2.经净化过滤的水 3.井水 4.河湖水 5.塘水 6.其他 □</td></tr>
<tr><td>厕所</td><td colspan="4">1.卫生厕所 2.一格或二格粪池式 3.马桶 4.露天粪坑 5.简易棚厕 □</td></tr>
<tr><td>禽畜栏</td><td colspan="4">1.单设 2.室内 3.室外 □</td></tr>
</table>

填表说明

1.本表用于居民首次建立健康档案时填写。如果居民的个人信息有所变动，可在原条目处修改，并注明修改时间。

2.性别：按照国标分为未知的性别、男、女及未说明的性别。

3.出生日期：根据居民身份证的出生日期，按照年（4位）、月（2位）、日（2位）顺序填写，如19490101。

4.工作单位：应填写目前所在工作单位的全称。离退休者填写最后工作单位的全称；下岗待业或无工作经历者须具体注明。

5.联系人姓名：填写与建档对象关系紧密的亲友姓名。

6.民族：少数民族应填写全称，如彝族、回族等。

7.血型：在前一个“□”内填写与ABO血型对应编号的数字；在后一个“□”内填写是否为“RH阴性”对应编号的数字。

8.文化程度：填写截至建档时间，本人接受国内外教育所取得的最高学历或与现有水平相当的学历。

9.药物过敏史：表中药物过敏主要列出青霉素、磺胺或链霉素过敏，如有其他药物过敏，请在其他栏中写明名称，可以多选。

10.既往史：本项包括疾病史、手术史、外伤史和输血史。

（1）疾病：填写现在和过去曾经患过的某种疾病，包括建档时还未治愈的慢性病或某些反复发作的疾病，并写明确诊时间，如有恶性肿瘤，请写明具体的部位或疾病名称，如有职业病，请填写具体名称。对于经医疗单位明确诊断的疾病都应以一级及以上医院的正式诊断为依据，有病史卡的以卡上的疾病名称为准，没有病史卡的应有证据证明是经过医院明确诊断的。可以多选。

（2）手术：填写曾经接受过的手术治疗。如有，应填写具体手术名称和手术时间。

（3）外伤：填写曾经发生的后果比较严重的外伤经历。如有，应填写具体外伤名称和发生时间。

（4）输血：填写曾经接受过的输血情况。如有，应填写具体输血原因和发生时间。

11.家族史：本项指直系亲属（父亲、母亲、兄弟姐妹、子女）中是否患过所列出的具有遗传性或遗传倾向的疾病或症状。有则选择具体疾病名称对应编号的数字，没有列出的请在“________”上写明。可以多选。

12.生活环境：农村地区在建立居民健康档案时需根据实际情况选择填写此项。

附录 3 健康体检表

姓名：

编号□□□－□□□□□

体检日期	年 月 日		责任医生		
内容	检 查 项 目				
症状	1.无症状 2.头痛 3.头晕 4.心悸 5.胸闷 6.胸痛 7.慢性咳嗽 8.咳痰 9.呼吸困难 10.多饮 11.多尿 12.体重下降 13.乏力 14.关节肿痛 15.视力模糊 16.手脚麻木 17.尿急 18.尿痛 19.便秘 20.腹泻 21.恶心呕吐 22.眼花 23.耳鸣 24.乳房胀痛 25.其他________ □/□/□/□/□/□/□/□/□/□				
一般状况	体温	℃	脉率		次/分
	呼吸频率	次/分	血压	左侧	/ mmHg
				右侧	/ mmHg
	身高	cm	体重		kg
	腰围	cm	体质指数（BMI）		kg/m^2
	老年人健康状态自我评估＊	1.满意 2.基本满意 3.说不清楚 4.不太满意 5.不满意 □			
	老年人生活自理能力自我评估＊	1.可自理（0~3 分）2.轻度依赖（4~8 分） 3.中度依赖（9~18 分）4.不能自理（≥ 19 分） □			
	老年人认知功能＊	1.粗筛阴性 2.粗筛阳性，简易智力状态检查，总分______ □			
	老年人情感状态＊	1.粗筛阴性 2.粗筛阳性，老年人抑郁评分检查，总分______ □			
生活方式	体育锻炼	锻炼频率	1.每天 2.每周一次以上 3.偶尔 4.不锻炼 □		
		每次锻炼时间	min	坚持锻炼时间	年
		锻炼方式			
	饮食习惯	1.荤素均衡 2.荤食为主 3.素食为主 4.嗜盐 5.嗜油 6.嗜糖 □/□/□			
	吸烟情况	吸烟状况	1.从不吸烟 2.已戒烟 3.吸烟 □		
		日吸烟量	平均 支		
		开始吸烟年龄	岁	戒烟年龄	岁
	饮酒情况	饮酒频率	1.从不 2.偶尔 3.经常 4.每天 □		
	日饮酒量	平均 克			
	是否戒酒	1.未戒酒 2.已戒酒，戒酒年龄：______岁 □			
	开始饮酒年龄	岁	近一年内是否曾醉酒	1.是 2.否 □	
	饮酒种类	1.白酒 2.啤酒 3.红酒 4.黄酒 5.其他 □/□/□/□			
	职业病危害因素接触史	1.无 2.有（工种______从业时间______年） 毒物种类 粉尘______防护措施 1.无 2.有______ □ 放射物质______防护措施 1.无 2.有______ □ 物理因素______防护措施 1.无 2.有______ □ 化学物质______防护措施 1.无 2.有______ □ 其他______防护措施 1.无 2.有______ □			

续表

体检日期	年　月　日	责任医生	
内容		检查项目	
脏器功能	口腔	口唇 1.红润　2.苍白　3.发绀　4.皲裂　5.疱疹 齿列 1.正常　2.缺齿　3.龋齿　4.义齿（假牙） 咽部 1.无充血　2.充血　3.淋巴滤泡增生	□□□
	视力	左眼__________右眼__________ （矫正视力：左眼__________右眼__________）	
	听力	1.听见　2.听不清或无法听见	□
	运动功能	1.可顺利完成　2.无法独立完成其中任何一个动作	□
查体	眼底＊	1.正常　2.异常	□
	皮肤	1.正常　2.潮红　3.苍白　4.发绀　5.黄染　6.色素沉着　7.其他__________	□
	巩膜	1.正常　2.黄染　3.充血　4.其他__________	□
	淋巴结	1.未触及　2.锁骨上　3.腋窝　4.其他__________	□
	肺	桶状胸：1.否　2.是 呼吸音：1.正常　2.异常__________ 啰　音：1.无　2.干啰音　3.湿啰音　4.其他__________	□ □ □
	心脏	心率__________次/分　心律：1.齐　2.不齐　3.绝对不齐 杂音：1.无　2.有	□ □
	腹部	压痛：1.无　2.有__________ 包块：1.无　2.有__________ 肝大：1.无　2.有__________ 脾大：1.无　2.有__________ 移动性浊音：1.无　2.有__________	□ □ □ □ □
	下肢水肿	1.无　2.单侧　3.双侧不对称　4.双侧对称	□
	足背动脉搏动	1.未触及　2.触及双侧对称　3.触及左侧弱或消失　4.触及右侧弱或消失	□
	肛门指诊＊	1.未见异常　2.触痛　3.包块　4.前列腺异常　5.其他__________	□
	乳腺＊	1.未见异常　2.乳房切除　3.异常泌乳　4.乳腺包块　5.其他__________	□/□/□/□
	妇科＊	外阴　1.未见异常　2.异常__________	□
		阴道　1.未见异常　2.异常__________	□
		宫颈　1.未见异常　2.异常__________	□
		宫体　1.未见异常　2.异常__________	□
		附件　1.未见异常　2.异常__________	□
	其他＊		

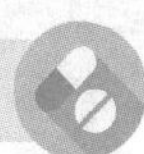

续表

<table>
<tr><td colspan="2">体检日期</td><td>年　　月　　日</td><td>责任医生</td><td></td></tr>
<tr><td>内容</td><td colspan="4">检　查　项　目</td></tr>
<tr><td rowspan="16">辅助检查</td><td>血常规＊</td><td colspan="3">血红蛋白________g/L 白细胞________ $\times 10^9$/L
血小板________ $\times 10^9$/L 其他________</td></tr>
<tr><td>尿常规＊</td><td colspan="3">尿蛋白________尿糖________尿酮体________
尿潜血________其他________</td></tr>
<tr><td>空腹血糖＊</td><td colspan="3">________mmol/L 或________mg/dL</td></tr>
<tr><td>心电图＊</td><td colspan="3">1.正常 2.异常 □</td></tr>
<tr><td>尿微量白蛋白＊</td><td colspan="3">________mg/dL</td></tr>
<tr><td>大便潜血＊</td><td colspan="3">1.阴性 2.阳性 □</td></tr>
<tr><td>糖化血红蛋白＊</td><td colspan="3">________%</td></tr>
<tr><td>乙型肝炎表面抗原＊</td><td colspan="3">1.阴性 2.阳性 □</td></tr>
<tr><td>肝功能＊</td><td colspan="3">血清谷丙转氨酶________U/L　血清谷草转氨酶________U/L
白蛋白________g/L　总胆红素________μmol/L
结合胆红素________μmol/L</td></tr>
<tr><td>肾功能＊</td><td colspan="3">血清肌酐________μmol/L　血尿素氮________mmol/L
血钾浓度________mmol/L　血钠浓度________mmol/L</td></tr>
<tr><td>血脂＊</td><td colspan="3">总胆固醇________mmol/L
甘油三酯________mmol/L
血清低密度脂蛋白胆固醇________mmol/L
血清高密度脂蛋白胆固醇________mmol/L</td></tr>
<tr><td>胸部X线片＊</td><td colspan="3">1.正常　2.异常________ □</td></tr>
<tr><td>B超＊</td><td colspan="3">1.正常　2.异常________ □</td></tr>
<tr><td>宫颈涂片＊</td><td colspan="3">1.正常　2.异常________ □</td></tr>
<tr><td>其他＊</td><td colspan="3"></td></tr>
<tr><td rowspan="9">中医体质辨识＊</td><td>平和质</td><td colspan="3">1.是　2.基本是 □</td></tr>
<tr><td>气虚质</td><td colspan="3">1.是　2.倾向是 □</td></tr>
<tr><td>阳虚质</td><td colspan="3">1.是　2.倾向是 □</td></tr>
<tr><td>阴虚质</td><td colspan="3">1.是　2.倾向是 □</td></tr>
<tr><td>痰湿质</td><td colspan="3">1.是　2.倾向是 □</td></tr>
<tr><td>湿热质</td><td colspan="3">1.是　2.倾向是 □</td></tr>
<tr><td>血瘀质</td><td colspan="3">1.是　2.倾向是 □</td></tr>
<tr><td>气郁质</td><td colspan="3">1.是　2.倾向是 □</td></tr>
<tr><td>特禀质</td><td colspan="3">1.是　2.倾向是 □</td></tr>
</table>

续表

<table>
<tr><td colspan="2">体检日期</td><td colspan="2">年　月　日</td><td colspan="2">责任医生</td><td></td></tr>
<tr><td>内容</td><td colspan="6">检　查　项　目</td></tr>
<tr><td rowspan="7">现存主要健康问题</td><td>脑血管疾病</td><td colspan="5">1.未发现　2.缺血性卒中　3.脑出血　4.蛛网膜下腔出血　5.短暂性脑缺血发作　6.其他________　□/□/□/□/□</td></tr>
<tr><td>肾脏疾病</td><td colspan="5">1.未发现　2.糖尿病肾病　3.肾功能衰竭　4.急性肾炎　5.慢性肾炎　6.其他________　□/□/□/□/□</td></tr>
<tr><td>心脏疾病</td><td colspan="5">1.未发现　2.心肌梗死　3.心绞痛　4.冠状动脉血运重建　5.充血性心力衰竭　6.心前区疼痛　7.其他________　□/□/□/□/□</td></tr>
<tr><td>血管疾病</td><td colspan="5">1.未发现　2.夹层动脉瘤　3.动脉闭塞性疾病　4.其他________　□/□/□</td></tr>
<tr><td>眼部疾病</td><td colspan="5">1.未发现　2.视网膜出血或渗出　3.视盘水肿　4.白内障　5.其他__　□/□/□</td></tr>
<tr><td>神经系统疾病</td><td colspan="5">1.未发现　2.有________　□</td></tr>
<tr><td>其他系统疾病</td><td colspan="5">1.未发现　2.有________　□</td></tr>
<tr><td rowspan="6">住院治疗情况</td><td rowspan="3">住院史</td><td>入／出院日期</td><td>原因</td><td>医疗机构名称</td><td colspan="2">病案号</td></tr>
<tr><td>/</td><td></td><td></td><td colspan="2"></td></tr>
<tr><td>/</td><td></td><td></td><td colspan="2"></td></tr>
<tr><td rowspan="3">家庭病床史</td><td>建／撤床日期</td><td>原因</td><td>医疗机构名称</td><td colspan="2">病案号</td></tr>
<tr><td>/</td><td></td><td></td><td colspan="2"></td></tr>
<tr><td>/</td><td></td><td></td><td colspan="2"></td></tr>
<tr><td rowspan="7">主要用药情况</td><td>药物名称</td><td>用法</td><td>用量</td><td>用药时间</td><td colspan="2">服药依从性
1.规律　2.间断　3.不服药</td></tr>
<tr><td>1</td><td></td><td></td><td></td><td colspan="2">□</td></tr>
<tr><td>2</td><td></td><td></td><td></td><td colspan="2">□</td></tr>
<tr><td>3</td><td></td><td></td><td></td><td colspan="2">□</td></tr>
<tr><td>4</td><td></td><td></td><td></td><td colspan="2">□</td></tr>
<tr><td>5</td><td></td><td></td><td></td><td colspan="2">□</td></tr>
<tr><td>6</td><td></td><td></td><td></td><td colspan="2">□</td></tr>
<tr><td rowspan="4">非免疫规划预防接种史</td><td>名称</td><td>接种日期</td><td colspan="4">接种机构</td></tr>
<tr><td>1</td><td></td><td colspan="4"></td></tr>
<tr><td>2</td><td></td><td colspan="4"></td></tr>
<tr><td>3</td><td></td><td colspan="4"></td></tr>
<tr><td>健康评价</td><td colspan="6">1.体检无异常
2.有异常
异常1
异常2
异常3
异常4</td></tr>
<tr><td>健康指导</td><td colspan="3">1.纳入慢性病患者健康管理
2.建议复查
3.建议转诊
□/□/□/□</td><td colspan="3">危险因素控制：
1.戒烟　2.健康饮酒　3.饮食　4.锻炼
5.减体重（目标________）　6.建议接种疫苗
7.其他________　□/□/□/□/□/□</td></tr>
</table>

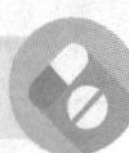

填表说明

1.本表用于居民首次建立健康档案时填写，是老年人，高血压、2 型糖尿病和重性精神疾病患者等的年度健康检查表。

2.表中带有 * 号的项目，在为一般居民建立健康档案时不作为免费检查项目，不同重点人群的免费检查项目按照各专项服务规范的要求执行。

3.一般状况

体质指数 = 体重（kg）/［身高（m）］^{2}。

（1）老年人生活自理能力自我评估：65 岁及以上老年人需填写此项，详见老年人健康管理服务规范附表。

（2）老年人认知功能粗筛方法：告诉被检查者“我将要说 3 件物品的名称（如铅笔、卡车、书），请您立刻重复”。过 1 分钟后请其再次重复。如被检查者无法立即重复或 1 分钟后无法完整回忆 3 件物品名称为粗筛阳性，需进行“简易智力状态检查量表”检查。

（3）老年人情感状态粗筛方法：询问被检查者“你经常感到伤心或抑郁吗”或“你的情绪怎么样”。如回答“是”或“我想不是十分好”，为粗筛阳性，需进行“老年抑郁量表”检查。

4.生活方式

（1）体育锻炼：本项指居民主动进行的体育锻炼，即有意识地为强身健体而进行的活动。不包括因工作或其他需要而必须进行的活动，如为上班骑自行车、做强体力工作等。锻炼方式填写最常采用的具体锻炼方式。

（2）吸烟情况：“从不吸烟者”不必填写“日吸烟量”“开始吸烟年龄”“戒烟年龄”等。

饮酒情况：“从不饮酒者”不必填写其他有关饮酒情况项目。“日饮酒量”应折合相当于白酒“××克”。白酒 50 克折合葡萄酒 200 克、黄酒 250 克、啤酒 1 瓶、果酒 200 克。

（3）职业病危害因素接触史：本项指因患者职业原因造成的粉尘、放射物质、物理因素、化学物质的接触情况。如有，需填写具体粉尘、放射物质、物理因素、化学物质的名称或填不详。

5.脏器功能

（1）视力：填写采用对数视力表测量后的具体数值，对佩戴眼镜者，可戴其平时所用眼镜测量矫正视力。

（2）听力：在被检查者耳旁轻声耳语“你叫什么名字”（注意检查时检查者的脸应在被检查者视线之外），判断被检查者听力状况。

（3）运动功能：请被检查者完成“两手触枕后部”“捡起这支笔”“从椅子上站起，行走几步，转身，坐下”的动作，判断被检查者运动功能。

6.查体

如有异常请在横线上具体说明，如可触及的淋巴结部位、个数；心脏杂音描述；肝脾肋下触诊大小等。建议有条件的地区开展眼底检查，特别是针对高血压或糖尿病患者。

（1）眼底：如果有异常，具体描述异常结果。

（2）足背动脉搏动：糖尿病患者必须进行此项检查。

（3）乳腺：检查外观有无异常，有无异常泌乳及包块。

（4）外阴：记录发育情况及婚产式（未婚、已婚未产或经产式），如有异常情况请具体描述。

（5）阴道：记录是否通畅，黏膜情况，分泌物量、色、性状及有无异味等。

（6）宫颈：记录大小、质地、有无糜烂、撕裂、息肉、腺囊肿；有无接触性出血、举痛等。

（7）宫体：记录位置、大小、质地、活动度；有无压痛等。

（8）附件：记录有无块物、增厚或压痛；若扪及块物，记录其位置、大小、质地；表面光滑与否、活动度、有无压痛及与子宫及盆壁关系。左右两侧分别记录。

7.辅助检查

该项目根据各地实际情况及不同人群情况，有选择地开展。老年人、高血压、2 型糖尿病和重性精神疾病患者的免费辅助检查项目按照各专项规范要求执行。

尿常规中的“尿蛋白、尿糖、尿酮体、尿潜血”可以填写定性检查结果，阴性填“-”，阳性根据检查结果填写“+”“++”“+++”或“++++”，也可以填写定量检查结果，定量结果需写明计量单位。

大便潜血、肝功能、肾功能、胸部 X 线片、B 超检查结果若有异常，请具体描述异常结果，其中 B 超写明检查的部位。

表中列出的检查项目以外的辅助检查结果填写在“其他”一栏。

8.中医体质辨识

该项由有条件的地区基层医疗卫生机构中医医务人员或经过培训的其他医务人员填写。根据不同的体质辨识，提供相应的健康指导。

体质辨识方法：采用量表的方法，依据中华中医药学会颁布的《中医体质分类与判定标准》进行测评。

9.现存主要健康问题

本项指曾经出现或一直存在，并影响目前身体健康状况的疾病。可以多选（本栏内容老年人健康管理年度体检时不需填写）。

10.住院治疗情况

本项指最近 1 年内的住院治疗情况，应逐项填写。日期填写年月，年份必须写 4 位。如因慢性病急性发作或加重而住院 / 家庭病床，请特别说明。医疗机构名称应写全称。

11.主要用药情况（老年人健康管理年度体检时不需填写“服药依从性”一栏）

对长期服药的慢性病患者了解其最近 1 年内的主要用药情况，西药填写化学名（通用名）而非商品名，中药填写药品名称或中药汤剂，用法、用量按医嘱填写。用药时间指在此时间段内一共服用此药的时间，单位为年、月或天。服药依从性是指对此药的依从情况；“规律”为按医嘱服药；“间断”为未按医嘱服药，频次或数量不足；“不服药”即为医生开了处方，但患者未使用此药。

12.非免疫规划预防接种史

填写最近 1 年内接种的疫苗的名称、接种日期和接种机构。疫苗名称填写应完整准确。

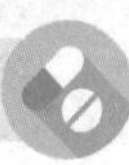

附录4 家庭基本情况

<table>
<tr><td>建档日期</td><td colspan="3"></td><td>家庭档案编号</td><td colspan="4"></td></tr>
<tr><td>建档单位</td><td></td><td colspan="2">建档医生</td><td></td><td>建档护士</td><td></td><td>责任医生</td><td></td></tr>
<tr><td>家庭详细地址</td><td colspan="3"></td><td>联系电话</td><td colspan="4"></td></tr>
<tr><td>户主姓名</td><td></td><td colspan="2">家庭人口数（户口数)</td><td>人</td><td>现住人口数</td><td colspan="3">人</td></tr>
<tr><td colspan="2">家庭平均月收入
（指全家成员年收入总和除以12）</td><td colspan="2">元</td><td>所属社区</td><td colspan="4"></td></tr>
<tr><td colspan="2">住房类型</td><td colspan="2">1.平房 2.楼房 □</td><td colspan="2">住房使用面积</td><td colspan="3">平方米</td></tr>
<tr><td colspan="2">家庭燃料类型</td><td colspan="7">1.煤气/天然气 2.电 3.煤炉 4.沼气 5.其他________ □</td></tr>
<tr><td colspan="2" rowspan="2">厕所类型</td><td colspan="2">居室内厕所</td><td colspan="5">1.水冲式 2.其他________ □</td></tr>
<tr><td colspan="2">居室外厕所</td><td colspan="5">1.完整下水道水冲式 2.粪便分离式
3.双瓮漏斗式 4.三联沼气式
5.三格化粪池式 6.其他________ □</td></tr>
<tr><td rowspan="7">家庭成员信息</td><td>序号</td><td>姓名</td><td>健康档案号</td><td>与户主关系</td><td colspan="2">主要健康问题</td><td colspan="2">档案存放地</td></tr>
<tr><td></td><td></td><td></td><td></td><td colspan="2"></td><td colspan="2"></td></tr>
<tr><td></td><td></td><td></td><td></td><td colspan="2"></td><td colspan="2"></td></tr>
<tr><td></td><td></td><td></td><td></td><td colspan="2"></td><td colspan="2"></td></tr>
<tr><td></td><td></td><td></td><td></td><td colspan="2"></td><td colspan="2"></td></tr>
<tr><td></td><td></td><td></td><td></td><td colspan="2"></td><td colspan="2"></td></tr>
<tr><td></td><td></td><td></td><td></td><td colspan="2"></td><td colspan="2"></td></tr>
</table>

附录5 居民健康档案信息卡

<table>
<tr><td>姓名</td><td></td><td>性别</td><td></td><td>出生日期</td><td>年 月 日</td></tr>
<tr><td>健康档案编号</td><td colspan="5">□□-□□□□□</td></tr>
<tr><td>ABO血型</td><td colspan="3">□A □B □O □AB</td><td>Rh血型</td><td>□Rh阴性 □Rh阳性 □不详</td></tr>
<tr><td colspan="6">慢性病患病情况：
□无 □高血压 □糖尿病 □脑卒中 □冠心病 □哮喘 □职业病 □其他疾病______</td></tr>
<tr><td colspan="6">过敏史：</td></tr>
</table>

（正面）

家庭住址		家庭电话	
紧急情况联系人		联系人电话	
建档机构名称		联系电话	
责任医生或护士		联系电话	
其他说明			

（反面）

填表说明

1.居民健康档案信息卡为正反两面，根据居民信息如实填写，应与健康档案对应项目的填写内容一致。

2.过敏史：过敏主要指青霉素、磺胺、链霉素过敏，如对其他药物或食物中的其他物质（如花粉、酒精、油漆等）过敏，请写明过敏物质名称。

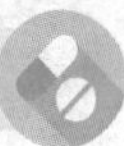

附录 6 预防接种卡

姓名： 编号□□□－□□□□□

性别： 出生日期： 年 月 日

监护人姓名： 与儿童关系： 联系电话：

家庭现住址： 县（区） 乡镇（街道）

户籍地址：1.同家庭地址 2. 省 市 县（区） 乡镇（街道）

迁入时间： 年 月 日 迁出时间： 年 月 日

迁出原因：

疫苗异常反应史：

接种禁忌：

传染病史：

建卡日期： 年 月 日 建卡人：

疫苗与剂次		接种日期	接种部位	疫苗批号	接种医生	备注
乙肝疫苗	1					
	2					
	3					
卡介苗脊髓灰质炎疫苗	1					
	2					
	3					
	4					
百白破疫苗	1					
	2					
	3					
	4					
白破疫苗						
麻风疫苗						
麻腮风疫苗	1					
	2					
麻腮疫苗						
麻疹疫苗	1					
	2					

续表

疫苗与剂次		接种日期	接种部位	疫苗批号	接种医生	备注
A 群流脑疫苗	1					
	2					
A+C 群流脑疫苗	1					
	2					
乙脑（减毒）活疫苗	1					
	2					
乙脑灭活疫苗	1					
	2					
	3					
	4					
甲肝减毒活疫苗						
甲肝灭活疫苗	1					
	2					
其他疫苗						

填表说明

1.姓名：根据儿童居民身份证的姓名填写。可暂缺，儿童取名后应及时补充记录。

2.出生日期：按照年（4位）、月（2位）、日（2位）顺序填写，如19490101。

3.监护人姓名：只填写一个，并在“与儿童关系”中注明母亲、父亲或其他关系。

4.家庭现住址：只填写至乡级。

5.户籍住址：若同家庭现住址，则在“同家庭现住址”前数字1上画“√”，若不同，请具体填写，只填写至乡级。

6.疫苗异常反应史、接种禁忌和传染病史：在每次接种前询问后填写。

7.每次完成接种后，接种医生应将接种日期、接种部位、疫苗批号、生产企业、接种单位等内容登记到预防接种证中，并及时签名；同时将接种日期、接种部位、疫苗批号、接种医生等内容登记到儿童预防接种卡中。其中，“接种部位”只填写注射用疫苗的接种部位：左侧用1表示，右侧用2表示。

8.“备注”栏用于记录某疫苗某剂次接种的其他重要信息，例如：接种乙肝疫苗的种类（酵母苗/CHO苗）、接种百白破疫苗的种类（全细胞苗/无细胞苗）、特殊情况下的不同接种剂量等。

9.接种其他疫苗时，按上述内容进行登记。

附录 7 新生儿家庭访视记录表

姓名： 编号□□□－□□□□□

<table>
<tr><td>性 别</td><td colspan="2">0.未知的性别 1.男 2.女 3.未说明的性别</td><td>出生日期</td><td></td></tr>
<tr><td>身份证号</td><td colspan="2"></td><td>家庭住址</td><td></td></tr>
<tr><td>父 亲</td><td></td><td></td><td></td><td></td></tr>
<tr><td>母 亲</td><td></td><td></td><td></td><td></td></tr>
<tr><td colspan="2">出生孕周________周</td><td colspan="3">母亲妊娠期患病情况 1.糖尿病 2.妊娠期高血压 3.其他</td></tr>
<tr><td colspan="2">助产机构名称________</td><td colspan="3">出生情况 1.顺产 2.胎头吸引 3.产钳 4.剖宫
5.双多胎 6.臀位 7.其他________</td></tr>
<tr><td colspan="3">新生儿窒息 1.无 2.有（Apgar 评分：1 分 5 分 不详）</td><td colspan="2">是否有畸形 1.无 2.有________</td></tr>
<tr><td colspan="5">新生儿听力筛查 1.通过 2.未通过 3.未筛查 4.不详</td></tr>
<tr><td colspan="5">新生儿疾病筛查 1.甲低 2.苯丙酮尿症 3.其他遗传代谢病________</td></tr>
<tr><td colspan="2">新生儿出生体重________kg</td><td colspan="2">目前体重________kg</td><td>出生身长________cm</td></tr>
<tr><td colspan="2">喂养方式 1.纯母乳 2.混合 3.人工</td><td colspan="2">＊吃奶量________mL/次</td><td>＊吃奶次数________次／日</td></tr>
<tr><td colspan="2">＊呕吐 1.无 2.有</td><td colspan="2">＊大便 1.糊状 2.稀</td><td>＊大便次数________次／日</td></tr>
<tr><td colspan="2">体温________℃</td><td colspan="2">脉率________次／分</td><td>呼吸频率________次／分</td></tr>
<tr><td colspan="2">面色 1.红润 2.黄疸 3.其他________</td><td colspan="3">黄疸部位 1.面部 2.躯干 3.四肢 4.手足</td></tr>
<tr><td colspan="5">前囟________cm×________cm 1.正常 2.膨隆 3.凹陷 4.其他________</td></tr>
<tr><td colspan="2">眼外观 1.未见异常 2.异常________</td><td colspan="3">四肢活动度 1.未见异常 2.异常________</td></tr>
<tr><td colspan="2">耳外观 1.未见异常 2.异常________</td><td colspan="3">颈部包块 1.无 2.有________</td></tr>
<tr><td colspan="2">鼻 1.未见异常 2.异常________</td><td colspan="3">皮肤 1.未见异常 2.湿疹 3.糜烂 4.其他________</td></tr>
<tr><td colspan="2">口腔 1.未见异常 2.异常________</td><td colspan="3">肛门 1.未见异常 2.异常________</td></tr>
<tr><td colspan="2">心肺听诊 1.未见异常 2.异常________</td><td colspan="3">外生殖器 1.未见异常 2.异常________</td></tr>
<tr><td colspan="2">腹部触诊 1.未见异常 2.异常________</td><td colspan="3">脊柱 1.未见异常 2.异常________</td></tr>
<tr><td colspan="5">脐带 1.未脱 2.脱落 3.脐部有渗出 4.其他________</td></tr>
<tr><td colspan="5">转诊建议 1.无 2.有
原因：
机构及科室：________</td></tr>
<tr><td colspan="5">指导 1.喂养指导 2.发育指导 3.防病指导 4.预防伤害指导 5.口腔保健指导</td></tr>
<tr><td colspan="3">本次访视日期 年 月 日</td><td colspan="2">下次随访地点</td></tr>
<tr><td colspan="3">下次随访日期 年 月 日</td><td colspan="2">随访医生签名</td></tr>
</table>

填表说明

1.姓名：填写新生儿的姓名。如没有取名则填写母亲姓名+之男或之女。

2.出生日期：按照年（4位）、月（2位）、日（2位）顺序填写，如19490101。

3.身份证号：填写新生儿身份证号，若无，可暂时空缺，待户口登记后再补填。

4.父亲、母亲情况：分别填写新生儿父母的姓名、职业、联系电话、出生日期。

5.出生孕周：本项指新生儿出生时母亲怀孕周数。

6.新生儿听力筛查：询问是否做过新生儿听力筛查，将询问结果相应在“通过”“未通过”“未筛查”上画“√”。若不清楚在“不详”上画“√”。

7.新生儿疾病筛查：询问是否做过新生儿甲低、新生儿苯丙酮尿症及其他遗传代谢病的筛查，筛查过的在相应疾病上面画“√”；若是其他遗传代谢病，将筛查的疾病名称填入。

8.喂养方式

（1）纯母乳喂养：母乳喂养指婴儿只吃母乳，不加任何其他食品，但允许在有医学指征的情况下，加喂药物、维生素和矿物质。

（2）混合喂养：混合喂养指婴儿在喂母乳同时，喂其他乳类及乳制品。

（3）人工喂养：人工喂养指无母乳，完全喂其他乳类和代乳品。将询问结果在相应方式上画“√”。

9.“*”为低出生体重、双胎或早产儿需询问项目。

10.查体

（1）眼外观：婴儿有目光接触，眼球能随移动的物体移动，结膜无充血、溢泪、溢脓时，判断为未见异常，否则为异常。

（2）耳外观：当外耳无畸形、外耳道无异常分泌物，无外耳湿疹，判断为未见异常，否则为异常。

（3）鼻：当外观正常且双鼻孔通气良好时，判断为未见异常，否则为异常。

（4）口腔：当无唇腭裂、高腭弓、诞生牙、口腔炎症（口炎或鹅口疮）及其他口腔异常时，判断为未见异常，否则为异常。

（5）心肺听诊：当未闻及心脏杂音，心率和肺部呼吸音无异常时，判断为未见异常，否则为异常。

（6）腹部触诊：肝脾触诊无异常时，判断为未见异常，否则为异常。

（7）四肢活动度：上下肢活动良好且对称，判断为未见异常，否则为异常。

（8）颈部包块：触摸颈部是否有包块，根据触摸结果，在“有”或“无”上画“√”。

（9）皮肤：当无色素异常，无黄疸、发绀、苍白、皮疹、包块、硬肿、红肿等，腋下、颈部、腹股沟部、臀部等皮肤皱褶处无潮红或糜烂时，判断为未见异常，否则为其他相应异常。

（10）肛门：当肛门完整无畸形时，判断为未见异常，否则为异常。

（11）外生殖器：当男孩无阴囊水肿、鞘膜积液、隐睾，女孩无阴唇粘连，外阴颜色正常时，判断为未见异常，否则为异常。

11.指导：做了哪些指导请在对应的选项上画“√”，可以多选，未列出的其他指导请具体填写。

12.下次随访日期：根据儿童情况确定下次随访的日期，并告知家长。

附录8 1岁以内儿童健康检查记录表

姓名：

编号□□□-□□□□□

月龄		满月	3月龄	6月龄	8月龄
	随访日期				
	体重/kg	______上 中 下	______上 中 下	______上 中 下	______上 中 下
	身长/cm	______上 中 下	______上 中 下	______上 中 下	______上 中 下
	头围/cm				
	面色	1.红润 2.黄染 3.其他	1.红润 2.黄染 3.其他	1.红润 2.其他	1.红润 2.其他
	皮肤	1.未见异常 2.异常	1.未见异常 2.异常	1.未见异常 2.异常	1.未见异常 2.异常
	前囟	1.闭合 2.未闭 ____cm×____cm	1.闭合 2.未闭 ____cm×____cm	1.闭合 2.未闭 ____cm×____cm	1.闭合 2.未闭 ____cm×____cm
	颈部包块	1.有 2.无	1.有 2.无	1.有 2.无	—
	眼外观	1.未见异常 2.异常	1.未见异常 2.异常	1.未见异常 2.异常	1.未见异常 2.异常
体格检查	耳外观	1.未见异常 2.异常	1.未见异常 2.异常	1.未见异常 2.异常	1.未见异常 2.异常
	听力	—	—	1.通过 2.未通过	—
	口腔	1.未见异常 2.异常	1.未见异常 2.异常	出牙数（颗）	出牙数（颗）
	心肺	1.未见异常 2.异常	1.未见异常 2.异常	1.未见异常 2.异常	1.未见异常 2.异常
	腹部	1.未见异常 2.异常	1.未见异常 2.异常	1.未见异常 2.异常	1.未见异常 2.异常
	脐部	1.未脱 2.脱落 3.脐部有渗出 4.其他	1.未见异常 2.异常	—	—
	四肢	1.未见异常 2.异常	1.未见异常 2.异常	1.未见异常 2.异常	1.未见异常 2.异常
	可疑佝偻病症状	—	1.无 2.夜惊 3.多汗 4.烦躁	1.无 2.夜惊 3.多汗 4.烦躁	1.无 2.夜惊 3.多汗 4.烦躁
	可疑佝偻病体征	1.无 2.颅骨软化 3.方颅 4.枕秃	1.无 2.颅骨软化 3.方颅 4.枕秃	1.肋串珠 2.肋外翻 3.肋软骨沟 4.鸡胸 5.手镯征	1.肋串珠 2.肋外翻 3.肋软骨沟 4.鸡胸 5.手镯征

续表

<table>
<tr><td colspan="2">月龄</td><td>满月</td><td>3月龄</td><td>6月龄</td><td>8月龄</td></tr>
<tr><td rowspan="2">体格检查</td><td>肛门/外生殖器</td><td>1.未见异常
2.异常</td><td>1.未见异常
2.异常</td><td>1.未见异常
2.异常</td><td>1.未见异常
2.异常</td></tr>
<tr><td>血红蛋白值</td><td>______g/L</td><td>______g/L</td><td>______g/L</td><td>______g/L</td></tr>
<tr><td colspan="2">户外活动</td><td>______小时/日</td><td>______小时/日</td><td>______小时/日</td><td>______小时/日</td></tr>
<tr><td colspan="2">服用维生素D</td><td>______IU/日</td><td>______IU/日</td><td>______IU/日</td><td>______IU/日</td></tr>
<tr><td colspan="2">发育评估</td><td>1.通过 2.未过</td><td>1.通过 2.未过</td><td>1.通过 2.未过</td><td>1.通过 2.未过</td></tr>
<tr><td colspan="2">两次随访间患病情况</td><td>1.未患病
2.患病</td><td>1.未患病
2.患病</td><td>1.未患病
2.患病</td><td>1.未患病
2.患病</td></tr>
<tr><td colspan="2">其他</td><td></td><td></td><td></td><td></td></tr>
<tr><td colspan="2">转诊建议</td><td>1.无 2.有
原因:______
机构及科室:______</td><td>1.无 2.有
原因:______
机构及科室:______</td><td>1.无 2.有
原因:______
机构及科室:______</td><td>1.无 2.有
原因:______
机构及科室:______</td></tr>
<tr><td colspan="2">指导</td><td>1.科学喂养
2.生长发育
3.疾病预防
4.预防意外伤害
5.口腔保健
______</td><td>1.科学喂养
2.生长发育
3.疾病预防
4.预防意外伤害
5.口腔保健
______</td><td>1.科学喂养
2.生长发育
3.疾病预防
4.预防意外伤害
5.口腔保健
______</td><td>1.科学喂养
2.生长发育
3.疾病预防
4.预防意外伤害
5.口腔保健
______</td></tr>
<tr><td colspan="2">下次随访日期</td><td></td><td></td><td></td><td></td></tr>
<tr><td colspan="2">随访医生签名</td><td></td><td></td><td></td><td></td></tr>
</table>

填表说明

1.填表时，按照项目栏的文字表述，将在对应的选项上画“√”。若有其他异常，请具体描述。“—”表示本次随访时该项目不用检查。

2.体重、身长：本项填写检查时实测的具体数值，并根据儿童生长发育参照标准，判断儿童体格发育情况，在相应的“上”“中”“下”上画“√”。

3.体格检查

（1）满月：皮肤、颈部包块、眼外观、耳外观、心肺、腹部、脐部、四肢、肛门/外生殖器的未见异常判定标准同新生儿家庭访视。满月及3月龄时，当无口腔炎症（口炎或鹅口疮）及其他口腔异常时，判断为未见异常，否则为异常。

（2）3、6、8月龄：

①皮肤：当无皮疹、湿疹、增大的体表淋巴结等，判断为未见异常，否则为异常。

②眼外观：结膜无充血、溢泪、溢脓，判断为未见异常，否则为异常。

③耳外观：当外耳无湿疹、畸形、外耳道无异常分泌物时，判断为未见异常，否则为异常。

④听力：6月龄时使用行为测听的方法进行听力筛查。检查时应避开婴儿视线，分别从不同的方向给予不同强度的声音，观察孩子的反应，大致地估测听力正常与否。

⑤口腔：3月龄时，当无口腔炎症（口炎或鹅口疮）及其他口腔异常时，判断为未见异常，

否则为异常，6 和 8 月龄时按实际出牙数填写。

⑥心肺：当未闻及心脏杂音，肺部呼吸音也无异常时，判断为未见异常，否则为异常。

⑦腹部：肝脾触诊无异常，判断为未见异常，否则为异常。

⑧脐部：无脐疝，判断为未见异常，否则为异常。

⑨四肢：上下肢活动良好且对称，判断为未见异常，否则为异常。

⑩可疑佝偻病症状：根据症状的有无，在对应选项上画“√”。

⑪可疑佝偻病体征：根据体征的有无，在对应选项上画“√”。

⑫肛门/外生殖器：男孩无阴囊水肿，无睾丸下降不全；女孩无阴唇粘连，肛门完整无畸形，判断为未见异常，否则为异常。

4.户外活动：询问家长儿童在户外活动的平均时间后填写。

5.服用维生素 D：填写具体的维生素 D 名称、每日剂量，按实际补充量填写，未补充，填写“0”。

6.发育评估：每项发育指标的通过与否，以箭头右侧月龄所对照数据为准。

7.两次随访间患病情况：填写上次随访（访视）到本次随访间儿童所患疾病情况，若有，填写具体疾病名称。

8.指导：做了哪些指导请在对应的选项上画“√”，可以多选，未列出的其他指导请具体填写。

9.下次随访日期：根据儿童情况确定下次随访日期，并告知家长。

附录9　1~2岁儿童健康检查记录表

姓名：　　　　　　　　　　　　　　　　　　　　　　　　　编号□□□-□□□□□

月（年）龄		12月龄	18月龄	24月龄	30月龄
体格检查	随访日期				
	体重/kg	________上 中 下	________上 中 下	________上 中 下	________上 中 下
	身长/cm	________上 中 下	________上 中 下	________上 中 下	________上 中 下
	面色	1.红润　2.其他	1.红润　2.其他	1.红润　2.其他	1.红润　2.其他
	皮肤	1.未见异常 2.异常	1.未见异常 2.异常	1.未见异常 2.异常	1.未见异常 2.异常
	前囟	1.闭合　2.未闭 ____cm×____cm	1.闭合　2.未闭 ____cm×____cm	1.闭合　2.未闭 ____cm×____cm	—
	眼外观	1.未见异常 2.异常	1.未见异常 2.异常	1.未见异常 2.异常	1.未见异常 2.异常
	耳外观	1.未见异常 2.异常	1.未见异常 2.异常	1.未见异常 2.异常	1.未见异常 2.异常
	听力	1.通过 2.未通过	—	1.通过 2.未通过	—
	出牙/ 龋齿数（颗）	/	/	/	/
	心肺	1.未见异常 2.异常	1.未见异常 2.异常	1.未见异常 2.异常	1.未见异常 2.异常
	腹部	1.未见异常 2.异常	1.未见异常 2.异常	1.未见异常 2.异常	1.未见异常 2.异常
	四肢	1.未见异常 2.异常	1.未见异常 2.异常	1.未见异常 2.异常	1.未见异常 2.异常
	步态	—	1.未见异常 2.异常	1.未见异常 2.异常	1.未见异常 2.异常
	可疑佝偻病体征	1.“O”形腿 2.“X”形腿	1.“O”形腿 2.“X”形腿	1.“O”形腿 2.“X”形腿	—
	血红蛋白值	—	________g/L	—	________g/L
户外活动		________小时/日	________小时/日	________小时/日	________小时/日
服用维生素D		________IU/日	________IU/日	________IU/日	—
发育评估		1.通过　2.未过	1.通过　2.未过	1.通过　2.未过	—
两次随访间患病情况		1.未患病 2.患病	1.未患病 2.患病	1.未患病 2.患病	1.未患病 2.患病
其他					

续表

月（年）龄	12月龄	18月龄	24月龄	30月龄
转诊建议	1.无　2.有 原因:__________ 机构及科室:______	1.无　2.有 原因:__________ 机构及科室:______	1.无　2.有 原因:__________ 机构及科室:______	1.无　2.有 原因:__________ 机构及科室:______
指　导	1.科学喂养 2.生长发育 3.疾病预防 4.预防意外伤害 5.口腔保健 __________	1.科学喂养 2.生长发育 3.疾病预防 4.预防意外伤害 5.口腔保健 __________	1.合理膳食 2.生长发育 3.疾病预防 4.预防意外伤害 5.口腔保健 __________	1.合理膳食 2.生长发育 3.疾病预防 4.预防意外伤害 5.口腔保健 __________
下次随访日期				
随访医生签名				

填表说明

1.填表时，按照项目栏的文字表述，根据查体结果在对应的序号上画“√”。“—”表示本次随访时该项目不用检查。

2.体重、身长：本项填写检查时实测的具体数值，并根据儿童生长发育参照标准，判断儿童体格发育情况，在相应的“上”“中”“下”上画“√”。

3.体格检查

（1）皮肤：当无皮疹、湿疹、增大的体表淋巴结等时，判断为未见异常，否则为异常。

（2）前囟：如果未闭，请填写具体的数值。

（3）眼外观：结膜无充血、无溢泪、无流脓，判断为未见异常，否则为异常。

（4）耳外观：外耳无湿疹、畸形、外耳道无异常分泌物，判断为未见异常，否则为异常。

（5）听力：使用行为测听的方法进行听力筛查。检查时应避开小儿的视线，分别从不同的方向给予不同强度的声音，观察孩子的反应，根据所给声音的大小，大致地估测听力正常与否。

（6）出牙数／龋齿数（颗）：填入出牙颗数和龋齿颗数。出现褐色或黑褐色斑点或斑块，表面粗糙，甚至出现明显的牙体结构破坏为龋齿。

（7）心肺：当未闻及心脏杂音，肺部呼吸音也无异常时，判断为未见异常，否则为异常。

（8）腹部：肝脾触诊无异常，判断为未见异常，否则为异常。

（9）四肢：上下肢活动良好且对称，判断为未见异常，否则为异常。

（10）步态：无跛行，判断为未见异常，否则为异常。

（11）可疑佝偻病体征：根据体征的有无，在对应选项上画“√”。

4.户外活动：询问家长儿童在户外活动的平均时间后填写。

5.服用维生素D：填写具体的维生素D名称、每日剂量，按实际补充量填写，未补充，填写“0”。

6.发育评估：每项发育指标的通过与否，以箭头右侧月龄所对照数据为准。

7.两次随访间患病情况：填写上次随访到本次随访间儿童所患疾病情况，若有，填写具体疾病名称。

8.其他：将需要记录又不在标目限制范围之中的内容记录在此。

9.转诊建议：根据是否需要转诊在无、有的相应数字上画"√"，若转诊，请将转诊原因及接诊机构名称填入。

10.指导：做了哪些指导请在对应的选项上画"√"，可以多选，未列出的其他指导请具体填写。

11.下次随访日期：根据儿童情况确定下次随访的日期，并告知家长。

附录10 3~6岁儿童健康检查记录表

姓名: 编号□□□-□□□□□

年龄		3岁	4岁	5岁	6岁
体格检查	随访日期				
	体重（kg）	______上 中 下	______上 中 下	______上 中 下	______上 中 下
	身长（cm）	______上 中 下	______上 中 下	______上 中 下	______上 中 下
	体格发育评价	1.正常 2.低体重 3.消瘦 4.发育迟缓 5.超重	1.正常 2.低体重 3.消瘦 4.发育迟缓 5.超重	1.正常 2.低体重 3.消瘦 4.发育迟缓 5.超重	1.正常 2.低体重 3.消瘦 4.发育迟缓 5.超重
	视力	—			
	听力	1.通过 2.未过	—	—	—
	牙齿数/龋齿数（颗）	/	/	/	/
	心肺	1.未见异常 2.异常	1.未见异常 2.异常	1.未见异常 2.异常	1.未见异常 2.异常
	腹部	1.未见异常 2.异常	1.未见异常 2.异常	1.未见异常 2.异常	1.未见异常 2.异常
	血红蛋白值	______g/L	______g/L	______g/L	______g/L
	其他				
两次随访间患病情况		1.无 2.肺炎______次 3.腹泻______次 4.外伤______次 5.其他	1.无 2.肺炎______次 3.腹泻______次 4.外伤______次 5.其他	1.无 2.肺炎______次 3.腹泻______次 4.外伤______次 5.其他	1.无 2.肺炎______次 3.腹泻______次 4.外伤______次 5.其他
转诊建议		1.无 2.有 原因:______ 机构及科室:______	1.无 2.有 原因:______ 机构及科室:______	1.无 2.有 原因:______ 机构及科室:______	1.无 2.有 原因:______ 机构及科室:______
指导		1.合理膳食 2.生长发育 3.疾病预防 4.预防意外伤害 5.口腔保健 ______	1.合理膳食 2.生长发育 3.疾病预防 4.预防意外伤害 5.口腔保健 ______	1.合理膳食 2.生长发育 3.疾病预防 4.预防意外伤害 5.口腔保健 ______	1.合理膳食 2.生长发育 3.疾病预防 4.预防意外伤害 5.口腔保健 ______
下次随访日期					
随访医生签名					

填表说明

1.填表时，按照项目栏的文字表述，在对应的选项前画“√”。若有其他异常，请具体描述。“—”表示本次随访时该项目不用检查。

2.体重、身长：本项填写检查时实测的具体数值，并根据儿童生长发育参照标准，判断儿童体格发育情况，在相应的“上”“中”“下”上画“√”，并做出体格发育评价。

3.体格检查

（1）视力检查：填写具体数据，使用国际视力表或对数视力表均可。

（2）听力检查：3岁时使用行为测听的方法进行听力筛查，将结果在相应数字上画“√”。

（3）牙齿数与龋齿数：据实填写牙齿数和龋齿数。出现褐色或黑褐色斑点或斑块，表面粗糙，甚至出现明显的牙体结构破坏为龋齿。

（4）心肺：当未闻及心脏杂音，肺部呼吸音也无异常时，判断为未见异常，否则为异常。

（5）腹部：肝脾触诊无异常，判断为未见异常，否则为异常。

（6）血红蛋白值：填写实际测查数据。

（7）其他：将体格检查中需要记录又不在标目限制范围之中的内容记录在此。

4.两次随访间患病情况：在所患疾病后填写住院次数。当有表格上未列入事宜，但须记录时，在“其他”栏目上填写。

5.指导：做了哪些指导请在对应的选项上画“√”，可以多选，未列出的其他指导请具体填写。

6.下次随访日期：根据儿童情况确定下次随访的日期，并告知家长。

附录11 第1次产前随访服务记录表

姓名: 编号□□□－□□□□□

<table>
<tr><td>填表日期</td><td colspan="3">年 月 日</td><td>填表孕周</td><td>周</td></tr>
<tr><td>孕妇年龄</td><td colspan="5"></td></tr>
<tr><td>丈夫姓名</td><td></td><td>丈夫年龄</td><td></td><td>丈夫电话</td><td></td></tr>
<tr><td>孕 次</td><td></td><td colspan="2">产次</td><td colspan="2">阴道分娩____次
剖宫产____次</td></tr>
<tr><td>末次月经</td><td>年 月 日或不详</td><td colspan="2">预 产 期</td><td colspan="2">年 月 日</td></tr>
<tr><td>既往史</td><td colspan="5">1.无 2.心脏病 3.肾脏疾病 4.肝脏疾病 5.高血压 6.贫血 7.糖尿病
8.其他 / / / / / /</td></tr>
<tr><td>家族史</td><td colspan="5">1.遗传性疾病史 2.精神疾病史 3.其他____ / /</td></tr>
<tr><td>个人史</td><td colspan="5">1.吸烟 2.饮酒 3.服用药物 4.接触有毒有害物质 5.接触放射线
6.其他 / / / /</td></tr>
<tr><td>妇科手术史</td><td colspan="5">1.无 2.有____</td></tr>
<tr><td>孕产史</td><td colspan="5">1.流产 2.死胎 3.死产 4.新生儿死亡 5.出生缺陷儿____</td></tr>
<tr><td>身 高</td><td colspan="3">cm</td><td>体重</td><td>kg</td></tr>
<tr><td>体质指数</td><td colspan="3"></td><td>血压</td><td>/ mmHg</td></tr>
<tr><td>听 诊</td><td colspan="3">心脏:1.未见异常 2.异常____</td><td colspan="2">肺部:1.未见异常 2.异常____</td></tr>
<tr><td rowspan="3">妇科检查</td><td colspan="3">外阴:1.未见异常 2.异常____</td><td colspan="2">阴道:1.未见异常 2.异常____</td></tr>
<tr><td colspan="3">宫颈:1.未见异常 2.异常____</td><td colspan="2">子宫:1.未见异常 2.异常____</td></tr>
<tr><td colspan="5">附件:1.未见异常 2.异常____</td></tr>
<tr><td rowspan="8">辅助检查</td><td colspan="2">血常规</td><td colspan="3">血红蛋白值____g/L 白细胞计数值____/L
血小板计数值____/L 其他____</td></tr>
<tr><td colspan="2">尿常规</td><td colspan="3">尿蛋白____ 尿糖____ 尿酮体____
尿潜血____ 其他____</td></tr>
<tr><td rowspan="2">血型</td><td>ABO</td><td colspan="3"></td></tr>
<tr><td>Rh*</td><td colspan="3"></td></tr>
<tr><td colspan="2">血糖＊</td><td colspan="3">____mmol/L</td></tr>
<tr><td colspan="2">肝功能</td><td colspan="3">血清谷丙转氨酶____U/L
血清谷草转氨酶____U/L
白蛋白____g/L
总胆红素____μmol/L
结合胆红素____μmol/L</td></tr>
<tr><td colspan="2">肾功能</td><td colspan="3">血清肌酐____μmol/L
血尿素氮____mmol/L</td></tr>
</table>

续表

<table>
<tr><td rowspan="7">辅助检查</td><td>阴道分泌物＊</td><td colspan="3">1.未见异常 2.滴虫 3.假丝酵母菌 4.其他
/ /</td></tr>
<tr><td>阴道清洁度</td><td colspan="3">1.Ⅰ度 2.Ⅱ度 3.Ⅲ度 4.Ⅳ度</td></tr>
<tr><td>乙型肝炎五项</td><td colspan="3">乙型肝炎表面抗原________
乙型肝炎表面抗体________
乙型肝炎e抗原________
乙型肝炎e抗体________
乙型肝炎核心抗体________</td></tr>
<tr><td>梅毒血清学试验＊</td><td colspan="3">1.阴性 2.阳性</td></tr>
<tr><td>HIV抗体检测＊</td><td colspan="3">1.阴性 2.阳性</td></tr>
<tr><td>B超＊</td><td colspan="3"></td></tr>
<tr><td>总体评估</td><td colspan="4">1.未见异常 2.异常</td></tr>
<tr><td>保健指导</td><td colspan="4">1.个人卫生 2.心理 3.营养 4.避免致畸因素和疾病对胚胎的不良影响
5.产前筛查宣传告知 6.其他________ / / / /</td></tr>
<tr><td colspan="5">转诊 1.无□ 2.有 □
原因:________机构及科室:________</td></tr>
<tr><td>下次随访日期</td><td colspan="2">年 月 日</td><td>随访医生签名</td><td></td></tr>
</table>

填表说明

1.本表由医生在第一次接诊孕妇（尽量在孕12周前）时填写。若未建立居民健康档案，需同时建立。随访时填写各项目对应情况的数字。

2.填表孕周：填写此表时孕妇的怀孕周数。

3.孕次：怀孕的次数，包括本次妊娠。

4.产次：指此次怀孕前，孕期超过28周的分娩次数。

5.末次月经：此怀孕前最后一次月经的第1天。

6.预产期：可按照末次月经推算，末次月经日期的月份加9或减3，为预产期月份数；天数加7，为预产期日。

7.既往史：孕妇曾经患过的疾病，可以多选。

8.家族史：填写孕妇父亲、母亲、丈夫、兄弟姐妹或其他子女中是否曾患遗传性疾病或精神疾病，若有，请具体说明。

9.个人史：可以多选。

10.孕产史：根据具体情况填写，若有，填写次数；若无，填写“0”。

11.体质指数＝体重（kg）/身高的平方（m^2）。

12.听诊、妇科检查及辅助检查：进行相应检查，并填写检查结果。

13.总体评估：根据孕妇总体情况进行评估，若发现异常，具体描述异常情况。

14.保健指导：填写相应的保健指导内容，可以多选。

15.转诊：若有需要转诊的情况，具体填写。

16.下次随访日期：根据孕妇的情况确定下次随访的日期，并告知孕妇。

17.随访医生签名：随访完毕，核查无误后签名。

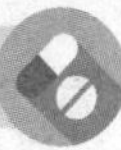

附录12 第2~5次产前随访服务记录表

姓名: 编号□□□-□□□□□

项目		第2次	第3次	第4次＊	第5次＊
随访日期					
孕周（周）					
主诉					
体重/kg					
产科检查	宫底高度/cm				
	腹围/cm				
	胎位、胎心率（次/分钟）				
血压/mmHg		/	/	/	/
血红蛋白/g·L^{-1}					
尿蛋白					
其他辅助检查＊					
分类		1.未见异常 □ 2.异常________	1.未见异常 □ 2.异常________	1.未见异常 □ 2.异常________	1.未见异常 □ 2.异常________
指导		1.个人卫生 2.膳食 3.心理 4.运动 5.其他________	1.个人卫生 2.膳食 3.心理 4.运动 5.自我监护 6.母乳喂养 7.其他________	1.个人卫生 2.膳食 3.心理 4.运动 5.自我监测 6.分娩准备 7.母乳喂养 8.其他________	1.个人卫生 2.膳食 3.心理 4.运动 5.自我监测 6.分娩准备 7.母乳喂养 8.其他________
转诊		1.无 2.有 原因:________ 机构及科室:_____	1.无 2.有 原因:________ 机构及科室:_____	1.无 2.有 原因:________ 机构及科室:_____	1.无 2.有 原因:________ 机构及科室:_____
下次随访日期					
随访医生签名					

填表说明

1.孕周：填写此次随访时的妊娠周数。

2.主诉：填写孕妇自述的主要症状。

3.体重：填写此次测量的体重。

4.产科检查：按照要求进行产科检查，填写具体数值。

5.血红蛋白、尿蛋白：填写血红蛋白、尿蛋白检测结果。

6.其他辅助检查：若有其他检查，填写此处。

7.分类：根据此次随访的情况，对孕妇进行分类，若发现异常，写明具体情况。

8.指导：可以多选，未列出的其他指导请具体填写。

9.转诊：若有需要转诊的情况，具体填写。

10.下次随访日期：根据孕妇的情况确定下次随访日期，并告知孕妇。

11.随访医生签名：随访完毕，核查无误后医生签名。

12.第4次和第5次产前随访服务，应该在确定好的分娩医疗卫生机构或有助产资质的医疗卫生机构进行相应的检查，由乡镇卫生院和社区卫生服务中心提供健康管理服务和记录。

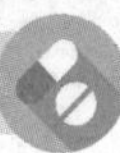

附录13 产后访视记录表

姓名：　　　　　　　　　　　　　　　　　　　　　　　　编号□□□－□□□□□

随访日期	年　月　日
体温	℃
一般健康情况	
一般心理状况	
血压	/　　　mmHg
乳房	1.未见异常　2.异常＿＿＿＿＿＿
恶露	1.未见异常　2.异常＿＿＿＿＿＿
子宫	1.未见异常　2.异常＿＿＿＿＿＿
伤口	1.未见异常　2.异常＿＿＿＿＿＿
其他	
分类	1.未见异常　2.异常＿＿＿＿＿＿
指导	1.个人卫生 2.心理 3.营养 4.母乳喂养 5.新生儿护理与喂养 6.其他＿＿＿＿＿＿
转诊	1.无　2.有 原因：＿＿＿＿＿＿机构及科室：＿＿＿＿＿＿
下次随访日期	
随访医生签名	

填表说明

1.本表为产妇出院后3~7天由医务人员到产妇家中进行产后检查时填写，产妇情况填写此表，新生儿情况填写“新生儿家庭访视表”。

2.一般健康情况：对产妇一般情况进行检查，具体描述并填写。

3.血压：测量产妇血压，填写具体数值。

4.乳房、恶露、子宫、伤口：对产妇进行检查，若有异常，具体描述。

5.分类：根据此次随访情况，对产妇进行分类，若为其他异常，具体写明情况。

6.指导：可以多选，未列出的其他指导请具体填写。

7.转诊：若有需转诊的情况，具体填写。

8.随访医生签名：随访完毕，核查无误后随访医生签名。

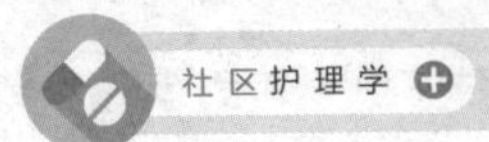

附录14　产后42天健康检查记录表

姓名：　　　　　　　　　　　　　　　　　　　　　　　　　　　　编号□□□－□□□□□

随访日期	年　　月　　日
一般健康情况	
一般心理状况	
血压	/　　mmHg
乳房	1.未见异常　2.异常________
恶露	1.未见异常　2.异常________
子宫	1.未见异常　2.异常________
伤口	1.未见异常　2.异常________
其他	
分类	1.已恢复　2.未恢复________
指导	1.性保健 2.避孕 3.婴儿喂养及营养 4.其他________　/ / / /
处理	1.结案 2.转诊 原因： 机构及科室：________
随访医生签名	

填表说明

1.一般健康情况：对产妇一般情况进行检查，具体描述并填写。

2.血压：如有必要，测量产妇血压，填写具体数值。

3.乳房、恶露、子宫、伤口：对产妇进行检查，若有异常，具体描述。

4.分类：根据此次随访情况，对产妇进行分类，若为未恢复，具体写明情况。

5.指导：可以多选，未列出的其他指导请具体填写。

6.处理：若产妇已恢复正常，则结案。若有需转诊的情况，具体填写。

7.随访医生签名：检查完毕，核查无误后检查医生签名。